いつもの
食材と
調味料で

体が整う
ごはん

山田奈美

ナツメ社

はじめに

薬膳と発酵食。この2つのメソッドを取り入れた教室を始めて12年になります（あっという間のことで、改めて数えてみて私自身がびっくりしているところです）。

薬膳というと難しく思われるかもしれませんが、使うのはいつも食べている身近な食材や調味料だけ。何か特別な食材や調味料、漢方薬を使うわけでもなく、旬の食材を生かしたシンプルな調理法で味わうのが基本です。すぐにでも毎日の食事に取り入れてもらえるお料理ばかりです。

発酵食品を自分で作り始めたのはさらに古く、ぬか漬けを始めて二十数年になります。それ以来、味噌、みりん、醤油、酢などの基本調味料をはじめ、塩麹、甘酒、コチュジャン、豆板醤《とうばんじゃん》、豆豉《とうち》のほか、納豆、たくあん、白菜漬け、べったら漬けなど、定番ものから季節の漬け物まで、いろいろ作って味わっています。

薬膳と発酵。この2つは私の暮らしそのもの。どちらも欠かすことのできない食と健康を支えるベースとなっているものです。ですから、この本はこれまでの私の積み重ねの集大成ともいえる一冊だと思っています。

とはいえ、薬膳の理論に発酵食を組み合わせるとなると、「いっそう難しくなるのではないか」「手間が2倍3倍になるのではないか」などと、かなり敷居が高く感じる方もいるかもしれません。でも、決してそんなことはありません。そうした先入観をなくすために、本書では発酵食品のなかでも調味料にスポットを当ててみました。味噌や醤油、みりん、酢などの和食によく使われる基本調味料は、最も身近な発酵食品です。薬膳の知恵にプラスして発酵調味料を意識して取り入れていくことで、より効果を引き出していく。それをできるだけ簡単な形でレシピにまとめたのが本書です。

具体的には、貧血気味、冷え性、むくみやすい、顔がくすみがち……など、さまざまな悩みや体質に合った食材をピックアップしています。さらに、それら食材の働きを高める発酵調味料を使った料理を紹介しました。ふだん何気なく使っている調味料にも、ほかの食材と同じようにそれぞれ働きがあり、意識して使うことで相乗効果が得られるわけです。

先ほど、この本はこれまでの集大成と言いましたが、教室でやっているメニューとは少し異なります。和洋中織り混ぜながら、より自由に、より作りやすいレシピになっていますので、薬膳や発酵になじみのない方も取り入れやすく、そしてすでに私のレシピに慣れ親しんでいらっしゃる方々にも新鮮に楽しんでいただけるものになっていると思います。とにかく手軽でおいしいのは間違いありません。

調味料はそれぞれお使いのものによって味わいや塩分量なども異なりますから、レシピの分量は目安と考え、自分のおいしいと思う味加減に調整していってください。

薬膳と発酵の料理を楽しみながら取り入れ、そして自然に、無理なく体が整っていく。本書がそんなきっかけになればうれしいです。

2023年4月　山田奈美

2つの知恵で

薬膳と発酵

薬膳

のどが痛いとき、きんかんのはちみつ漬けを飲んだり、悪寒がするときしょうが湯を飲んだり。そんな経験はありませんか。これが薬膳です。すべての食材には薬効があり、体の中に入ってさまざまな働きをします。こうした食材の働きを理解して、季節や地域、自分の体質や体調に合わせて取り入れていく。そうして体を整えていくのが薬膳です。

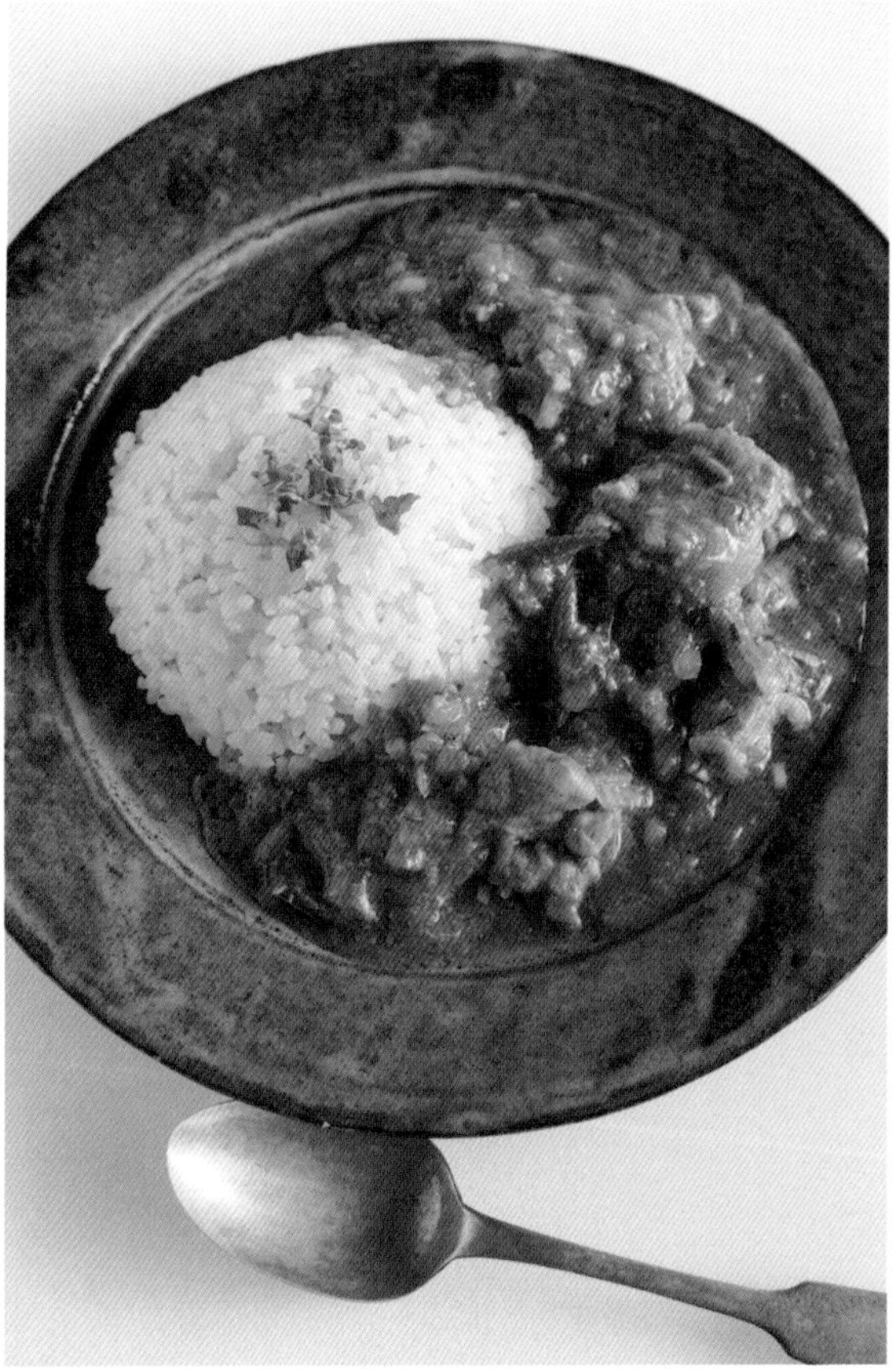

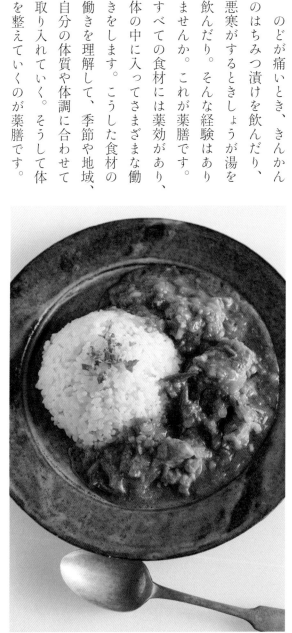

手軽に体にいい食事を

発酵

食材が微生物の力によって発酵することで、香りやうま味が増し、栄養価も高まります。食物の消化吸収もよくなり、保存性も高まります。これのすぐれた発酵食品を手軽に取り入れられるのが、味噌や醤油などの発酵調味料です。薬膳の知恵に発酵調味料を意識して組み合わせることで、より食物の持つ働きや栄養を取り入れやすくなるわけです。

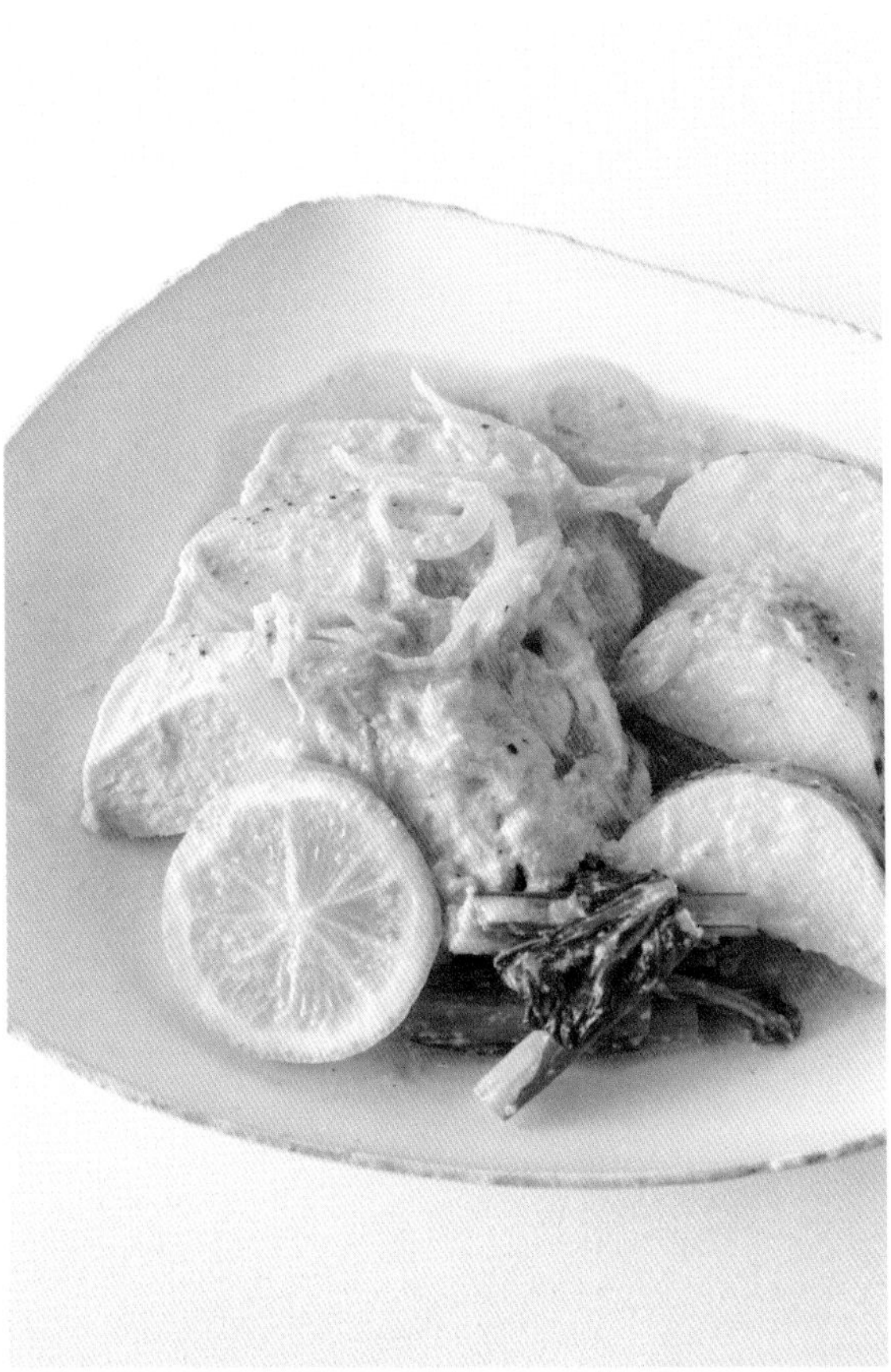

もくじ

はじめに 002

薬膳と発酵 2つの知恵で手軽に体にいい食事を 004

薬膳と発酵の知恵

すべての食材に「薬膳」の効果がある 010
「発酵」の基本を知っておく 014
発酵調味料の種類 016
そのほかの発酵調味料 018
発酵食品を効果的に使う 019
「薬膳×発酵」の組み合わせ効果とは？ 020
「薬膳×発酵」の組み合わせのコツ 022
不調から見るあなたの体のタイプは？ 024
あなたの体がラクになる食事 026

薬膳と発酵のレシピ

温める

にらたっぷり棒餃子 029
いわしのさつま揚げタイ風サラダ 030
黒酢鶏 032
ぶりの中華照り煮 033
梅干しとささみ、しそのスープ 034
鮭の甘酒しょうが蒸し 034
かぼちゃのヨーグルト煮 036
鶏ひき肉とにらの和え麺 037
えびとパクチーの炊き込みごはん 038
にんじんとツナの花椒ナムル 038
酒粕味噌カレー 040
しらすの香味オイル漬け 041

気を巡らす

白身魚の柑橘マリネ 043
丸ごとトマトのごまだれそうめん 044
かじきまぐろとししとうの照り焼きみかんの風味 046
牡蠣のソテーレモンマリネ 047

ピーマンの花椒甘酢和え 048
あさりのバジル炒め 048
鶏とアーモンドの香ばし炒め 050
せりとしらすの米粉チヂミ 051
セロリとしじみのクリームチャウダー 052
青梗菜と卵のオープンサンド 052
烏龍茶豚のルーローハン 054
牡蠣のオイスターソース 055

血を巡らす

さんまの黒酢蒲焼き 057
クレソンと牛肉のボリュームポテサラ 058
鯖のビビン竜田 060
レタスのしゃぶしゃぶ鍋 061
おくらとししとうの肉味噌詰め 062
焦がしれんこん炒め 062
納豆と青梗菜、牛肉のオイスター炒め 064
たまねぎとひき肉のキーマ 065
焼きなすとみょうがのマリネ 066
れんこんえび団子 066
栗と黒米、鶏の中華粥 068
三つ葉味噌 069

水を巡らす

とうもろこしの豆腐蒸し 071
冬瓜のエスニックスープ 072
そらまめとアスパラガス、じゃがいものフリッタータ 074
鯛の唐揚げ海苔あんかけ 075
もやしとわかめのピリ辛和え 076
いんげんともやし、豚肉の豆豉炒め 076
枝豆となすのサモサ 078
あおさとあさりのにゅうめん 079
干しきゅうりの酢の物 080
白菜と海苔の巻き寿司 080
せりと厚揚げの小鍋 082
ピーナッツ味噌バター 083

気を補う

豆腐ときのことたらのチゲ 085
さつまいもと鶏のココナッツミルク煮 086
とうもろこし焼売もち米の衣で 088

長芋と豚肉のピリ辛炒め 089
焼き鮭のぶどう南蛮 090
かぼちゃのグリル銀杏そぼろあん 090
鯖味噌とろろ 092
里芋と牛肉の煮っころがし ひしおゆず風味 093
そらまめのクリーム白和え 094
揚げじゃがのアボカド和え 094
もち米と豆、ドライフルーツのデザート粥 096
枝豆のフムス 097

血を補う

たらとひじきのスパイス春巻き 099
鶏と卵の黒酢煮 100
イカのさっと蒸し緑のソース 102
薄切り豚のアーモンド味噌カツレツ 103
しめじとにんじんの黒ごま和えクミン風味 104
黒きくらげとレタス、卵の黒酢炒め 104
まぐろとプルーンのアヒージョ 106
ツナとしじみの時雨煮 107
鮭とほうれん草の粕汁 108
鯖の酒粕押し寿司 108

炒り黒豆煮 110
パセリジェノベーゼ 111

若さを保つ

キャベツのラザニア風 113
豚、きのこ、ナッツの中華おこわ 114
豚肉とエリンギの塩麹炒め 116
小松菜と長芋、鶏肉の酒粕レモンクリーム 117
里芋とブロッコリーの揚げ出し 118
玄米たけのこチャーハン 118
あじの梅トマト煮 120
ごぼうと枝豆のがんもどき 121
焼きかぶの黒ごままぶし 122
いちじくとマッシュルームの白味噌和え 122
カリフラワーとくるみのスープ 124
ブロッコリーの茎の塩麹漬け 125

おわりに 126

・材料は2人分、2〜3人分など、もしくは作りやすい分量で表記しています。
・計量の単位は1カップは200㎖、大さじ1は15㎖、小さじ1は5㎖です。
・トースター、魚焼きグリルは機種によって適宜、加熱時間を加減してください。

薬膳と発酵の知恵

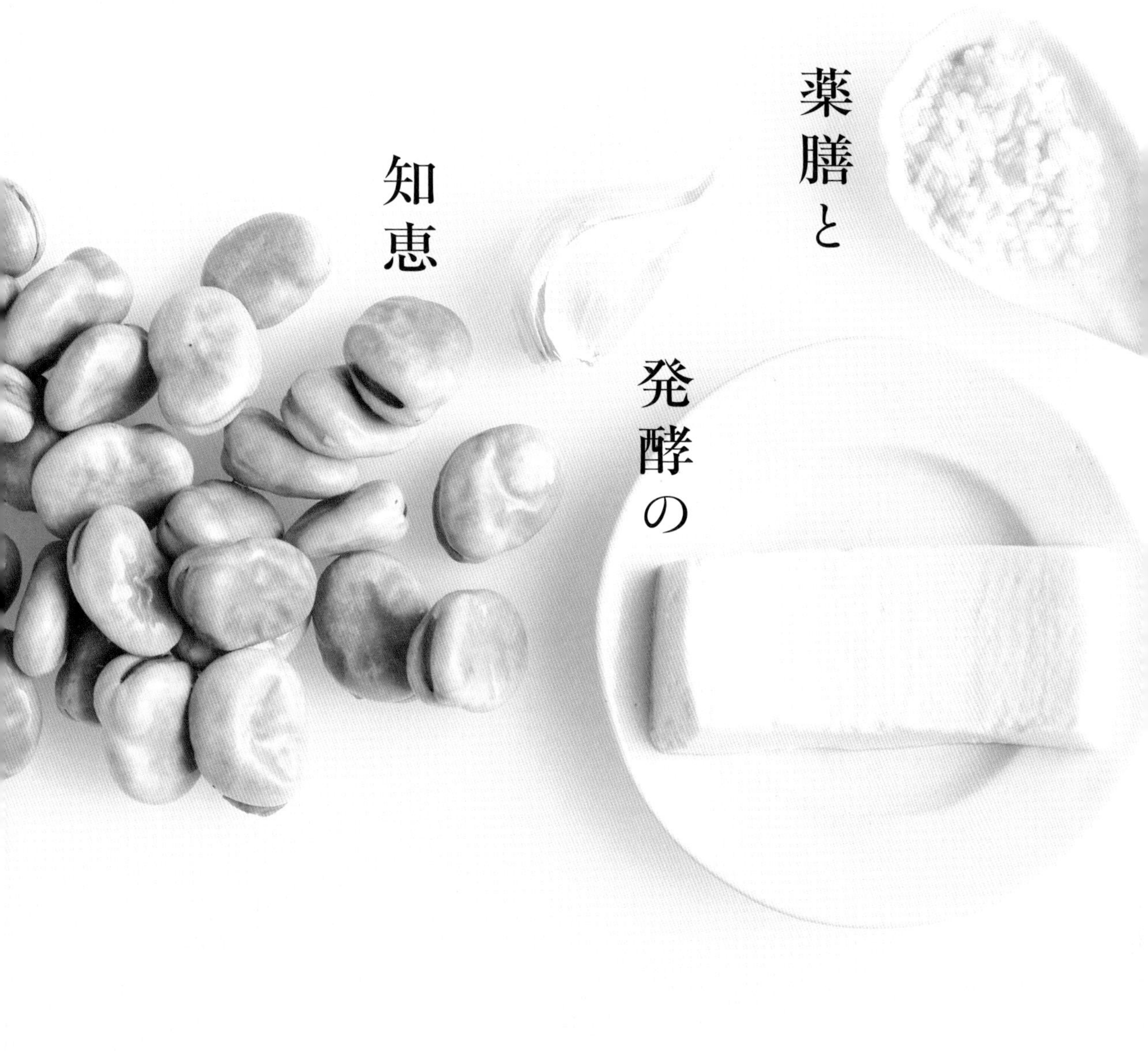

すべての食材に「薬膳」の効果がある

風邪にはねぎ味噌湯。
のどの痛みには
きんかんのはちみつ漬け。
私たちは昔から食べ物の力で
体の不調を改善してきました。
これこそが薬膳そのもの。
すべての食材には働きがあり、
体にさまざまな
影響を与えるのです。

スーパーに並ぶ身近な食材に効能がある

中国に「薬食同源《やくしょくどうげん》」という言葉があります。薬と食べ物は同一であるという意味です。これが薬膳のもっとも根本的な考え方で、毎日口にする食べ物こそ体を整える薬になるのです。何も特別な食材や調味料、漢方薬になるものだけが薬ではありません。近所のスーパーで売っている、いつも食べている身近な食材や調味料が薬となり、血や気（生命エネルギー）を作り出すのです。

食べ物にもそれぞれの個性があります。たとえば、のどの渇きを潤すのが得意な野菜があれば、逆に体の中のいらない水分を取り除くことに長けた食材があったりと、それぞれが固有の働きを持っています。こうした一つ一つの食材の働きを理解して、季節や地域、自分の体質や体調に合わせて取り入れていく。そうして体を整えていくことが病気を未然に防ぐ薬膳の食養《しょくよう》生《じょう》になります。

薬膳は「陰陽《いんよう》五行《ごぎょう》理論」の考え方がベース

陰陽五行理論は、「陰陽論」と「五行理論」が結びついたもので、陰陽とは〝天と地〟〝月と太陽〟のように、自然界の相反する力のことをいいます。陰は静かで冷たく、下向きのエネルギー、陽は暖かく活発な上向きのエネルギーを示します。自然界はすべてこの陰陽で成り立つというのが「陰陽論」です。

陰と陽は常に変化しながら、一方が強くなりすぎないようにバランスをとっています。このバランスが極端に崩れると、自然界では異常気象が起き、私たちの体は病気になります。ですから、体にいいからといってとりすぎたら逆効果になりかねません。すべてはバランスが大切だということです。

また、もう1つの「五行理論」は、自然界のすべてのものは木《もく》＝植物、火《か》＝熱、土《ど》＝土壌、金《ごん》＝鉱物、水《すい》＝液体の5つによって構成されるという概念です。たとえば、色は青・赤・黄・白・黒の「五色《ごしき》」が、木・火・土・金・水の五行に、季節も春夏秋冬に季節の変わり目である土用を加えたものが「五季《ごき》」に、人間の体も同じように、肝《かん》・心《しん》・脾《ひ》・肺《はい》・腎《じん》の「五臓《ごぞう》」がそれぞれ五行に分類されます。

陰陽五行理論は現在も薬膳の食養生や漢方治療の原則です。

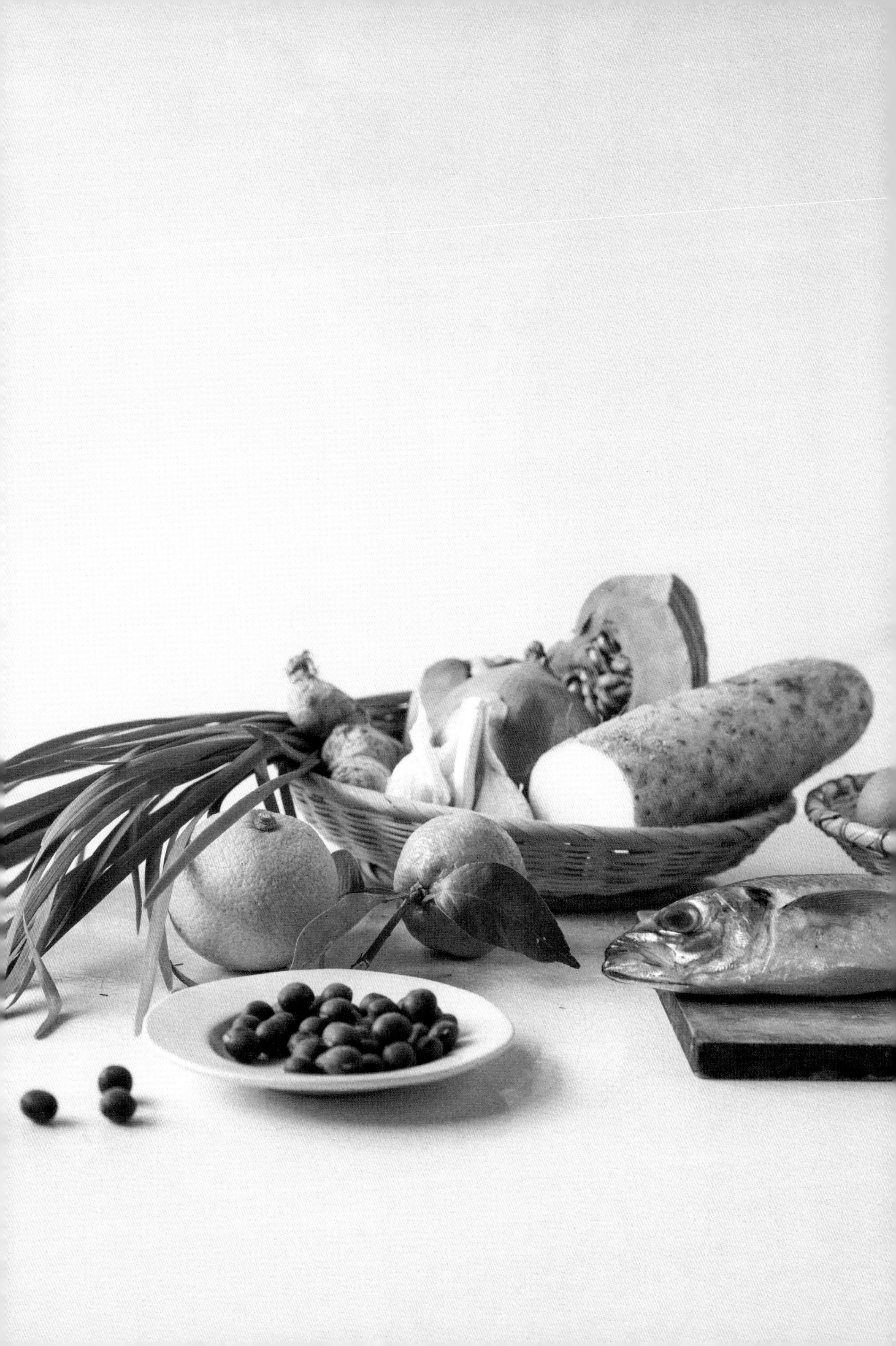

食物の5つの味と固有の働き

自然界のすべてが五行に分類されるように、食物も五行に分類されます。酸味《さんみ》・苦味《くみ》・甘味《かんみ》・辛味《しんみ》・鹹味《かんみ》（塩辛い味）の5つの味で「五味《ごみ》」といいます。

五味は酸っぱい、甘いといった実際に舌で感じる味だけでなく、体内に吸収されたときの働きをふまえて区分されたものです。五味はそれぞれ特有の働きを持ち、体内に入ったときの作用も異なります。

五味	五味の働き
酸味《さんみ》	筋肉を引き締めたり、水分の排出を抑える収斂《しゅうれん》作用がある。
苦味《くみ》	体内の熱を冷ましたり、炎症を鎮める作用がある。
甘味《かんみ》	緊張を緩めたり、味を中和する作用がある。
辛味《しんみ》	体を温めて滞ったものを追い出す発散作用がある。
鹹味《かんみ》	硬いものを柔らかくしたり、排泄を促す作用がある。

五味と五臓の深い関係

食物の五味は、体内に入るとそれぞれ決まった臓腑《ぞうふ》や器官に働きかけます。たとえば、酸味のものをとると、五臓なら肝、五腑《ごふ》（胆、小腸、胃、大腸、膀胱）では胆に働きかけ、それぞれを養います。さらに、酸味は眼の働きを補い、筋（じんたい）を引き締める作用もあります。

同じように、苦味は心臓や小腸、血脈、舌を、甘味は脾臓《ひぞう》や胃、肌肉、口唇を、辛味は肺や大腸、皮膚、鼻を、鹹味は腎・膀胱《ぼうこう》、骨髄《こつずい》、耳を補います。

私たちの体のすべては食物の五味によって養われていると考えます。そのため、1つの味が不足したり過ぎたりしても五臓や各組織の働きが悪くなったり、過剰に働きすぎたりします。体を整えるためにも、五味をバランスよくとってまんべんなく体を養うことが大切です。

食物の5つの性質

食物には五味のほか、体内に入ったときに体を冷やしたり温めたりする作用があります。これを「五性《ごせい》」といい、寒《かん》・涼《りょう》・

	温・熱性の食材	平性の食材	寒・涼性の食材
穀類	もち米	うるち米	大麦・はとむぎ・小麦
豆・芋類	納豆・山芋	小豆・黒豆・そらまめ・大豆・さつまいも・里芋	緑豆・豆腐・豆乳・じゃがいも
野菜・きのこ類	かぼちゃ・かぶ・しそ・しょうが・たまねぎ・にら・ねぎ・にんじん・菜の花・にんにく	とうもろこし・春菊・きくらげ・しいたけ	ごぼう・キャベツ・きゅうり・たけのこ・冬瓜・なす・白菜・トマト・ほうれん草・大根
果物・種実類	みかん・栗・りんご・きんかん	いちじく・梅・銀杏・ごま・くるみ	いちご・柿・スイカ・梨・レモン
魚介類	あじ・いわし・えび・かつお・鮭・鯖・真鯛・ぶり	カレイ・さんま・イカ	あさり・かに・昆布・しじみ・タコ・ひじき・わかめ
肉・卵類	牛肉・鶏肉・羊肉・鹿肉	鶏卵	豚肉

五味と体の関係

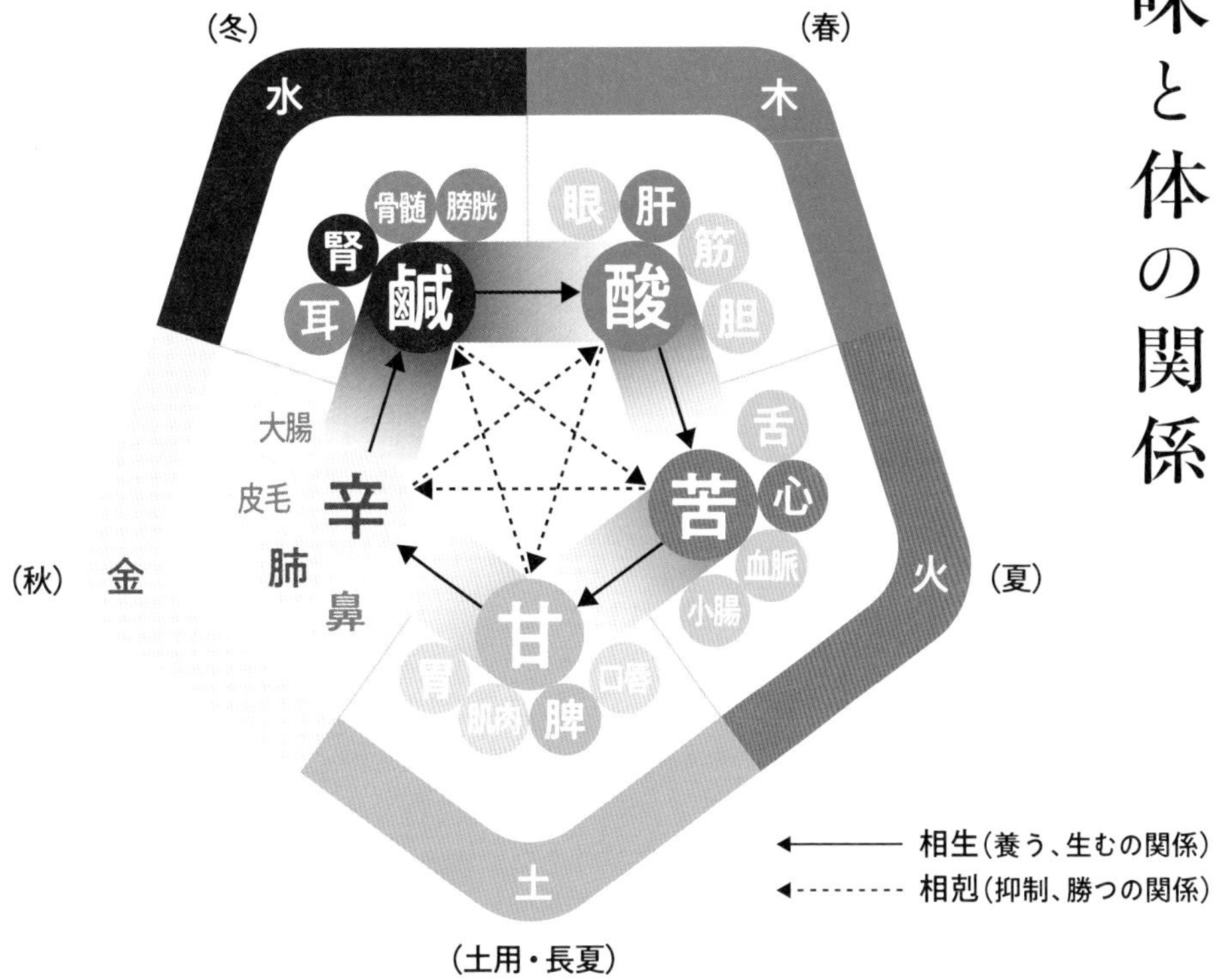
（冬）
（春）
水
木
骨髄
膀胱
眼
肝
腎
鹹
酸
筋
耳
胆
舌
大腸
皮毛
辛
苦
心
肺
血脈
（秋）
金
火
（夏）
鼻
甘
小腸
胃
口唇
肌肉
脾
土
（土用・長夏）
相生（養う、生むの関係）
相剋（抑制、勝つの関係）

平《へい》・温《おん》・熱《ねつ》の五段階で表します。

文字通り、体を冷やす性質のものが「寒・涼」、温める性質のものが「温・熱」で、「平」は寒熱のどちらにも偏らない穏やかな性質です。米や鶏卵など日常よく食べる食品は、たいてい平性に属します。

この食物の五性は、薬膳を取り入れるうえでとても重要な考え方です。たとえば、夏の暑い時期や体内に熱のこもりやすい体質の人は、なすやゴーヤーなどの寒涼性の食物をとることで、体の熱を冷ますことができます。反対に寒い季節や冷え性の人は、にらやしょうがなどの温熱性の食物を意識してとるようにすると、体の内側から温めて冷えを改善することができるのです。

料理でも、寒性のなすには温性のしょうがを添えたり、寒性のたけのこには熱性の木の芽をあしらったりすることで、五性のバランスをとることができるのです。体の不調を改善し、健康を維持するためには、五性のバランスをとることも大切です。

体を巡る「気《き》血《けつ》水《すい》」

また、生物の体を構成する基本的な物質に「気」「血」「水（津液《しんえき》）」があります。「気」は生命活動を維持するエネルギーとなるもの。「血」は血液とほぼ同じですが、全身のすみずみに栄養を運び、滋養するもの。「水」は血以外の体液で、全身を潤したり、体温を調節したりします。これらは私たちの生命活動を維持するのに不可欠なもので、いずれも過不足なくスムーズに全身を巡ることで健康が維持できるとされます。

「発酵」の基本を知っておく

「発酵」は目には見えない小さな微生物の力によって生み出されるものです。食材が発酵することで、どのように変化し、どんなメリットが得られるのでしょうか。ここでは発酵の基本について簡単に解説します。

自然界で偶然生まれた発酵食品

世界最初の発酵食品は紀元前5000年頃、ヤギのミルクから偶然生まれたヨーグルトといわれます。以来数千年もの間、世界各地でその土地の気候風土や農産物に合った発酵食品が作られてきました。

発酵とは、簡単にいうとカビや細菌などの微生物のもつ酵素によって、食物に含まれるでんぷんやたんぱく質などが分解され、新たな成分が作られることです。微生物によって人間に有用な食べ物に変化することが「発酵」で、そうして生まれた食品が「発酵食品」です。一方、同じ微生物による働きでも、人間にとって有害になるものは「腐敗」と呼ばれます。

発酵に関わる微生物にもいろいろな種類が存在し、味噌や醤油などを作り出す麹菌《こうじきん》、パンやアルコールを生み出す酵《こう》母《ぼ》菌《きん》、酢やヨーグルト、漬物などを作り出す乳酸菌など、特定の微生物が特定の発酵食品の生成に関わっています。

発酵食品が毎日手軽にとれる調味料

もっとも身近な発酵食品は、味噌、醤油、酢、みりんなど普段、何気なく使っているいつもの調味料でしょう。味噌は麹菌、醤油は麹菌や酵母菌、酢は酢酸《さくさん》菌《きん》と、いずれも微生物の活動によって生まれたものです。発酵調味料を使うだけで、発酵食品のメリットを毎日手軽に取り入れることができるのです。

ただ、残念ながら市販の調味料のなかには、短時間で工業的に発酵を促したり、添加物を利用して、それらしい味に仕上げているものもあります。それらは本来の発酵食品としてのメリットが失われているものもあるでしょう。発酵調味料のメリットを存分に生かすためにも、普段使っている調味料にこそこだわりたいものです。味噌や塩麹、醤油麹など、可能なものはできるだけ手作りしたり、伝統的な製法で長期熟成されたものを選ぶようにしましょう。

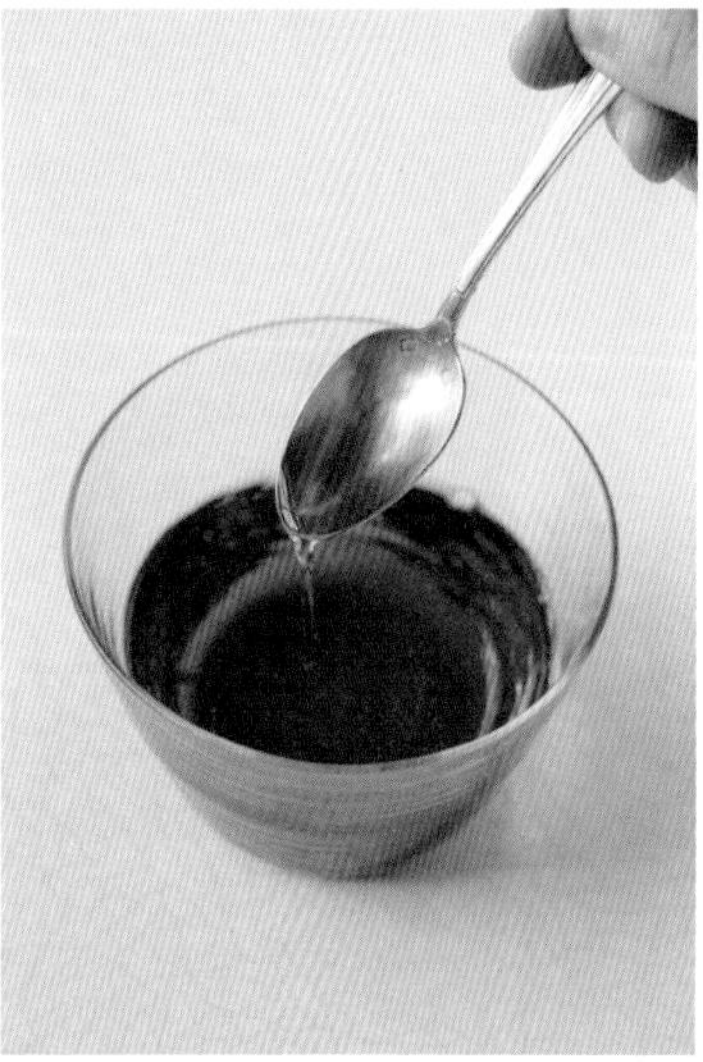

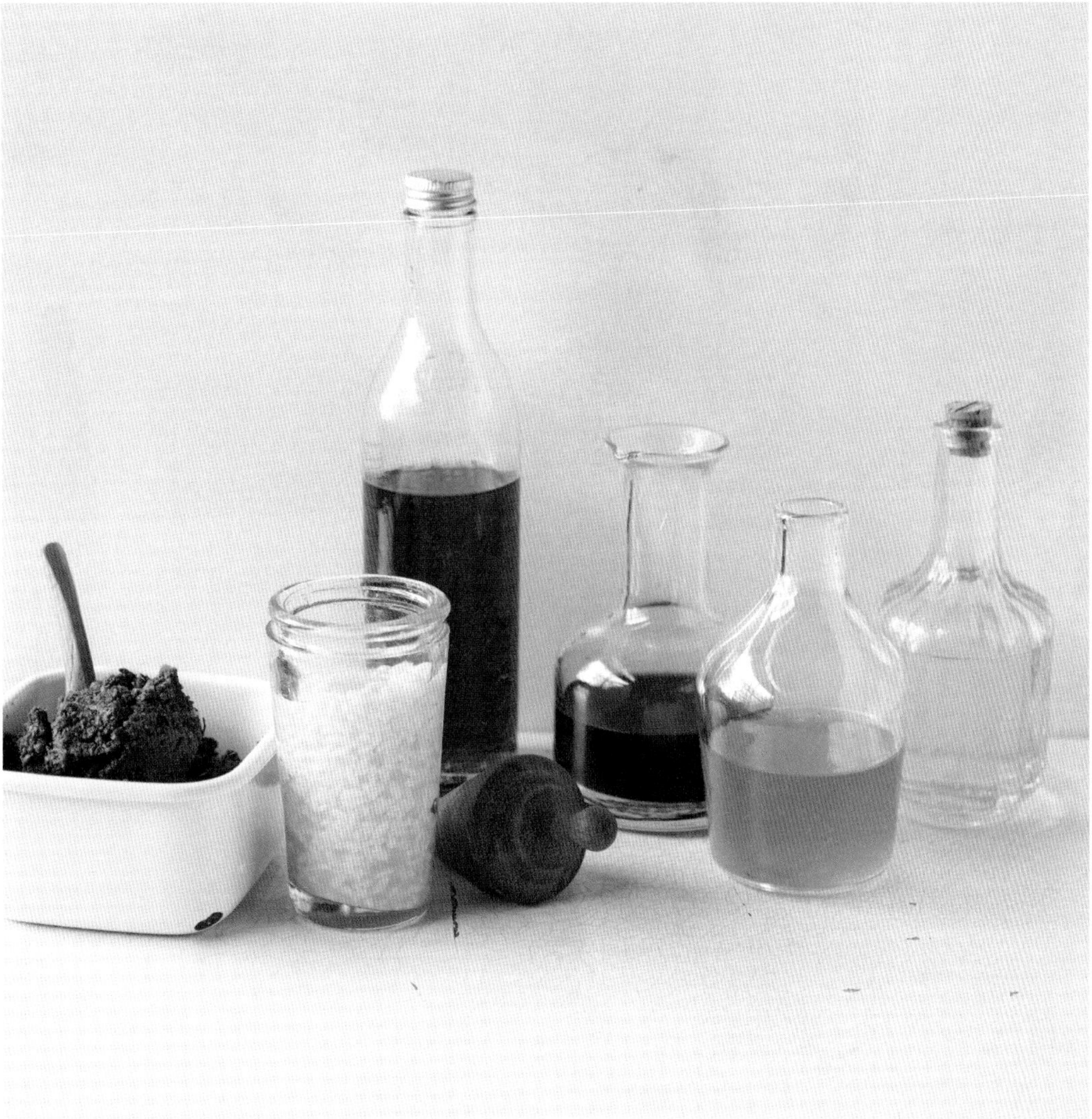

発酵食品のメリット

香りやうま味が増す

微生物の力で食材が分解・発酵する過程で、アミノ酸やイノシン酸、グアニル酸など、もとの食材にはない独特のうま味や風味が生まれます。発酵食品特有の香りも微生物によって生成される香気成分によるものです。発酵食品はまさに天然のうま味調味料。料理に使うことでおいしくなります。

栄養成分が増える

微生物は発酵の過程で、たくさんの栄養成分を生産。加熱した大豆に納豆菌をつけて発酵させると、たんぱく質を分解してアミノ酸を生成する過程で、ビタミンB_2が煮豆の約6倍、葉酸は約3倍にもアップ。大豆にはほとんどないビタミンK_2も納豆には豊富など、新しい栄養成分も加わります。

消化吸収が高まる

食物を口にする前から、微生物の酵素の働きによって、ある程度分解されているため、胃腸の負担が軽くなります。たとえば甘酒は、麹菌の酵素によって、分子量の大きいでんぷんがブドウ糖に、たんぱく質がアミノ酸に分解されて低分子になり、体内に吸収されやすくなっています。

保存性が高まる

発酵に関わる微生物は、自分が繁殖するために、他の菌の増殖を抑えようとします。そのため、有害な腐敗菌が減って食物の保存性が高まります。たとえば、ゆで大豆のままでは腐りますが、納豆にすれば長持ちし、牛乳も乳酸菌が繁殖したチーズやヨーグルトにすると保存がききます。

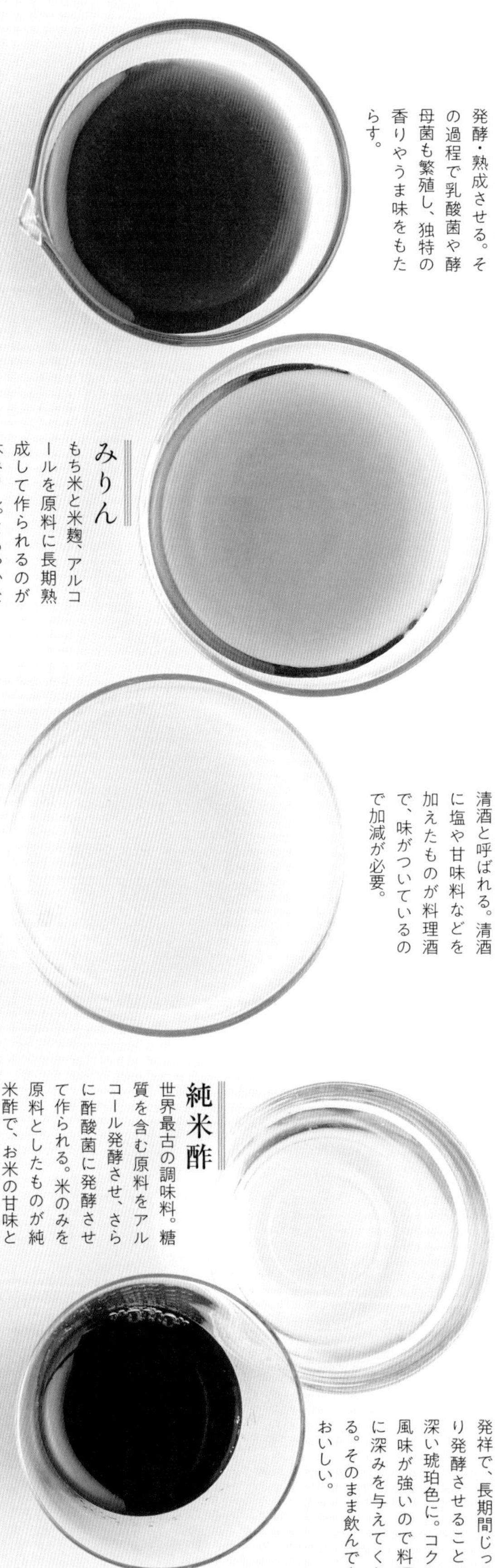

醤油

日本の食文化のベースとなっている万能調味料。大豆と小麦に麹菌をつけ、塩水を加えて発酵・熟成させる。その過程で乳酸菌や酵母菌も繁殖し、独特の香りやうま味をもたらす。

みりん

もち米と米麹、アルコールを原料に長期熟成して作られるのが本みりん。まろやかな甘味とうま味がある。糖類やうま味調味料、塩などを含むものはみりん風調味料などと呼ばれる。

酒

米を麹の酵素で糖に変え、その糖をエサに酵母が繁殖してアルコール発酵したもの。清酒と呼ばれる。清酒に塩や甘味料などを加えたものが料理酒で、味がついているので加減が必要。

純米酢

世界最古の調味料。糖質を含む原料をアルコール発酵させ、さらに酢酸菌に発酵させて作られる。米のみを原料としたものが純米酢で、お米の甘味とうま味、まろやかな酸味が特徴。

黒酢

玄米を原料とした穀物酢の一種。鹿児島県発祥で、長期間じっくり発酵させることで深い琥珀色に。コクや風味が強いので料理に深みを与えてくれる。そのまま飲んでもおいしい。

発酵調味料の種類

湿度の高い日本では、古くからさまざまな微生物と共存し、味噌や醤油、酒、酢など和食に欠かせない発酵食品を生み出してきました。ここでは本書でよく使用する発酵調味料をご紹介します。

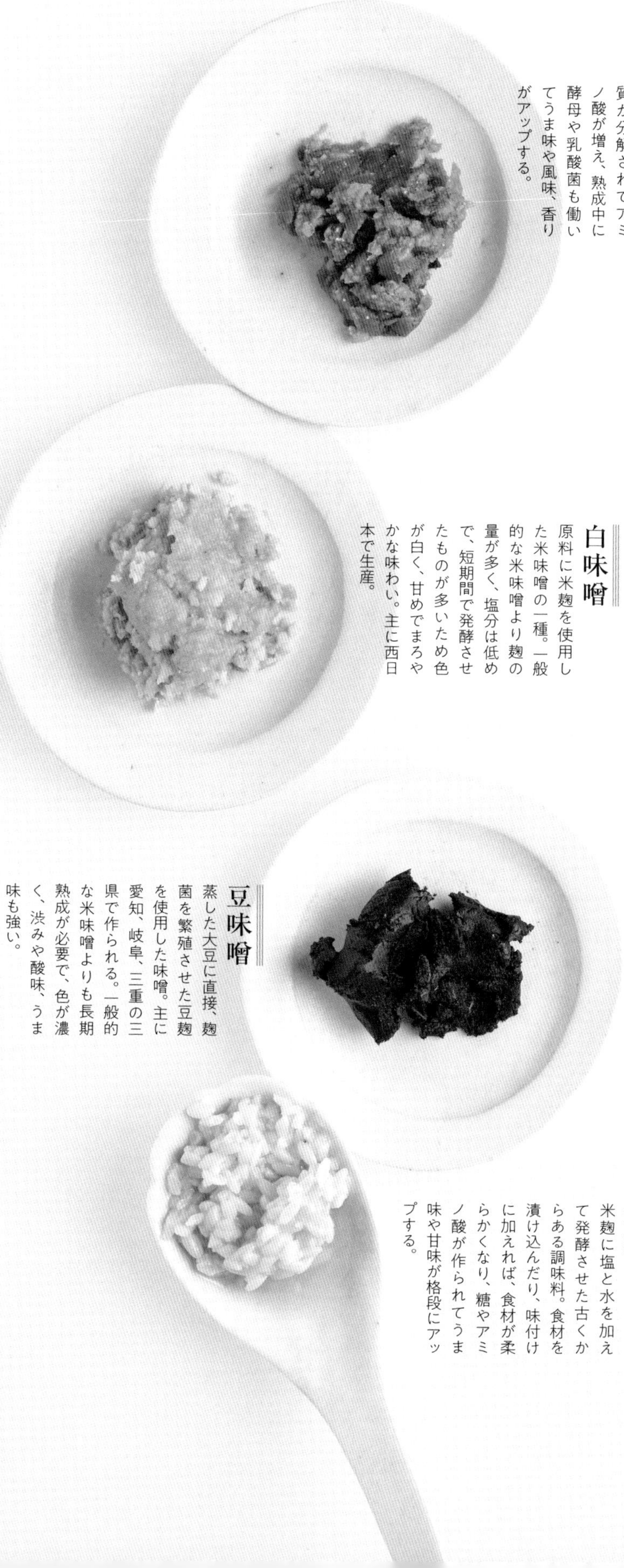

米味噌

最も一般的な味噌で、蒸し大豆に米麹と塩を混ぜて発酵させたもの。大豆のたんぱく質が分解されてアミノ酸が増え、熟成中に酵母や乳酸菌も働いてうま味や風味、香りがアップする。

白味噌

原料に米麹を使用した米味噌の一種。一般的な米味噌より麹の量が多く、塩分は低めで、短期間で発酵させたものが多いため色が白く、甘めでまろやかな味わい。主に西日本で生産。

豆味噌

蒸した大豆に直接、麹菌を繁殖させた豆麹を使用した味噌。主に愛知、岐阜、三重の三県で作られる。一般的な米味噌よりも長期熟成が必要で、色が濃く、渋みや酸味、うま味も強い。

塩麹

米麹に塩と水を加えて発酵させた古くからある調味料。食材を漬け込んだり、味付けに加えれば、食材が柔らかくなり、糖やアミノ酸が作られてうま味や甘味が格段にアップする。

そのほかの発酵調味料

基本の調味料のほかにも
日常的に使える
発酵調味料は
いろいろあります。
なかでも中国や韓国など
アジアの発酵調味料は
いつもの食事にもなじみやすいはず。
少しプラスするだけで、
グンと味わいが広がって
きっと新しい発見があります。

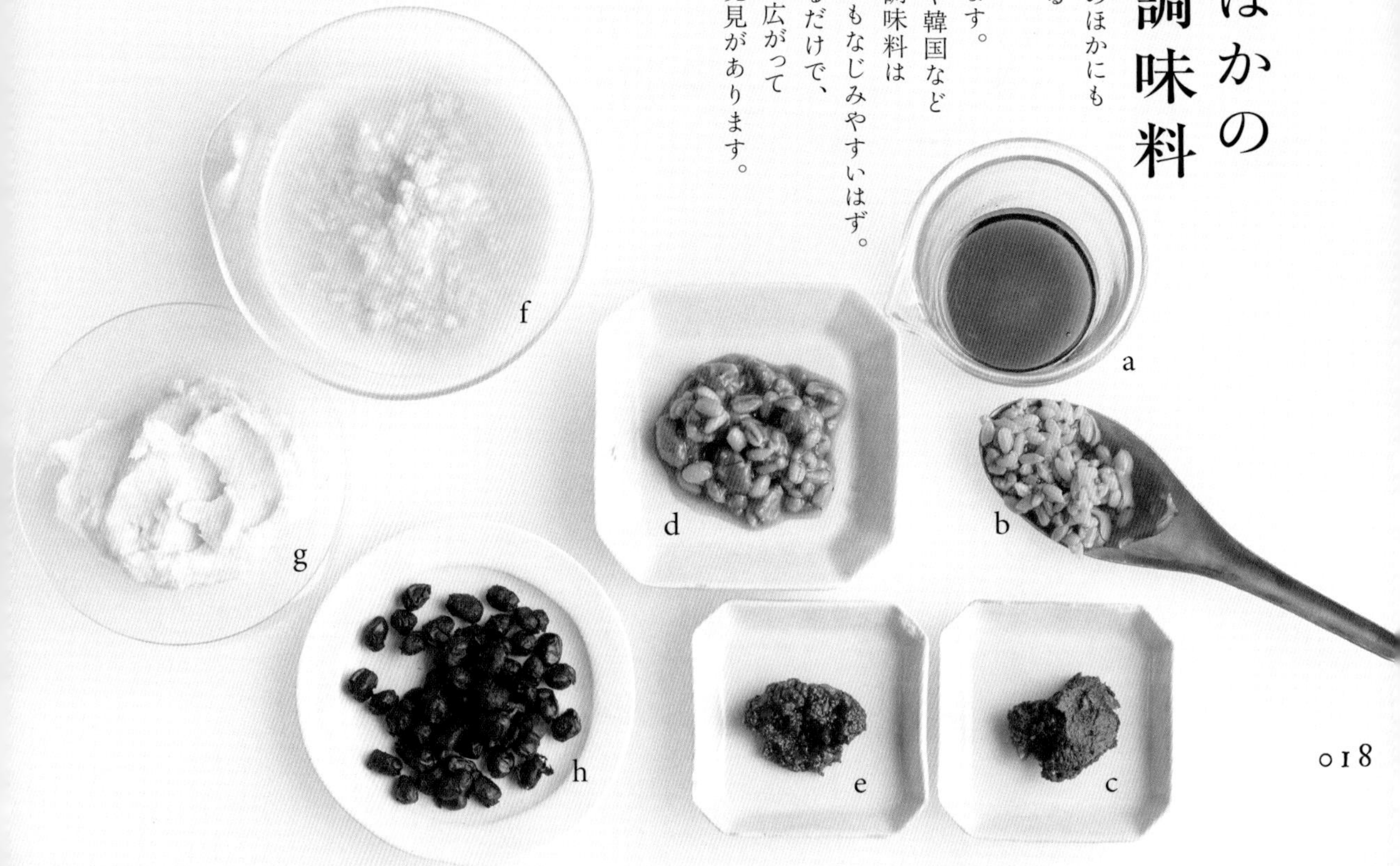

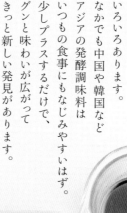

ナンプラー a

タイの代表的な調味料でカタクチイワシを塩漬けして発酵させた魚醤《ぎょしょう》の1つ。魚独特のうま味と香りをプラスできる。

醤油麹 b

醤油に米麹を漬け込んで発酵させたもの。塩麹よりうま味成分が多く、醤油より複雑な風味や香りが加わり、万能に使える。

コチュジャン c

米やもち米を米麹で糖化させ、唐辛子を加えて熟成させた朝鮮半島発祥の味噌。辛味は控えめで、甘味とコクが強い。

ひしお d

豆麹と麦麹を醤油に漬けて発酵させた日本古来の調味料。醤油や味噌のルーツ。うま味やコクが増し、食材を柔らかくする。

豆板醤《とうばんじゃん》 e

そらまめに米麹や塩、赤唐辛子を加えて発酵させた中国発祥の辛味の強い味噌。刺激的な辛味やうま味が食欲をそそる。

甘酒 f

古墳時代を起源とする、米と米麹と水だけで作られるノンアルコールの甘味飲料。飲む点滴といわれるほど栄養価が高い。

酒粕 g

清酒の製造過程で液体を搾った後に残る副産物。清酒のうま味や栄養素が多く残る。料理には純米酒の酒粕がおすすめ。

豆鼓《とうち》 h

黒豆に塩や麹などを加えて発酵させ、乾燥させた中華調味料。独特のうま味や風味があり、手軽に本格的な中華味になる。

発酵食品を効果的に使う

調味料のほかにも
さまざまな発酵食品があります。
調味料とともに料理に使って
発酵食品の相乗効果を
取り入れましょう。

身近なあれもこれも発酵食品

味噌や醤油など調味料として使われる発酵食品のほかにも、食材そのものが発酵しているものもあります。

たとえば、納豆やぬか漬け、たくあんなどは、古くから日本の食文化を形作ってきた身近な発酵食品です。チーズやヨーグルトなどの乳製品の発酵食品も食卓にのぼる機会が多いのではないでしょうか。

見落としがちですが、パンも酵母（イースト）による発酵食品。意外なところでは、チョコレートや生ハムなども発酵していますし、かつお節（本枯節）も、かつおにコウジカビの一種を繁殖させて乾燥させたれっきとした発酵食品です。改めて見直してみると、私たちがふだん口にする、あれもこれも発酵食品であることが多いのです。

調味料のほかに、納豆やキムチ、チーズ、ヨーグルトなど、料理に使いやすい発酵食品はどんどん取り入れてみてください。発酵食品のメリットも高まりますし、料理にいっそうの深みやうま味をプラスしてくれます。

世界の発酵食品

大豆系食品	納豆、チョングッチャン（韓国）、トゥアナオ（タイ・ラオス）、テンペ（インドネシア）、キネマ（ネパール）、スンバラ（西アフリカ）など
野菜系食品	白菜漬け、すぐき漬け、たくあん、しば漬け、べったら漬け、キムチ、ザーサイ、ザワークラウト、ピクルスなど
乳製品	ヨーグルト、チーズ、発酵バター、サワークリームなど
アルコール飲料	ビール、ワイン、焼酎、泡盛など
ノンアルコール飲料	紅茶、プーアール茶、烏龍茶、阿波番茶、碁石茶、カルピスなど
魚介系食品	かつお節、いかの塩辛、かつおの酒盗、このわた、なれずしなど
肉系食品	生ハム、ドライソーセージ、サラミなど
そのほか	パン、チョコレート、ナタデココなど

「薬膳×発酵」の組み合わせ効果とは？

毎日の食事に薬膳の知恵を取り入れるだけでも効果的ですが、そこに発酵食品を合わせることでどんなメリットが得られるのでしょうか。薬膳と発酵の組み合わせは、消化力の弱い日本人の体質の弱点を手軽に克服できるすばらしい食べ方といえます。

食物の効能を最大限に得られる

体を温めたり、熱を冷ましたり、余分な水分を排出したりとすべての食材には何らかの働きがあります。そうした食材の働きをふまえて、季節や自分の体質、症状に合った食材を取り入れていくのが薬膳の食養生です。

こうした薬膳の知恵に、意識して発酵食品を組み合わせることで、よりいっそう効果を引き上げることができます。薬膳の考え方と発酵食品を組み合わせたときの最大のメリットは、「消化吸収を高めて、食物の効能をより効率よく得ること」です。簡単にいえば、薬膳だけでは食物の効能の7割しか得られなかったものが、発酵の力を借りることで、8割や9割の効能を得られるというわけです。

胃腸の弱い日本人に最適な組み合わせ

そもそも日本人は胃腸の弱い人が圧倒的に多いといわれます。四方を海に囲まれ、森林や河川も多い日本は、湿度の高い生活環境にあります。胃は過剰な湿気に弱いため、どうしても働きが低下しやすいのです。中国や欧米の人に比べて日本人は消化吸収力が低く、同じものを食べても吸収率が悪いのです。漢方薬でも日本人に処方する場合は、胃腸の働きを補うような生薬を加えて、吸収率を上げなければ効果が出にくいといわれます。

せっかくよい薬や食べ物を口にしても、それがうまく消化吸収されなければ体を素通りするだけで効果は半減。しっかり食べているようでもきちんと消化できていない人も多いのです。

たとえば、貧血だからと血を作るような食べ物を意識して食べているのに、なかなか改善しないという声をよく聞きます。それは、食べたものからうまく血が作られていないからです。

これを助けてくれるのが発酵食品というわけです。発酵食品は食物のでんぷんやたんぱく質などを分解して、消化吸収しやすい形に変えてくれるため、まさに胃腸の弱い日本人に最適な食べ方といえます。とくに発酵調味料なら、発酵食品をとらなければと意識しなくても、毎日の食事で自然と消化しやすくしてくれるわけです。

食材の働きの相乗作用が生まれる

　また、発酵食品を組み合わせることで複合的な効果も得られます。

　たとえば、さんまは血の巡りをよくしたり、瘀血《おけつ》（古い血がどろどろとして滞った状態）を取る働きがあります。それを発酵食品の黒酢を加えて焼くと、より巡らす働きが高まって相乗作用が生まれます。もちろん脂の多い

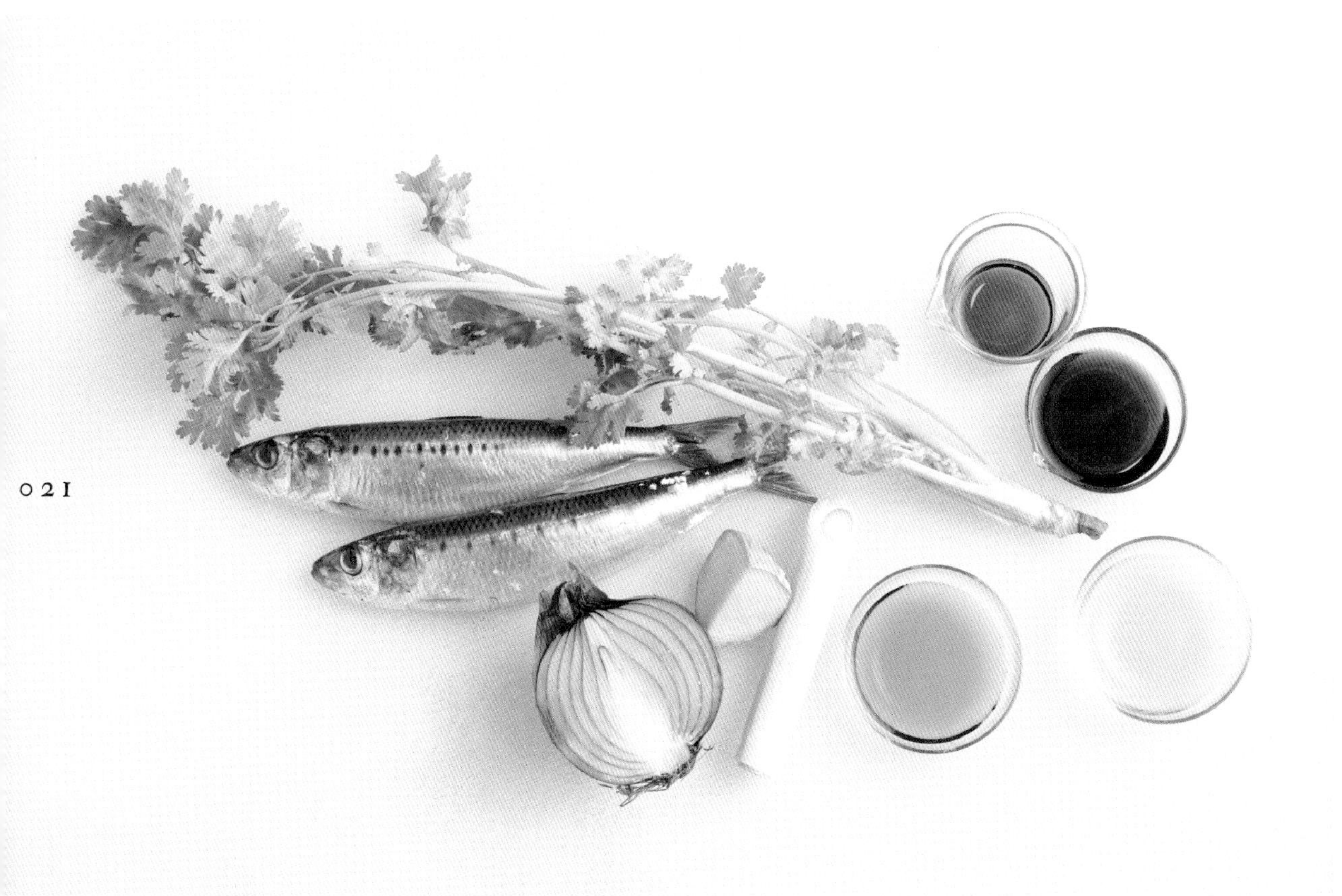

さんまの消化もよくしてくれますし、魚毒や臭みを消して、うま味はいっそう高まるというわけです。

　また、淡白な味わいの食材も、発酵食品を加えると、糖分やうま味を生み出してくれるため、それだけでおいしくなります。素材に塩だけをふっておくよりも、塩麹や酒をふることでより素材が柔らかくなって消化がよくなり、うま味やコクが増します。砂糖よりもみりんにする方が、魚肉の臭みが消え、よりうま味や風味が増すのです。

　このように、薬膳と発酵の組み合わせは、効能から見ても、味わいから見ても、いいことずくめなのです。

「薬膳×発酵」の組み合わせのコツ

一つ一つの食材だけでなく、発酵調味料そのものにも薬膳の働きがあります。
発酵食品として消化をよくしたり、うま味や栄養価を高めたりするほか、
食材の持つ働きをバックアップしたり、マイナス部分を補うなど、
それぞれの働きを生かして組み合わせることでよりメリットが生まれます。

食材と調味料でバランスをとる

薬膳の働きと発酵調味料を組み合わせることで、さまざまな相乗効果が生まれます。

たとえば、鯖と酢、コチュジャンの組み合わせは、温め食材3つを合わせた、冷えない体を作る最強メニューといえます。青魚特有のくせや臭み、濃厚な脂もコチュジャンと酢がまろやかにして、さっぱりと仕上げてくれます。

夏が旬で、沖縄でよく食べられる冬瓜《とうがん》は、体を冷やす性質が強い食材です。暑い時期や暑い地域では重宝されますが、食べすぎたり冷え性だったりする人

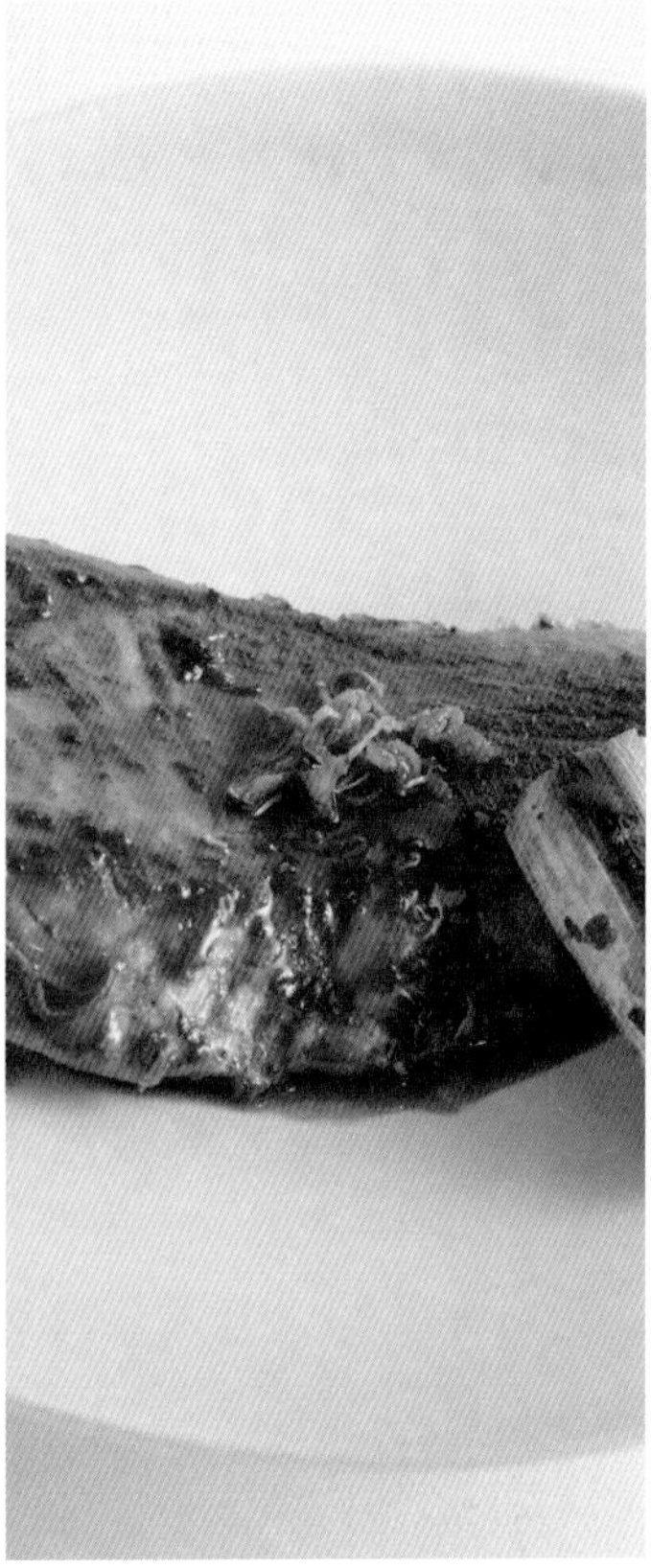

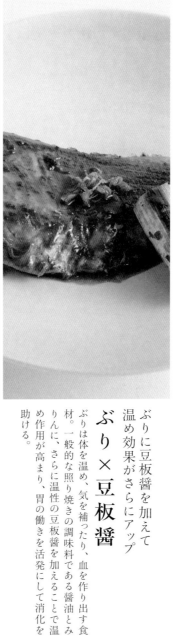

ぶりに豆板醤を加えて温め効果がさらにアップ

ぶり×豆板醤

ぶりは体を温め、気を補ったり、血を作り出す食材。一般的な照り焼きの調味料である醤油とみりんに、さらに温性の豆板醤を加えることで温め作用が高まり、胃の働きを活発にして消化を助ける。

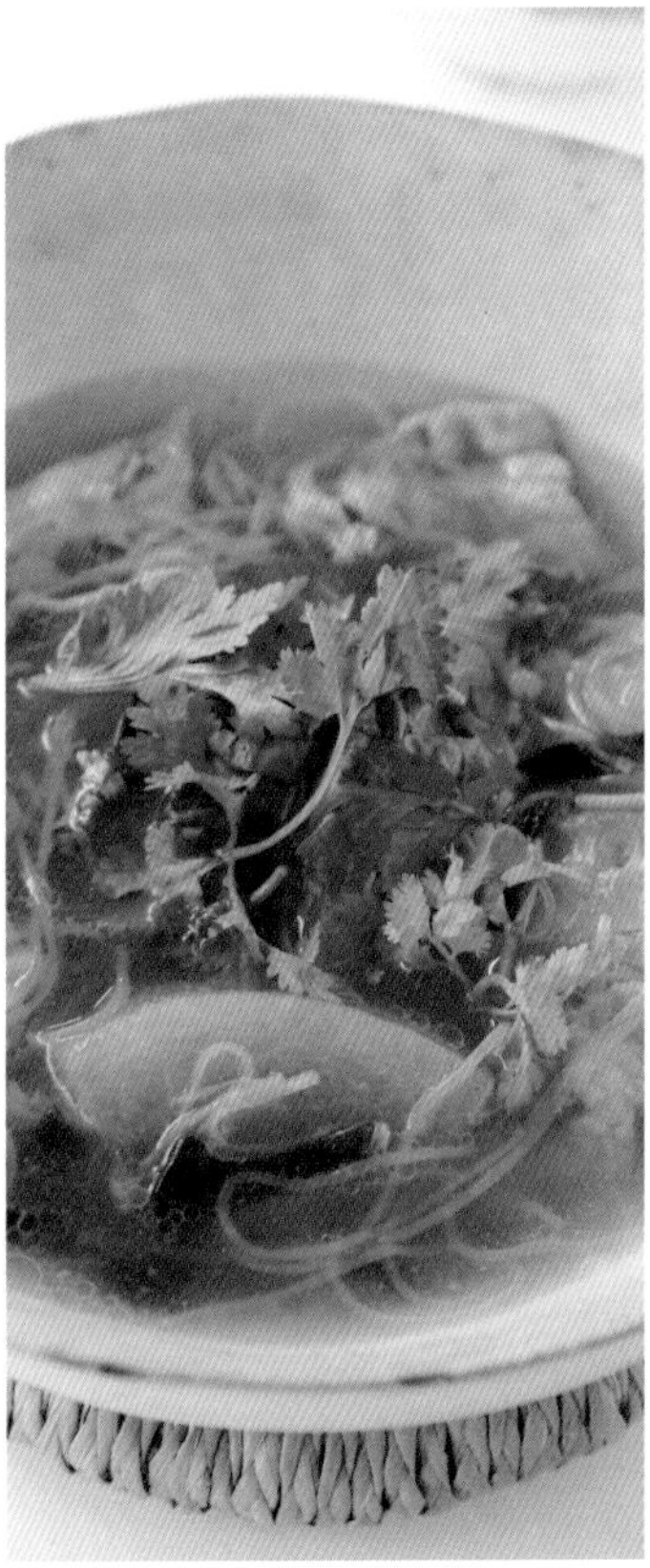

胃腸の冷やしすぎを防ぎ、水分の排出を後押し

冬瓜×酢・ナンプラー

体内の余分な熱を冷ます冬瓜だが、酢やナンプラーを組み合わせることで、胃腸の冷やしすぎを防ぐことができる。気の巡りをよくする酢が、滞《とどこお》りがちな水分を排出する冬瓜の働きをさらに後押しする。

は胃腸が冷えて働きが低下してしまいます。反対の温め作用を持つ黒酢とナンプラーを加えてスープにすることで、寒熱のバランスをとることができます。また、冬瓜は体内の余分な水を出してむくみを取る働きがありますが、黒酢は全身の巡りを促すため、冬瓜の排泄の力をバックアップしてくれるのです。

鶏肉のたんぱく質も消化に時間がかかるのですが、これも塩麹や醤油麹の酵素の力を利用することで、たんぱく質をスムーズに分解して消化を助け、うま味を高めてくれます。消化を高める酵素の力を生かすには、高温で加熱する前に食材を漬けておくのがおすすめです。

食材だけでなく調味料も、目的に合わせて選ぶようにするとより効果的なのです。

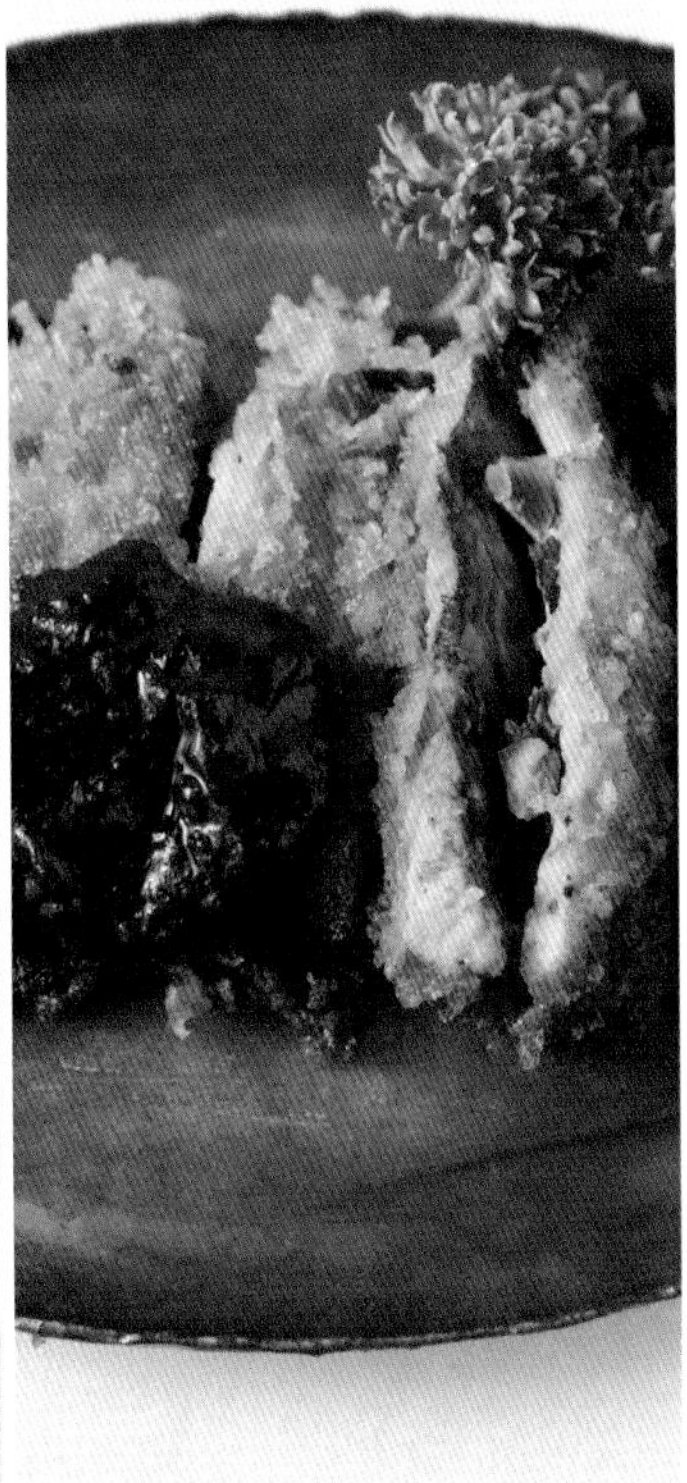

味噌が胃腸を温め、
過剰な脂肪も分解してくれる

豚肉×味噌

味噌は体の中でもとくに胃腸を温めるため、冷やす豚肉との組み合わせは相性がよい。味噌に漬け込んでから加熱調理すると、酵素が働いて消化しやすくなる。過剰な脂肪も味噌が分解・解毒する。

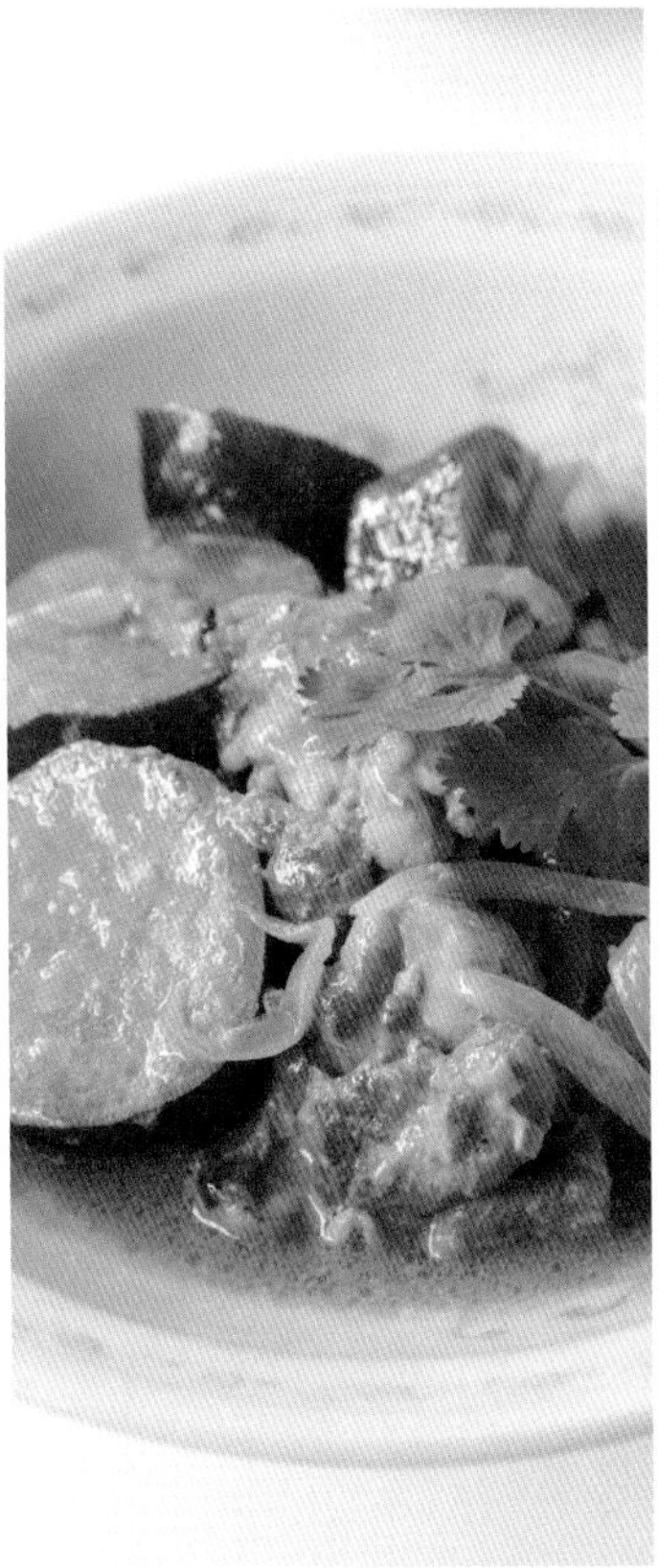

塩麹がたんぱく質を分解し、
消化を助け、うま味もアップ

鶏肉×塩麹

鶏肉は塩麹にしばらく漬けてから煮込むことで、たんぱく質が分解されて消化しやすくなり、うま味も格段にアップ。煮込みだけでなく、揚げ物や焼き物も柔らかくジューシーに仕上がる。

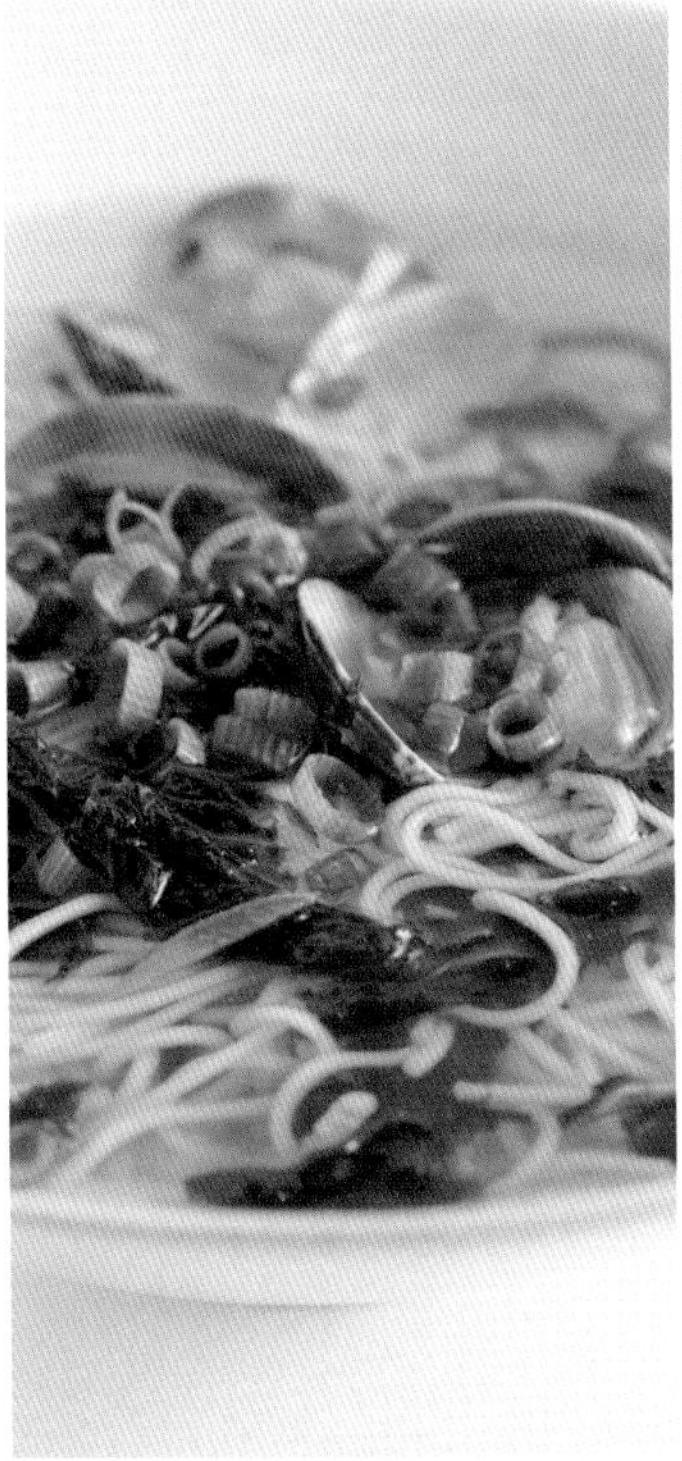

体を冷やす食材は
発酵調味料でバランスをとる

あおさとあさり×酒

あおさやあさりは、体内に滞った余分な水分を出してくれるが、体を冷やす寒性の食材。血の巡りをよくして温める酒を合わせることで、寒熱のバランスがとれる。また、貝や海藻類の臭みを取り除く作用もある。

不調から見るあなたの体のタイプは？

思い当たる不調があればチェックしてみてください。最も多くチェックのついた項目が今のあなたの体調に合う料理になります。

タイプは1つとは限らず、いくつも重なっている場合も多いので、チェックのついた項目の料理はすべて参考にしてみてください。

温める力が弱く、全身が冷えている

- □顔色が白っぽい
- □手足が常に冷たい
- □暖房や温かいものを好む
- □寒いと調子が悪く、温まるとよくなる
- □体を動かすのが苦手で、すぐにうずくまって横になりたがる
- □トイレが近い
- □尿の色が薄く量が多い
- □軟便で下痢しやすい
- □下半身がむくみやすい
- □皮膚がしっとりしている
- □妊娠しづらい
- □腰痛がある
- □ぽっちゃりしている
- □水分はあまりとらないほう

←温める料理・血を巡らす料理へ

ストレス過多で情緒不安定になりやすい

- □ため息が多い
- □体重や食欲にムラがある
- □おなかが張りやすい
- □げっぷやおならが多くガスが出るとラク
- □ストレスがたまりやすい
- □生理前にイライラしたり、胸が張る
- □便秘ぎみ
- □口が渇きやすい
- □顔がほてることがある
- □息苦しい感じがある
- □怒りっぽくなったり、鬱々《うつうつ》としたりすることがある
- □情緒不安定になることがある
- □妊娠しづらい

←気を巡らす料理へ

血の巡りが悪く、瘀血《おけつ》ができやすい

- □シミやアザができやすい
- □生理痛、生理不順があり、経血の色は暗紫色で血塊《けっかい》が混じる
- □顔が黒っぽく、くすみがちでかさかさする
- □肩こりやめまい、頭痛がよくある
- □動悸《どうき》がするときがある
- □たまに胸に刺すような痛みがある
- □歯茎や唇に黒ずみがある
- □手足が冷えやすい
- □もの忘れが多い
- □目の下にクマができやすい
- □舌の裏の静脈がくっきり浮き出ている

←血を巡らす料理・気を巡らす料理へ

余分な水分が滞っている

- □首や肩がこりやすい
- □下半身が冷えやすい
- □トイレの回数が人より多い
- □すぐ眠くなる
- □おなかがチャプチャプ鳴るときがある
- □痰《たん》やつば、水鼻やくしゃみがよく出る
- □むくみやすく、夕方になると足がパンパンに痛くなる
- □こむら返りを起こしやすい
- □体の筋肉が無意識にピクピク動いたりする
- □梅雨時期や雨の日に体調が悪くなる
- □頭に帽子をかぶっているような感覚がある
- □頭重感《ずじゅうかん》や耳鳴りがある

← 水を巡らす料理・気を巡らす料理へ

疲れやすく元気がない

- □疲れやすく、風邪をひきやすい
- □元気がなく、やる気が出ない
- □軟便で下痢しやすい
- □体が冷えやすい
- □気持ちが落ち込みやすい
- □呼吸が浅く、息切れしやすい
- □話すのがおっくう
- □食欲があまりない
- □暑くもないのに、動くとすぐ汗ばむ
- □いつも眠気が強い
- □集中力が続かない
- □よく立ちくらみを起こす
- □筋肉が少なくやせている

← 気を補う料理へ

貧血気味で潤いが不足している

- □顔色や唇が青白い
- □肌が乾燥しやすく、つやがない
- □体がだるく疲れやすい
- □髪につやがなく、抜け毛が多い
- □爪が白っぽく割れやすい
- □めまいや立ちくらみ、動悸《どうき》を起こしやすい
- □手足がつりやすく、しびれるときもある
- □便がコロコロとして硬め
- □眠りが浅く、夢を見ることが多い
- □寒がりでやせ気味
- □目がかすむことがある
- □月経血量が少なく、周期が遅れやすい

← 血を補う料理・若さを保つ料理へ

潤い不足で体が熱っぽく、乾燥している

- □暑がりでのぼせやすい
- □顔がほてって頬が紅い
- □手足がほてる
- □よく汗をかき、のどが乾きやすい
- □温まったときや夜の間に具合が悪くなりやすい
- □トイレの回数が少なく、尿の色が濃い
- □便秘気味
- □やせ気味
- □怒りっぽい
- □陽気で感情表現がはっきりしている
- □体を動かすことが好き

← 若さを保つ料理・血を補う料理へ

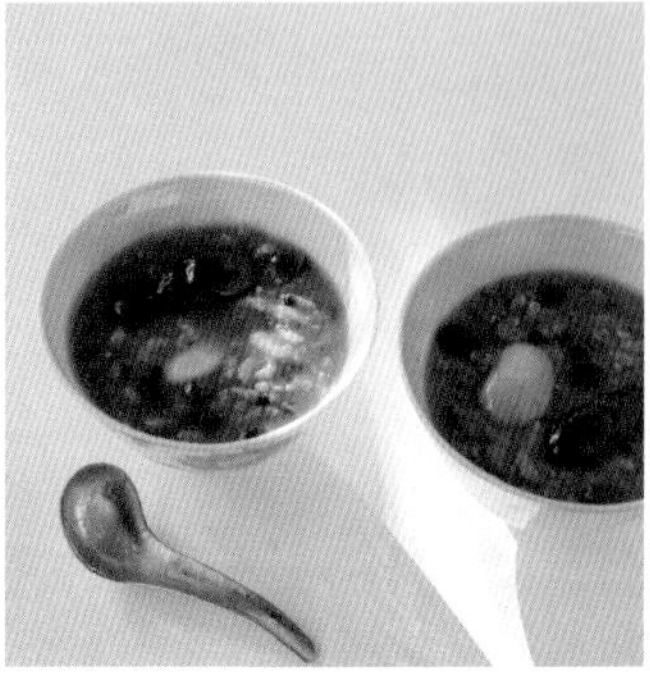

あなたの体がラクになる食事

本書では、次の7つの目的に合ったレシピを紹介しています。前ページの不調のリストでチェックの多くついた項目の料理からまずは作ってみてください。

温める

冷えの解消、内側から温める

冷えやすい体質の人は、温め食材と温める発酵調味料を組み合わせた料理を中心に作ってみてください。冷えはさまざまな不調に発展する可能性があるので、しっかり体質改善しましょう。血を巡らす料理も効果的。

↓028頁へ

気を巡らす

鬱々・イライラを解消する

ストレスや心配事などが続いて、気の巡りが滞っている人は、心身ともに疲弊しています。気の巡りを促す食材や発酵調味料で、鬱々とした気分を一掃しましょう。血を巡らしたり、気を補う料理もおすすめです。

↓042頁へ

血を巡らす

血行を促進して瘀血をとる

冷えや気の不足や滞りなどが原因で、血の巡りが悪くなっている人は、血行を促進したり、体を温めるようなレシピで瘀血(古い血がどろどろとして滞った状態)を改善していきましょう。気を巡らす料理もおすすめ。

↓056頁へ

水を巡らす

水分代謝をよくし、水の滞りを取る

体の中をスムーズに巡っていなければならない体液が、どこかに滞っている状態の人は、できるだけ水分代謝をよくする食材をとりましょう。冷やす食材が多いので、発酵調味料や温め食材でバランスをとっていきます。

↓070頁へ

気を補う

元気をつけ、エネルギーを補給

生命エネルギーである気は、食べたものから消化吸収して作られるため、胃腸が弱いとどうしても不足しがちに。気を補う食材をとると同時に、発酵調味料で胃腸の働きをバックアップするのが効果的です。

↓084頁へ

血を補う

貧血を解消する

生理のある女性は、男性よりも血が不足しがち。とくに偏食気味だったり、胃腸の弱い人は血が不足しやすいので、血を作り出す食材を発酵調味料とともにとることで、消化吸収率を高めてくれます。

↓098頁へ

若さを保つ

美肌、酸化・乾燥防止、便秘解消

加齢とともに体に必要な潤いをもたらす水分が不足すると、さまざまな乾燥症状や熱症状が出やすくなります。体の内側から潤いを生み出す食材をとると同時に、発酵食品も腸内環境を整えて若さを保つのに不可欠です。

↓112頁へ

薬膳と発酵のレシピ

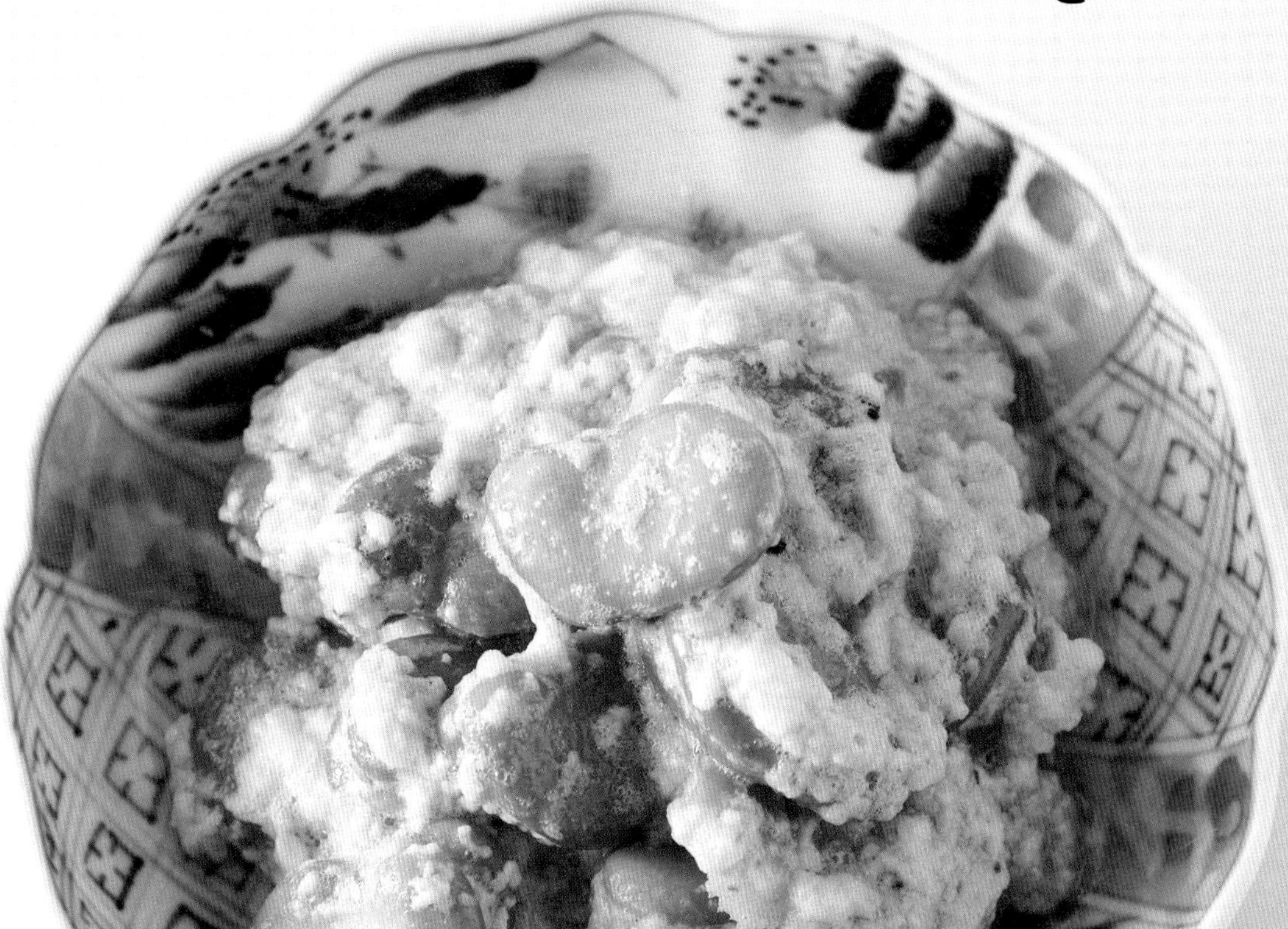

温める

この章では、体を温める温熱性の食材を中心に使った、冷えを取り除くメニューを集めました。とはいえ特別な食材ではなく、いつも食べているような身近な食材ばかり。発酵調味料も温め作用をもつものが多いので、相乗効果が得られます。冷え体質が改善されるまでは、意識してこうした温め食材を中心とした食事をとるようにしてみてください。継続することで、しだいに体温が底上げされていくはずです。

また、血の巡りをよくしたり、気を補う食材や料理も体を温めるためには効果的です。ただし、唐辛子や山椒、花椒などの熱性の強い食材は一度に食べすぎないように。一時的には体が温まりますが、過剰な熱を放出しようとしてかえって体の内側が冷えてしまいます。少量でも効果が得られますので、薬味として適量に抑えるようにしましょう。

代表的な食材

たまねぎ
にら
にんじん
かぼちゃ
ねぎ
しょうが
にんにく
しそ
パクチー
よもぎ
梅干し
えび
いわし
ぶり
鮭
まぐろ
鶏肉
山椒
花椒
唐辛子
こしょう
八角
など

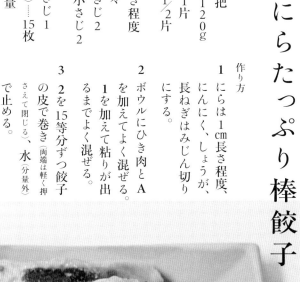

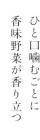

ひと口噛むごとに
香味野菜が香り立つ

にらたっぷり棒餃子

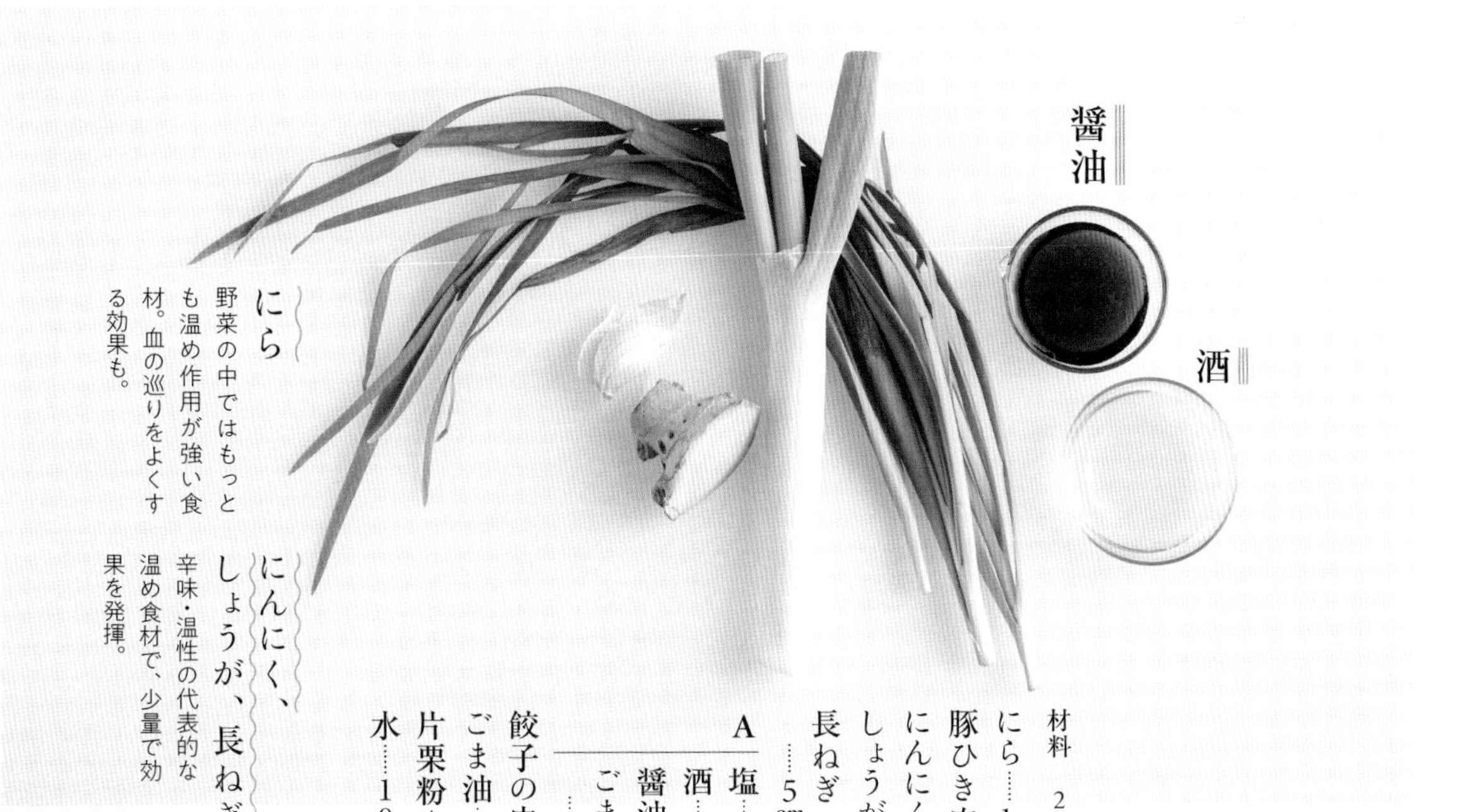
醤油
酒
にら
野菜の中ではもっとも温め作用が強い食材。血の巡りをよくする効果も。
にんにく、しょうが、長ねぎ
辛味・温性の代表的な温め食材で、少量で効果を発揮。

材料　2人分

にら……1/3把
豚ひき肉……120g
にんにく……1片
しょうが……1/2片
長ねぎ……5cm長さ程度

A
塩…少々
酒…小さじ2
醤油…小さじ2
ごま油…小さじ1

餃子の皮（大）……15枚
ごま油…適量
片栗粉…小さじ2
水……100mℓ

作り方

1 にらは1cm長さ程度、にんにく、しょうが、長ねぎはみじん切りにする。

2 ボウルにひき肉とAを加えてよく混ぜる。1を加えて粘りが出るまでよく混ぜる。

3 2を15等分ずつ餃子の皮で巻き（両端は軽く押さえて閉じる）、水（分量外）で止める。

4 フライパンを中火にかけ、ごま油を入れて3を並べる。水で溶いた片栗粉を加えてふたをする。水分がなくなったらごま油を適量まわしかける。

※好みで酢醤油にラー油を加えたたれをつけていただく。

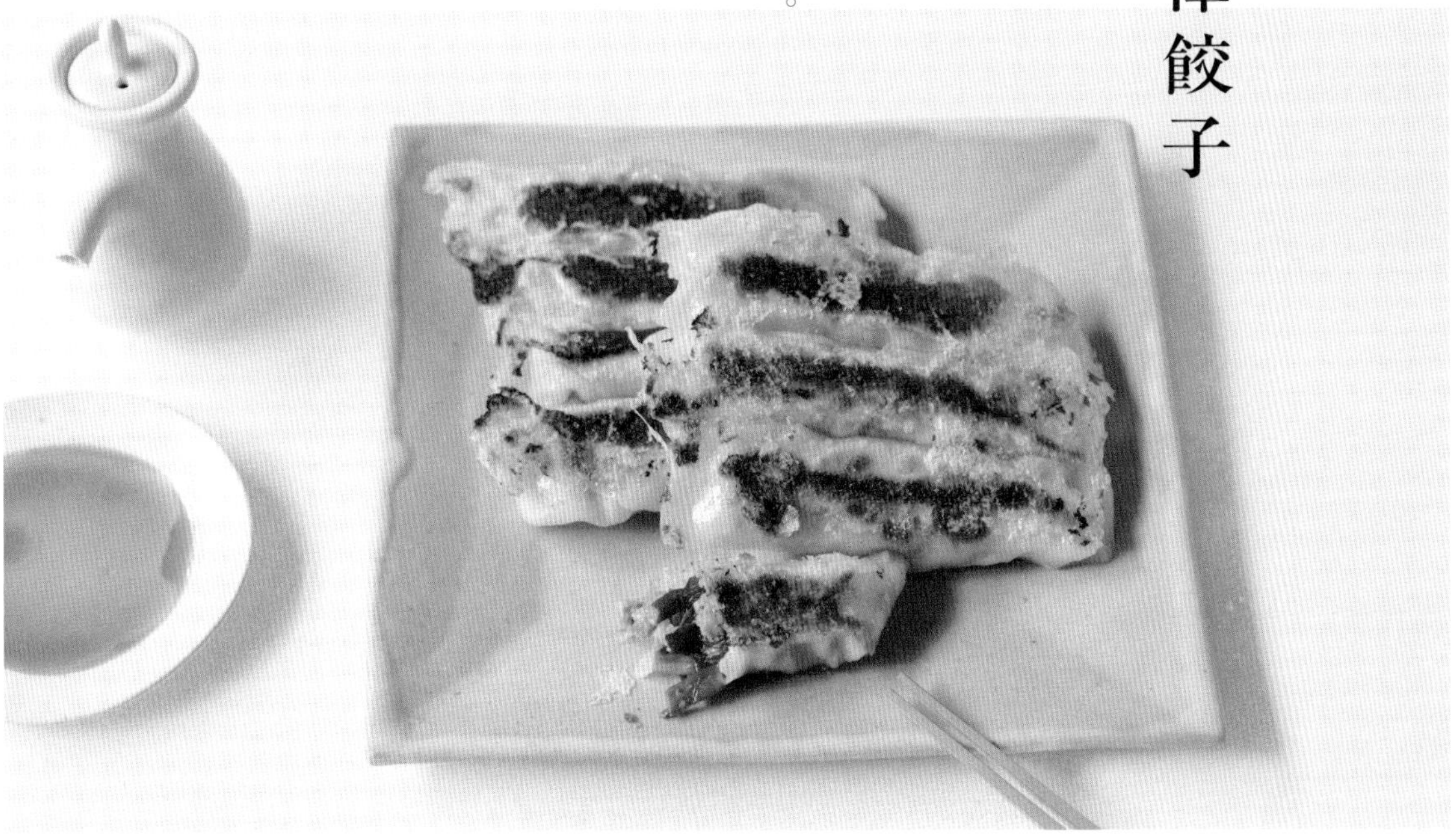

食欲そそるエスニック風
温め食材パクチーが香る

いわしのさつま揚げタイ風サラダ

材料　2人分

いわし……4尾
長ねぎ……5cm長さ程度
しょうが……1/2片
パクチー……3本
赤たまねぎ……1/2個
春菊……3本

A 塩……ひとつまみ
酒……大さじ1/2
醤油……大さじ1/2
片栗粉……大さじ1

揚げ油……適量

B レモン汁（なければ酢）……小さじ1と1/2
みりん（煮切る）……大さじ1/2
ナンプラー……小さじ1と1/2
チリパウダー……少々（好みで）

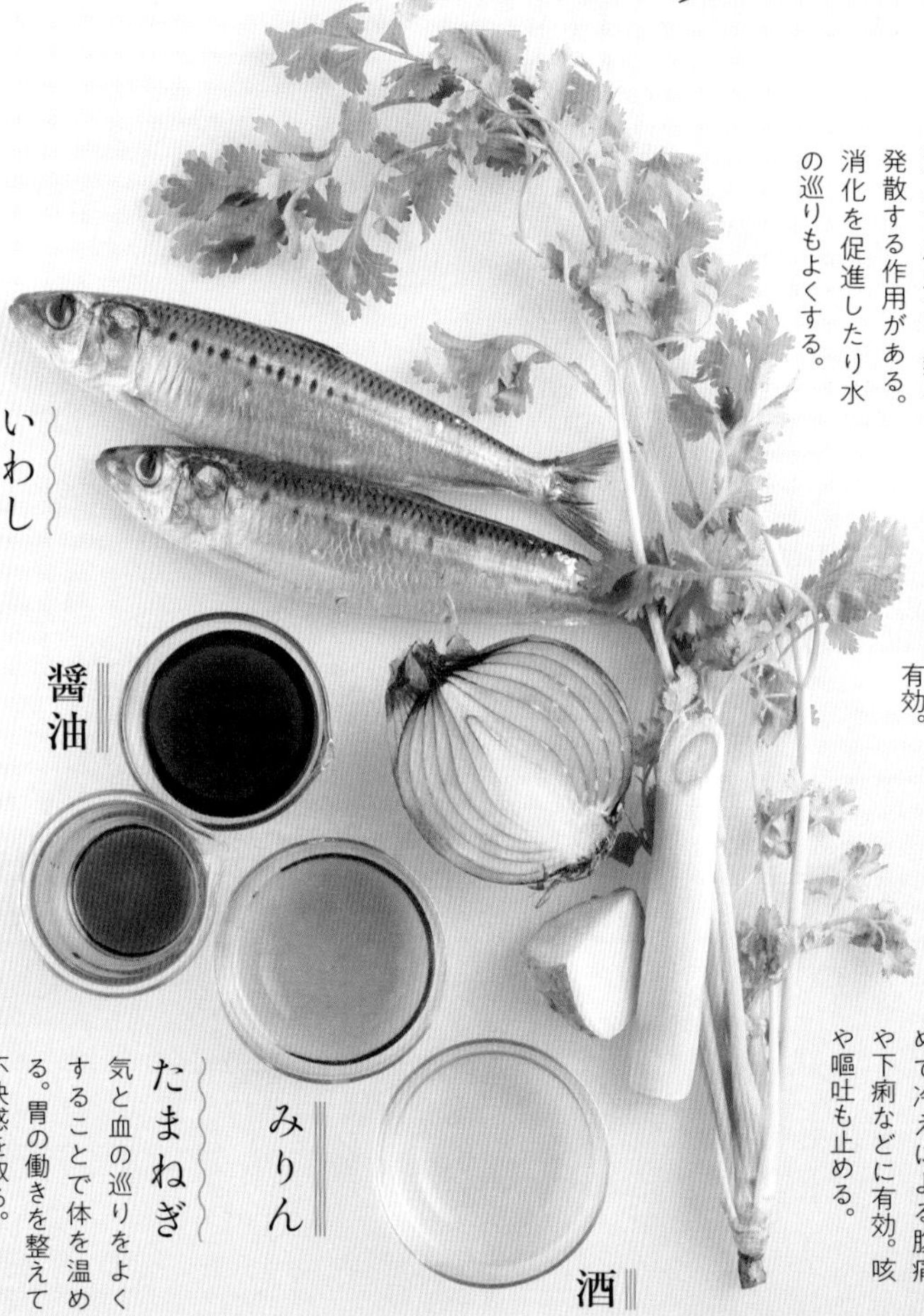

パクチー
温めて皮膚から熱を発散する作用がある。消化を促進したり水の巡りもよくする。

長ねぎ
陽の気を補って冷えや寒気を取り除く。風邪のひき始めなどにも有効。

しょうが
とくに胃やお腹を温めて冷えによる腹痛や下痢などに有効。咳や嘔吐も止める。

いわし
血の巡りをよくすることで温める。気を補ったり精神を安定する作用も。

たまねぎ
気と血の巡りをよくすることで体を温める。胃の働きを整えて不快感を取る。

作り方

1 いわしは3枚におろして包丁で刻んで、粘りが出るまで叩く。みじん切りにした長ねぎとしょうがを加えてさらに叩く。

2 パクチーの半量はみじん切り、半量はざく切り、赤たまねぎは薄切り、春菊は4cm長さに刻む。

3 ボウルに**1**を入れて**A**を加え、みじん切りのパクチーを混ぜ合わせてスプーンなどで丸め、170℃の油で揚げる。

4 ボウルに赤たまねぎと春菊、ざく切りのパクチー、**3**を加えてさっくり合わせる。器に盛り、よく混ぜ合わせた**B**をかける。

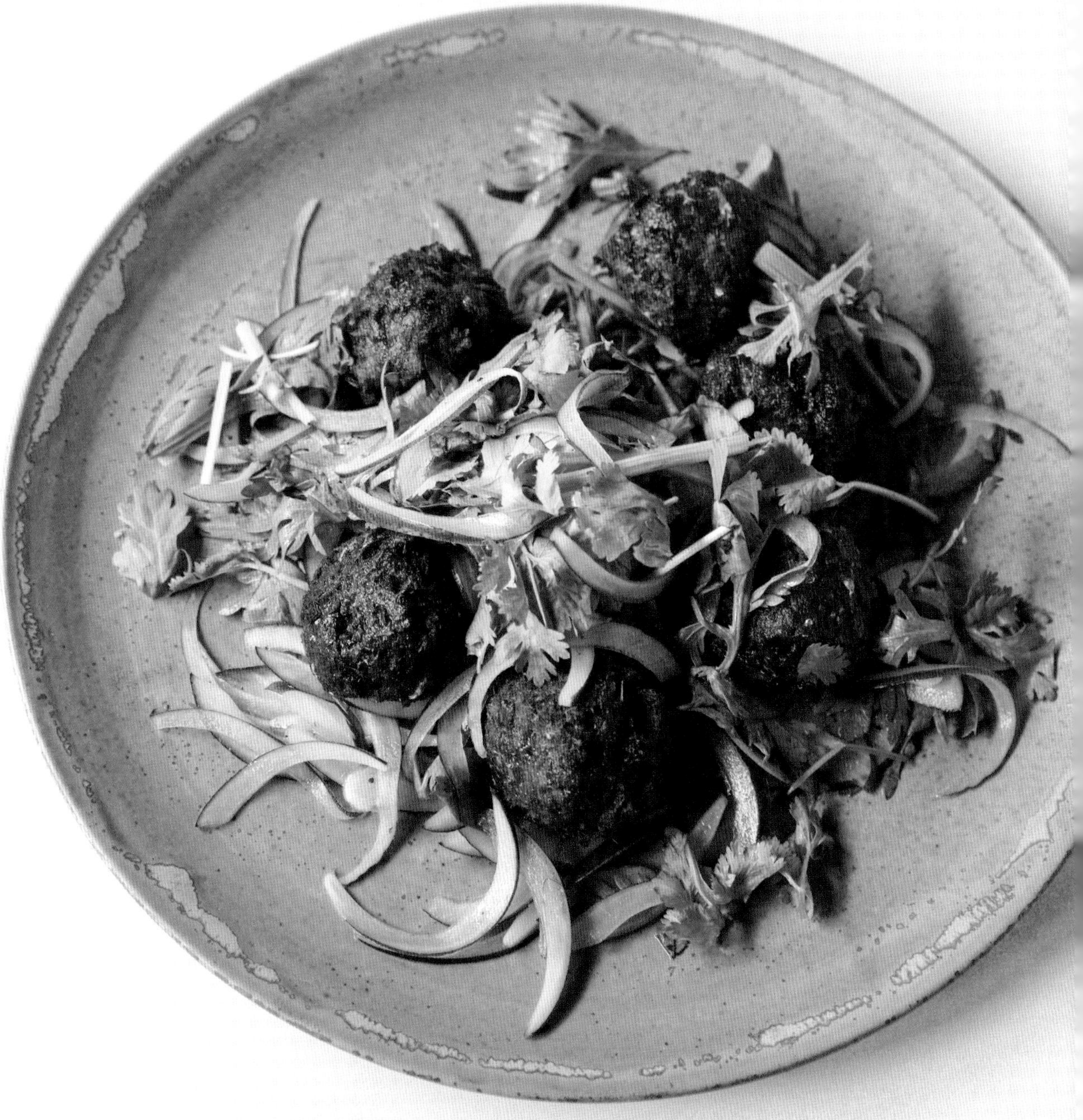

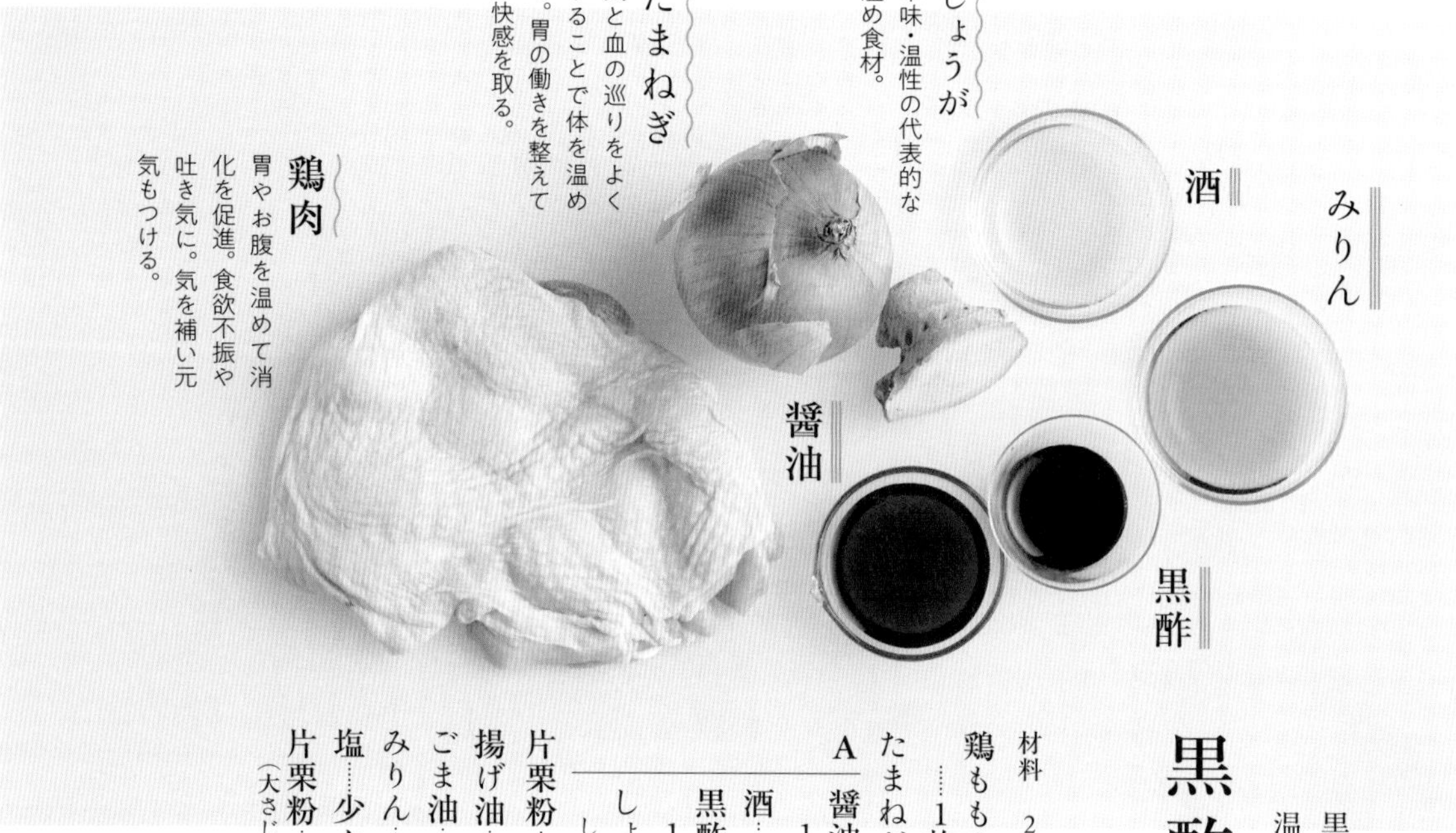
しょうが
辛味・温性の代表的な温め食材。
たまねぎ
気と血の巡りをよくすることで体を温める。胃の働きを整えて不快感を取る。
鶏肉
胃やお腹を温めて消化を促進。食欲不振や吐き気に。気を補い元気もつける。
みりん
酒
醤油
黒酢

黒酢だれに漬け込んで温め&消化促進

黒酢鶏

材料　2人分

鶏もも肉…1枚（約250g）
たまねぎ…1個
A 醤油…大さじ1と1/2
酒…大さじ1
黒酢…大さじ1と1/2
しょうが（すりおろし）…1片

片栗粉…適量
揚げ油…適量
ごま油…適量
みりん…大さじ2
塩…少々
片栗粉…小さじ2（大さじ1の水で溶く）

作り方

1 鶏肉は食べやすい大きさに切り、Aに15分以上漬け込む。たまねぎは繊維にそって大きめに切る。

2 1の鶏肉に片栗粉をまぶし、170℃の油で揚げて油を切っておく。

3 フライパンを中火にかけ、ごま油を入れてたまねぎを炒める。Aの残った漬けだれにみりんと塩を入れてフライパンに加え、煮立ったら水溶き片栗粉を流し入れる。

4 2の鶏肉を戻し入れてたれをさっとからませる。

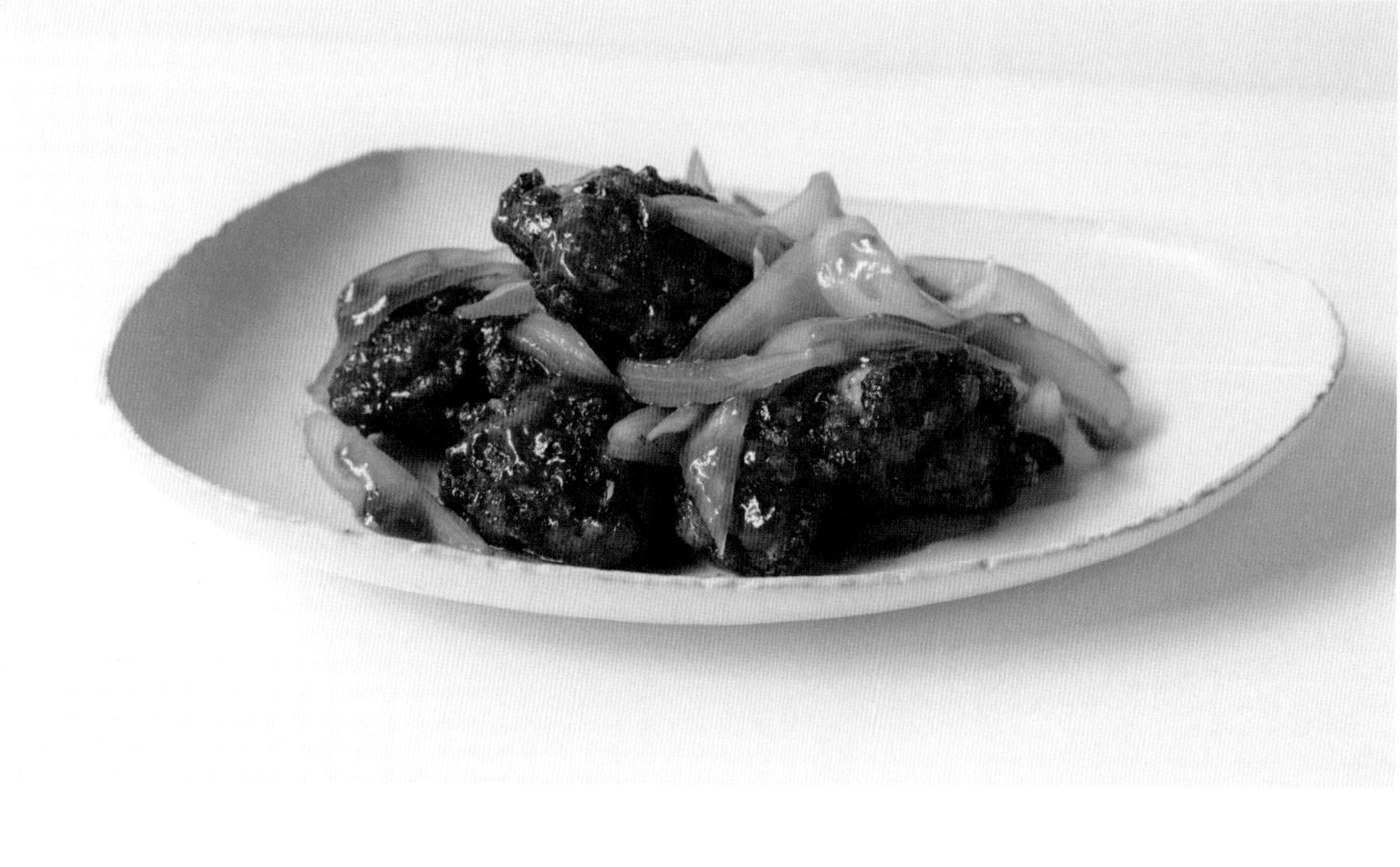

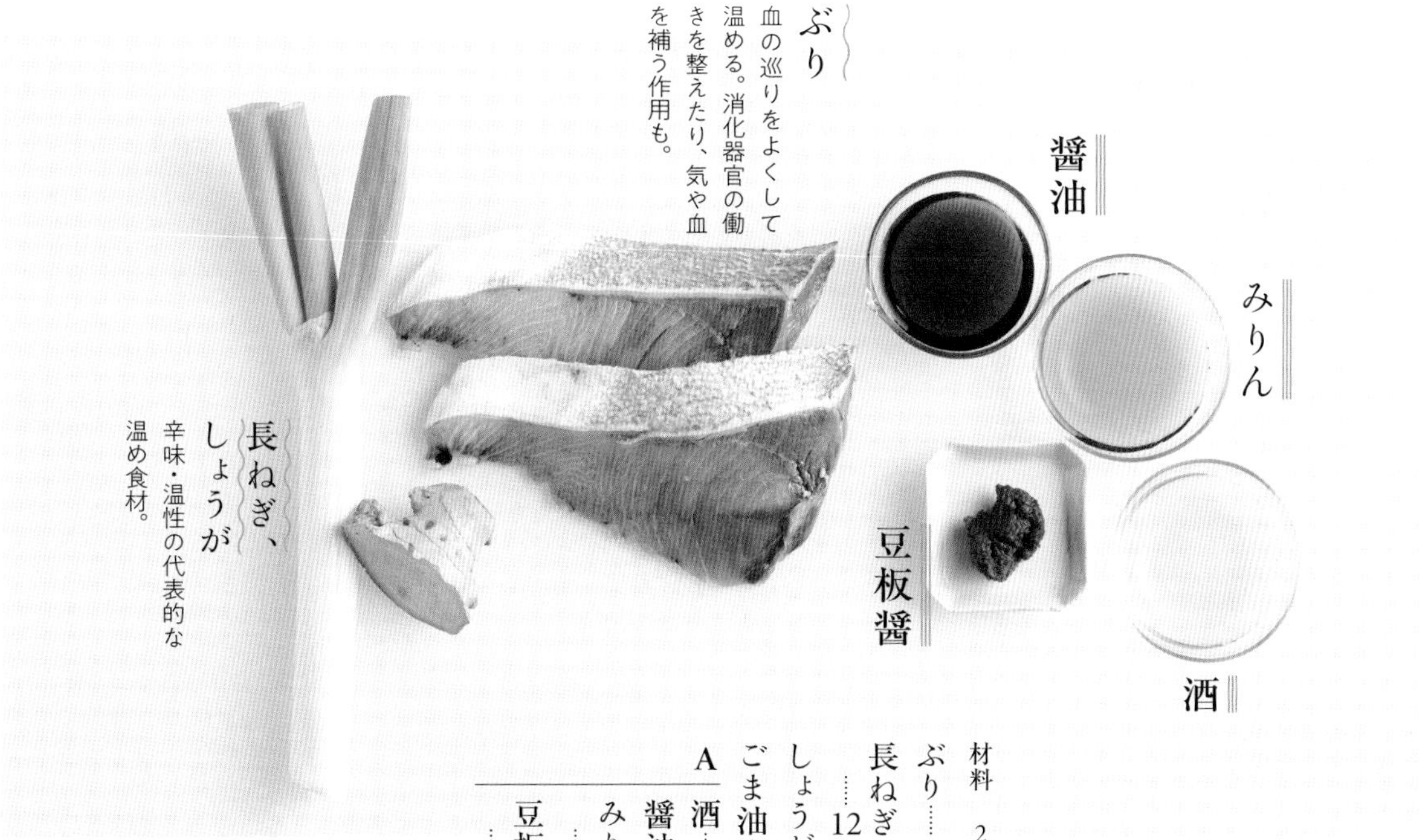
ぶり
血の巡りをよくして温める。消化器官の働きを整えたり、気や血を補う作用も。
醤油
みりん
豆板醤
酒
長ねぎ、しょうが
辛味・温性の代表的な温め食材。

辛味のきいた豆板醤で温め効果アップ

ぶりの中華照り煮

材料　2人分

ぶり……2切
長ねぎ……12㎝長さ程度
しょうが……1/2片
ごま油……大さじ1
A 酒……大さじ2
醤油……大さじ1
みりん……大さじ1
豆板醤……小さじ1

作り方

1 ぶりは塩少々(分量外)をふって15分ほどおき、水気が出れば拭く。長ねぎは3㎝長さ、しょうがはせん切りにする。

2 フライパンを中火にかけ、ごま油を入れてぶりとねぎを並べてしょうがをのせる。焼き色がついたら裏返す。

3 Aを加えてふたをして1～2分加熱し、ぶりとねぎに味をからませて器に盛る。残った汁を煮詰めてぶりにかける。

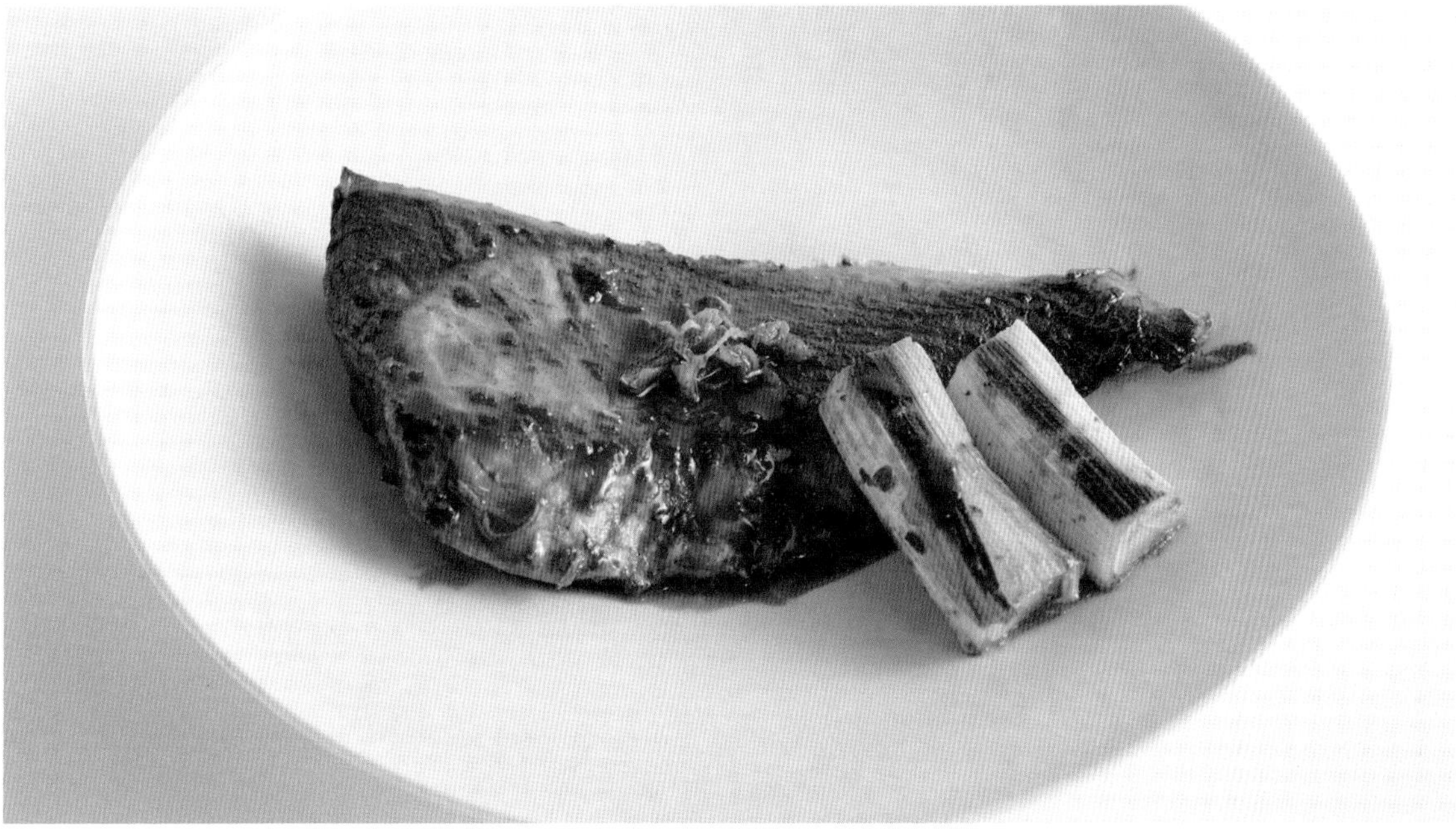

塩麹の塩加減と梅干しの
酸味が絶妙な組み合わせ

梅干しとささみ、しそのスープ

材料　2人分

梅干し……1個
ささみ……1本
しそ……3～4枚
酒……大さじ1
塩麹……小さじ2
水……300mℓ

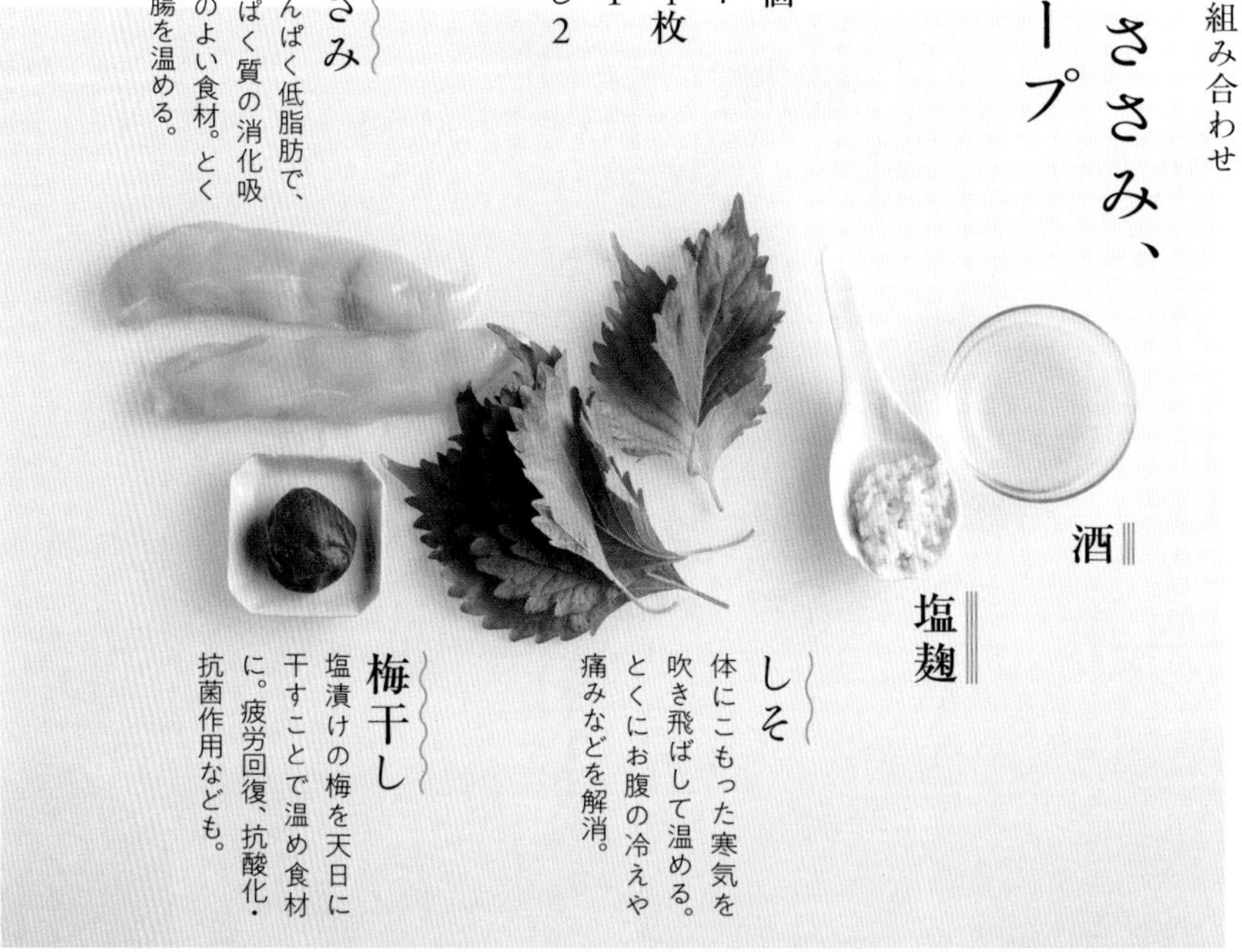
酒
塩麹
しそ
体にこもった寒気を吹き飛ばして温める。とくにお腹の冷えや痛みなどを解消。
梅干し
塩漬けの梅を天日に干すことで温め食材に。疲労回復、抗酸化・抗菌作用なども。
ささみ
高たんぱく低脂肪で、たんぱく質の消化吸収率のよい食材。とくに胃腸を温める。

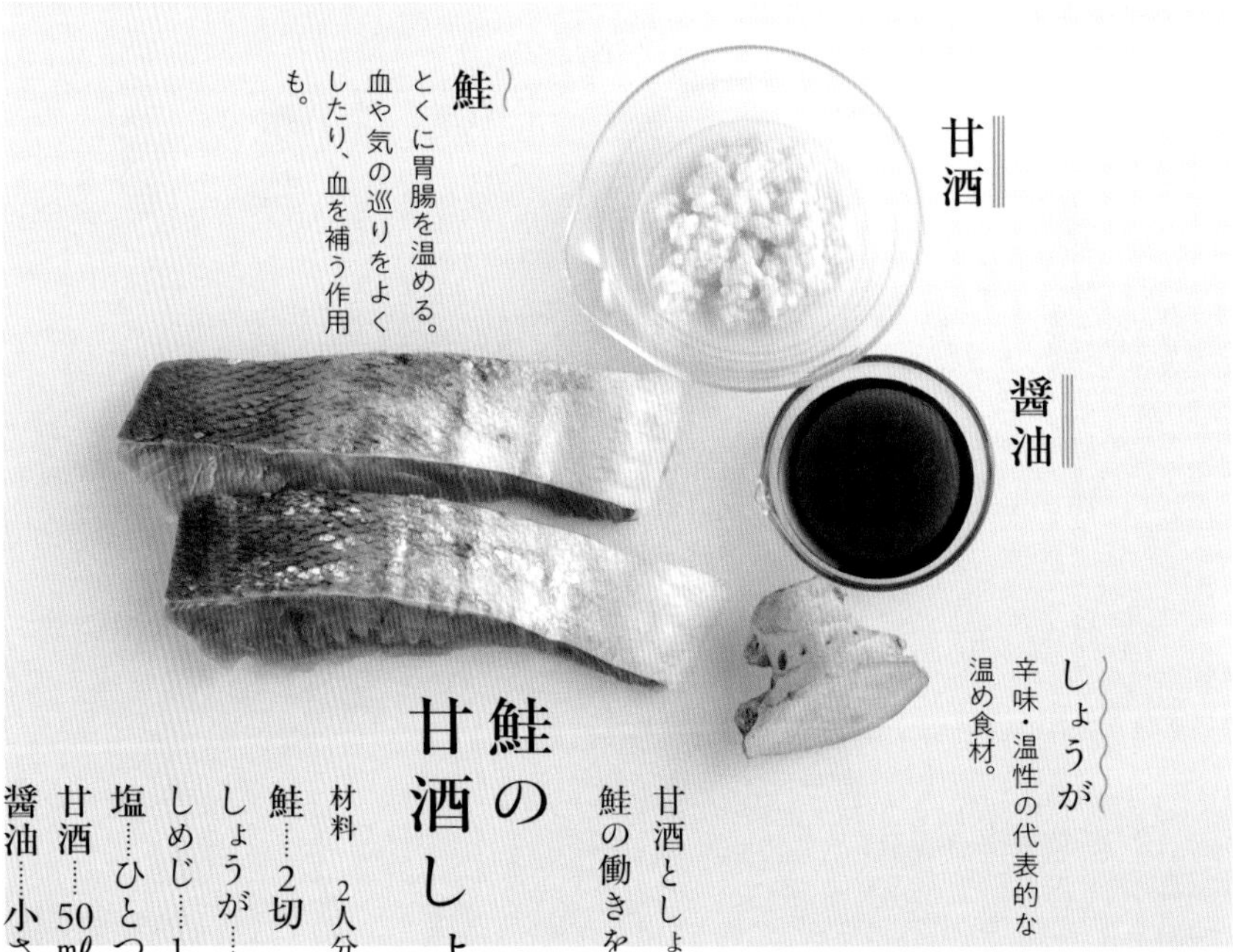
甘酒
醤油
鮭
とくに胃腸を温める。血や気の巡りをよくしたり、血を補う作用も。
しょうが
辛味・温性の代表的な温め食材。

甘酒としょうがが
鮭の働きを引き立てる

鮭の甘酒しょうが蒸し

材料　2人分

鮭……2切
しょうが……1/3片
しめじ……1/2袋
塩……ひとつまみ
甘酒……50mℓ
醤油……小さじ2

※あればゆず、すだちなどの輪切りを添える。

梅干しとささみ、しそのスープ

作り方

1 梅干しは軽くほぐしておく。しそはせん切りにして水にさらす。

2 鍋にささみと梅干しの果肉と種、酒、塩麹、水を入れて中火にかける。沸いたら弱火にして3〜4分加熱する。

3 ささみを取り出して、食べやすい大きさに手で割いて器に入れる。2を注ぎ、水気を切ったしそをのせる。

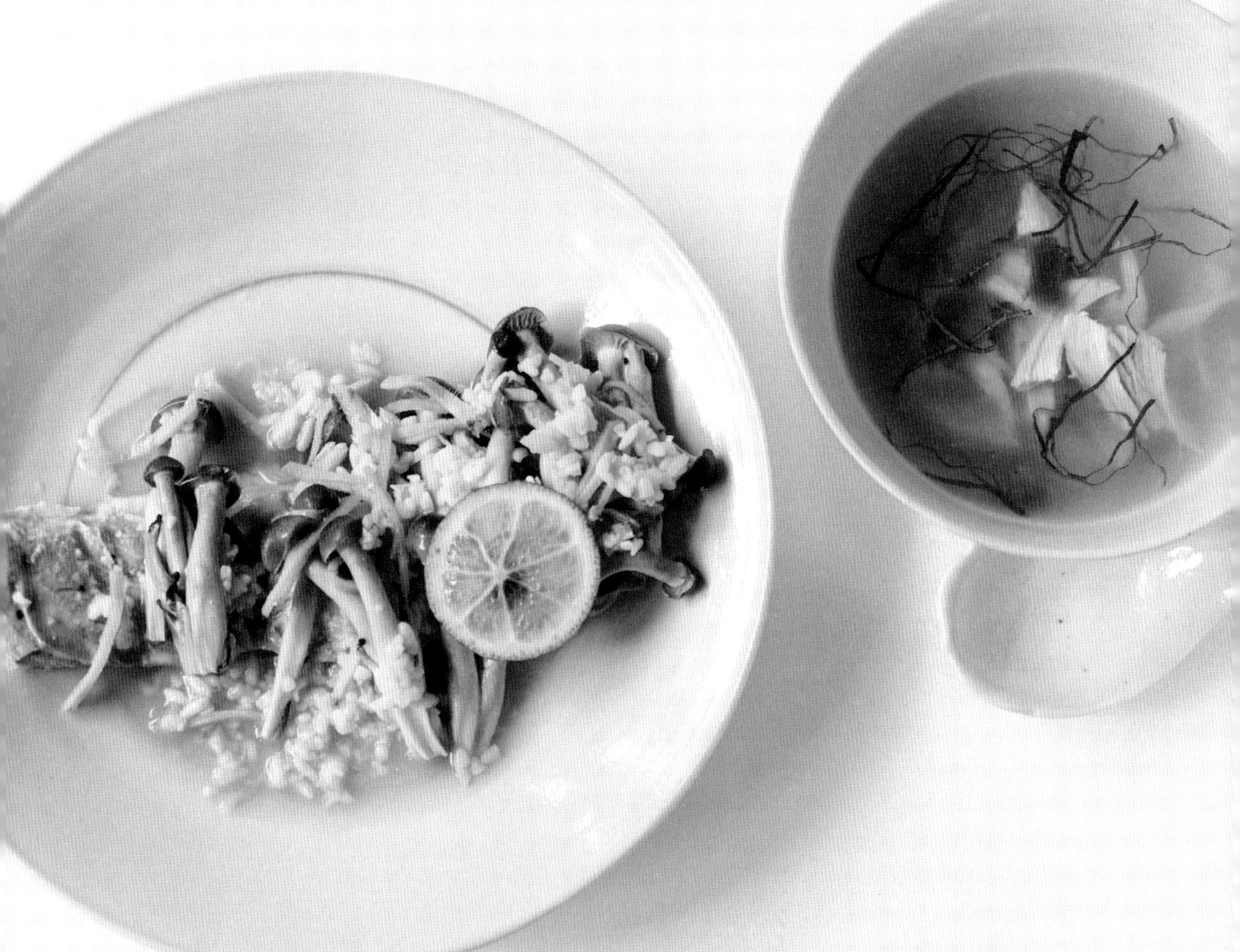

鮭の甘酒しょうが蒸し

作り方

1 鮭は塩少々(分量外)をふって15分ほどおき、水気が出たら拭く。しょうがはせん切りにする。しめじは石づきを取ってほぐす。

2 耐熱皿に鮭としめじを入れて塩をふり、しょうがをのせて甘酒をかける。

3 蒸気のあがった蒸し器で7〜8分蒸す。蒸しあがったら醤油をひと回しする。

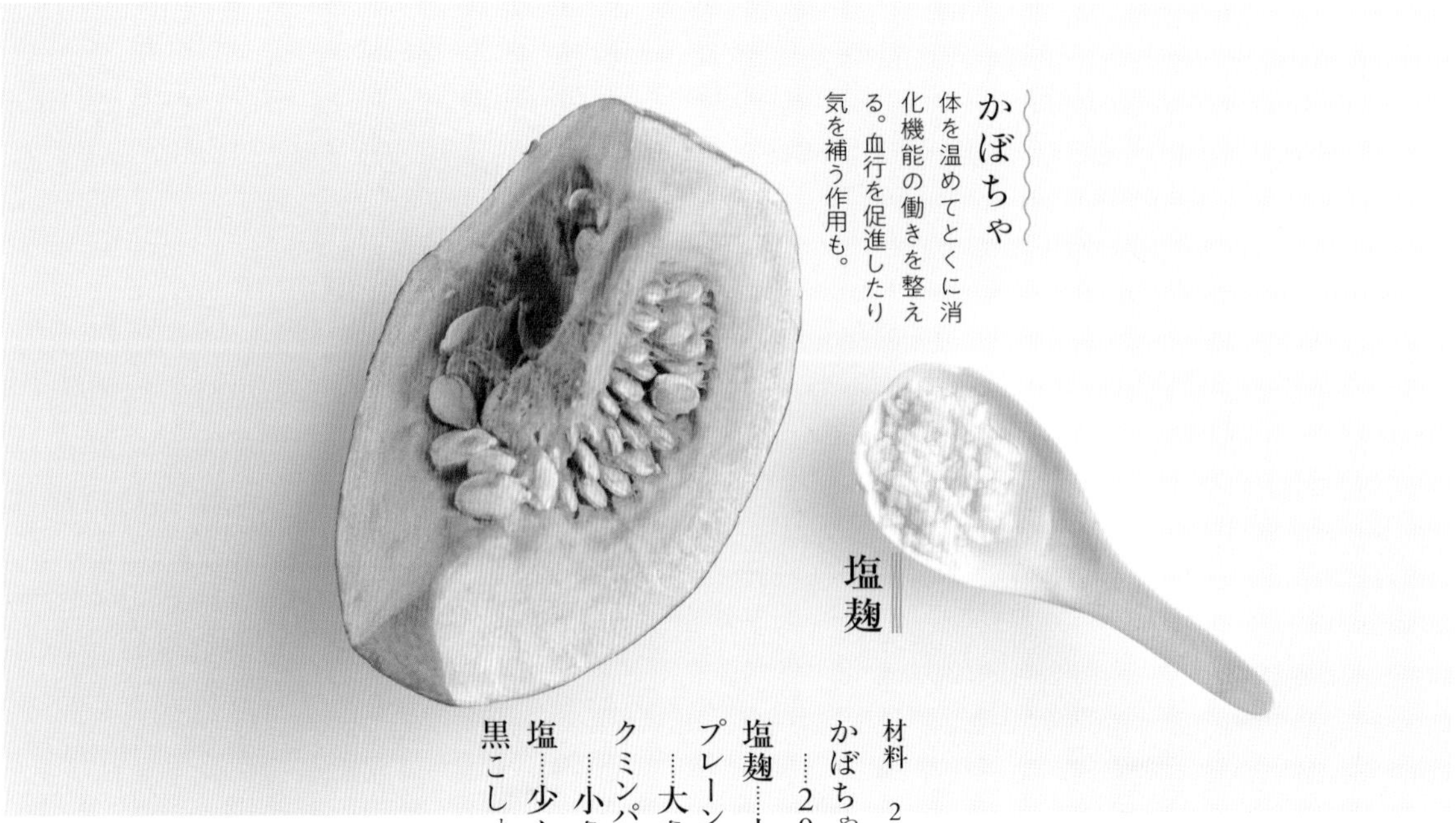
かぼちゃ
体を温めてとくに消化機能の働きを整える。血行を促進したり気を補う作用も。
塩麹

クミンでそそり
ヨーグルトでさっぱりと

かぼちゃのヨーグルト煮

材料　2人分

かぼちゃ（正味）……200g
塩麹……小さじ1
プレーンヨーグルト……大さじ4
クミンパウダー……小さじ1/2
塩……少々
黒こしょう……少々

作り方

1 かぼちゃは皮ごと4〜5cm厚さに切る。

2 鍋にかぼちゃとかぶる程度の水、塩麹を入れてふたをし、中火にかける。沸いたら弱火にしてかぼちゃが柔らかくなるまで4〜5分煮る。

3 ヨーグルトとクミンパウダーを加えて沸騰させないように温め、塩で味を調える。器に盛り、黒こしょうをふる。

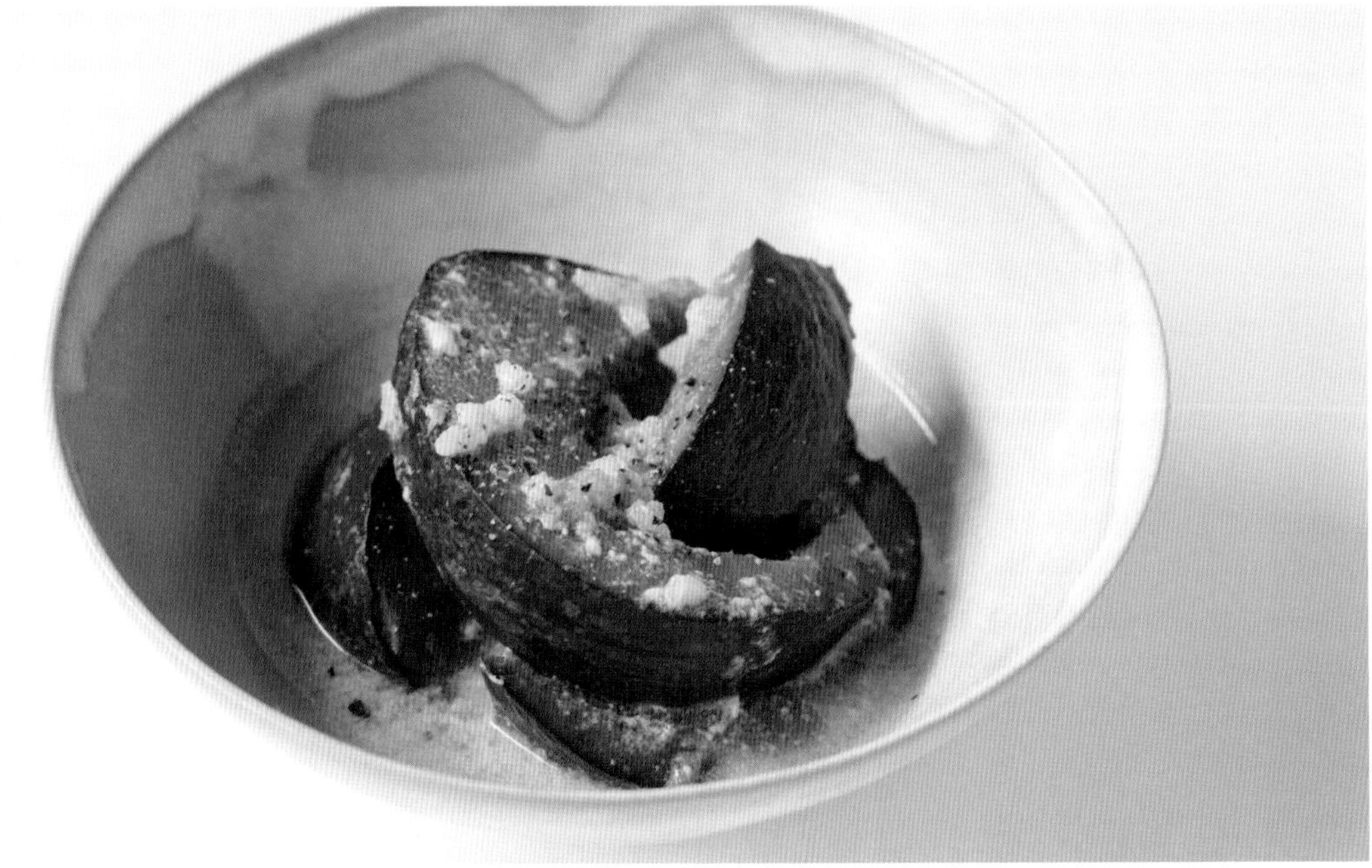

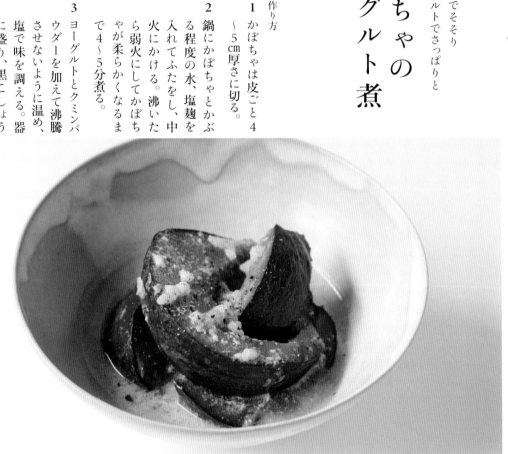

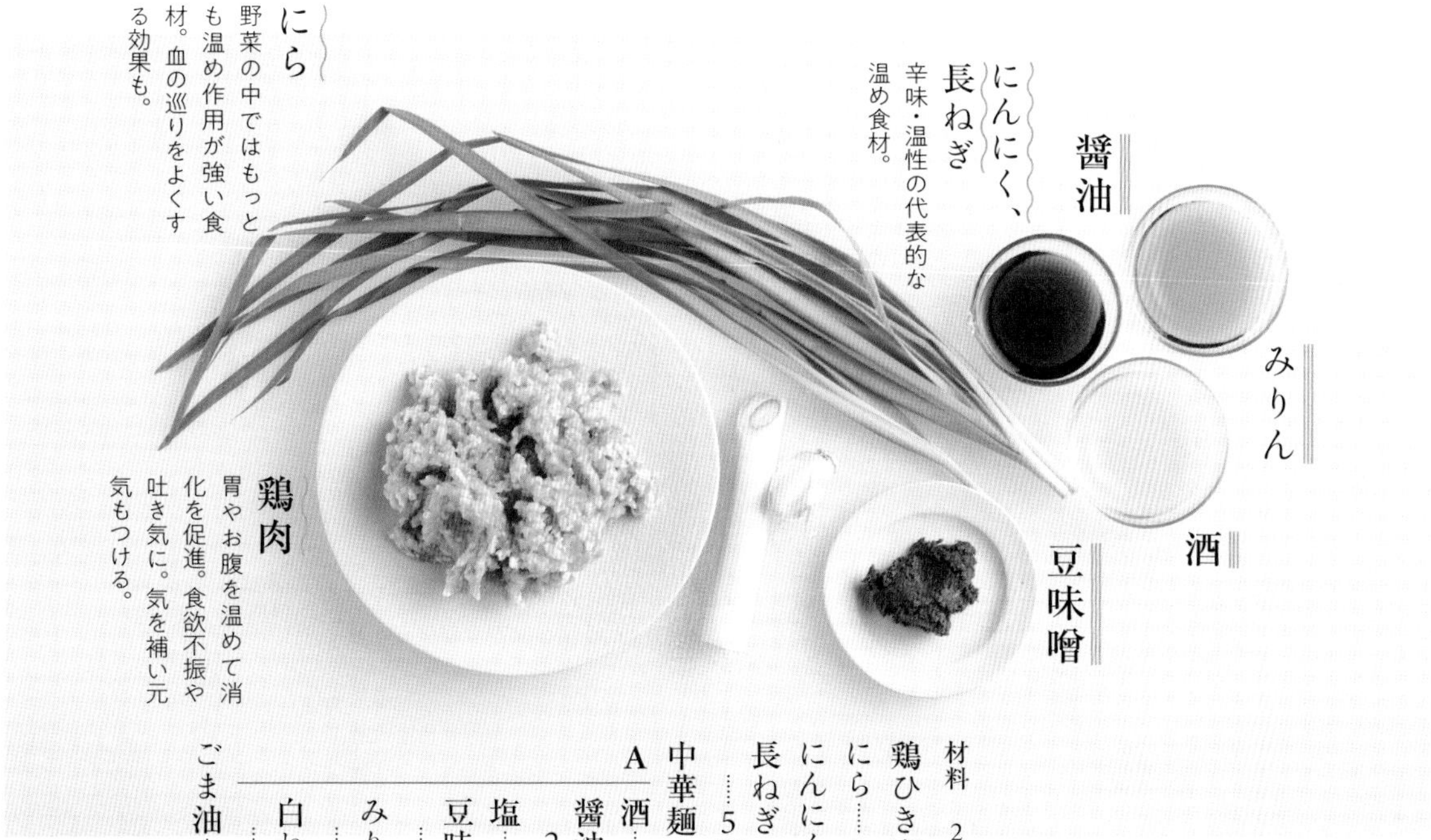
みりん
醤油
酒
豆味噌
にんにく、長ねぎ
辛味・温性の代表的な温め食材。
にら
野菜の中ではもっとも温め作用が強い食材。血の巡りをよくする効果も。
鶏肉
胃やお腹を温めて消化を促進。食欲不振や吐き気に。気を補い元気もつける。

豆味噌とねりごまでまったり濃厚に

鶏ひき肉とにらの和え麺

材料　2人分

鶏ひき肉……200g
にら……1/2把
にんにく……1片
長ねぎ……5cm長さ程度
中華麺……2玉
A 酒……大さじ2
醤油……大さじ2と1/2
塩……少々
豆味噌……大さじ1
みりん……大さじ2
白ねりごま……小さじ1
ごま油……大さじ1

作り方

1 にらは1cm長さに刻む。にんにく、長ねぎはみじん切りにする。Aの調味料は混ぜ合わせておく。

2 フライパンを中火にかけ、ごま油を入れてひき肉を炒める。色が変わったらにんにくと長ねぎを加えて香りが立つまで炒める。麺をゆで始める。

3 Aを加えて炒め合わせ、しっかり水気を切った中華麺とにらを加えてさっくり混ぜ合わせ、火を止める。

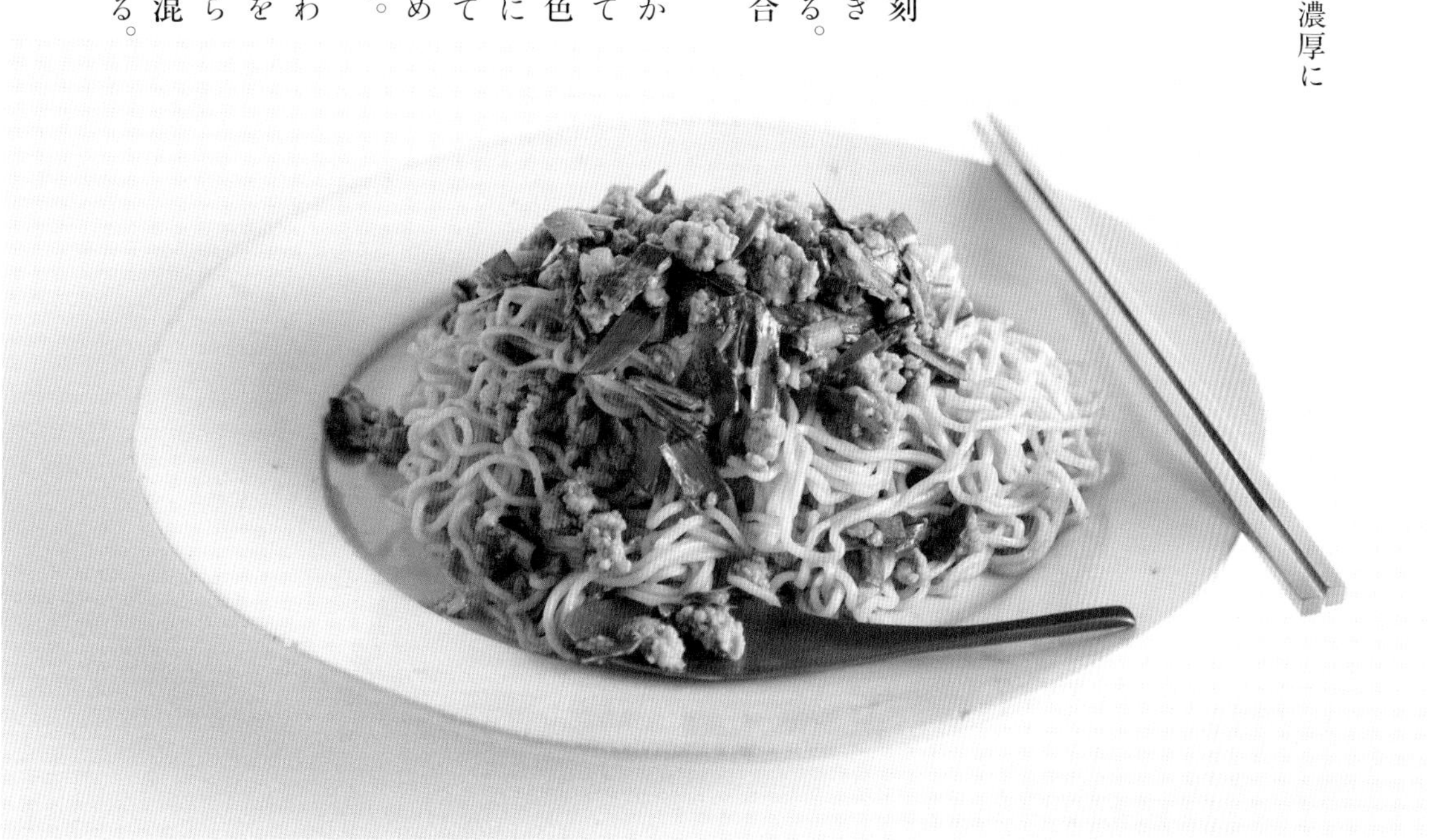

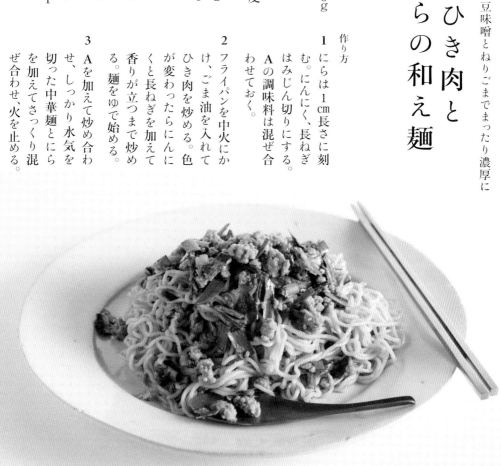

えびとパクチーの炊き込みごはん

味つけはシンプルに。えびのゆで汁で炊き込んで味わい深く

材料　2～3人分

- 米……2合
- えび……200g
- パクチー……3～4本
- 酒……大さじ1
- 塩麹……小さじ2
- ナンプラー……小さじ1

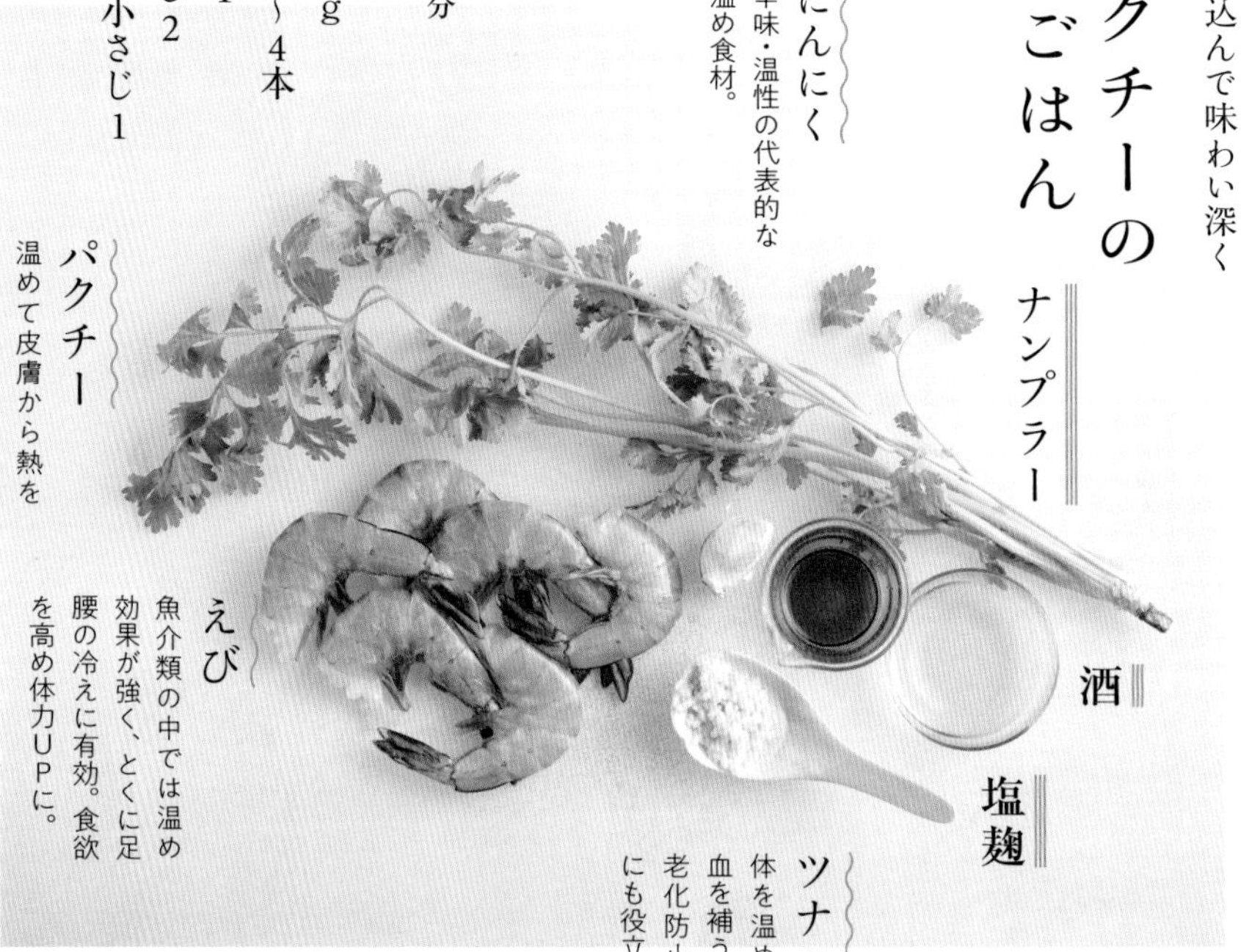
ナンプラー
にんにく
辛味・温性の代表的な温め食材。
パクチー
温めて皮膚から熱を発散する作用がある。消化を促進したり水の巡りもよくする。
えび
魚介類の中では温め効果が強く、とくに足腰の冷えに有効。食欲を高め体力UPに。
酒
塩麹
ツナ（まぐろ）
体を温める陽の気や血を補う。血行も促進。老化防止や体力増強にも役立つ。

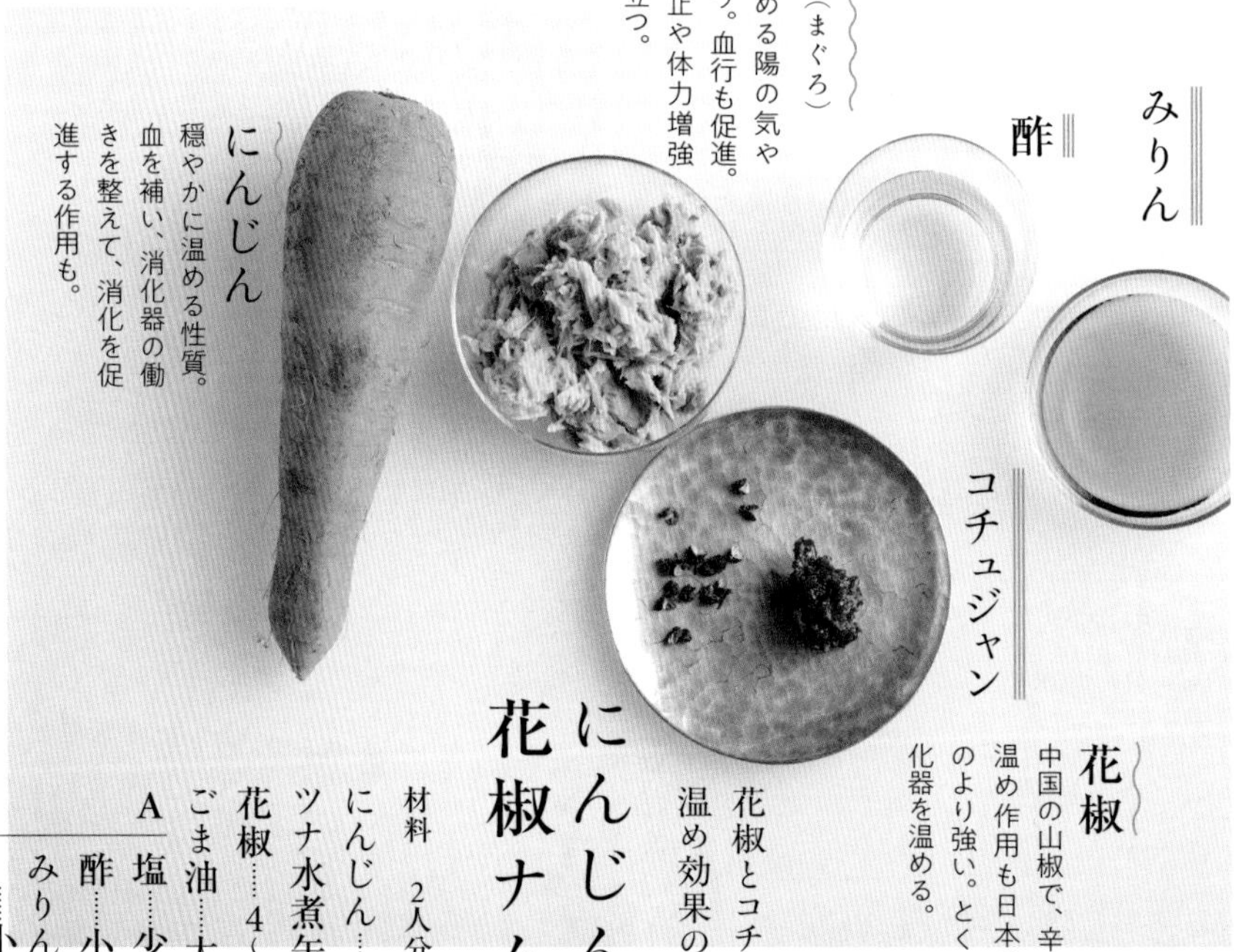
みりん
酢
にんじん
穏やかに温める性質。血を補い、消化器の働きを整えて、消化を促進する作用も。
コチュジャン
花椒
中国の山椒で、辛味も温め作用も日本のものより強い。とくに消化器を温める。

にんじんとツナの花椒ナムル

花椒とコチュジャンの温め効果の強い一品

材料　2人分

- にんじん……100g
- ツナ水煮缶……70g
- 花椒……4～5粒
- ごま油……大さじ1
- A 塩……少々
- 酢……小さじ1
- みりん（煮切る）……小さじ2
- コチュジャン……小さじ1

えびとパクチーの炊き込みごはん

作り方

1 米は洗ってざるにあげ、15分ぐらい浸水しておく。えびは殻をむき、背中に切り込みを入れて背ワタを取り、半分に切る。酒と塩各少々(分量外)をまぶしておく。パクチーの根と茎は小口切り、葉はちぎっておく。

2 水300ccを沸かし、えびを殻とともに入れて1〜2分ゆでてこす。

3 炊飯器に米、えびのゆで汁を注ぎ入れ、2合分まで水を足す。パクチーの根茎、塩麹、酒を加えて軽く混ぜて炊く。

4 炊き上がったら、えびとパクチーの葉、ナンプラーを加え、さっくりとかき混ぜる。

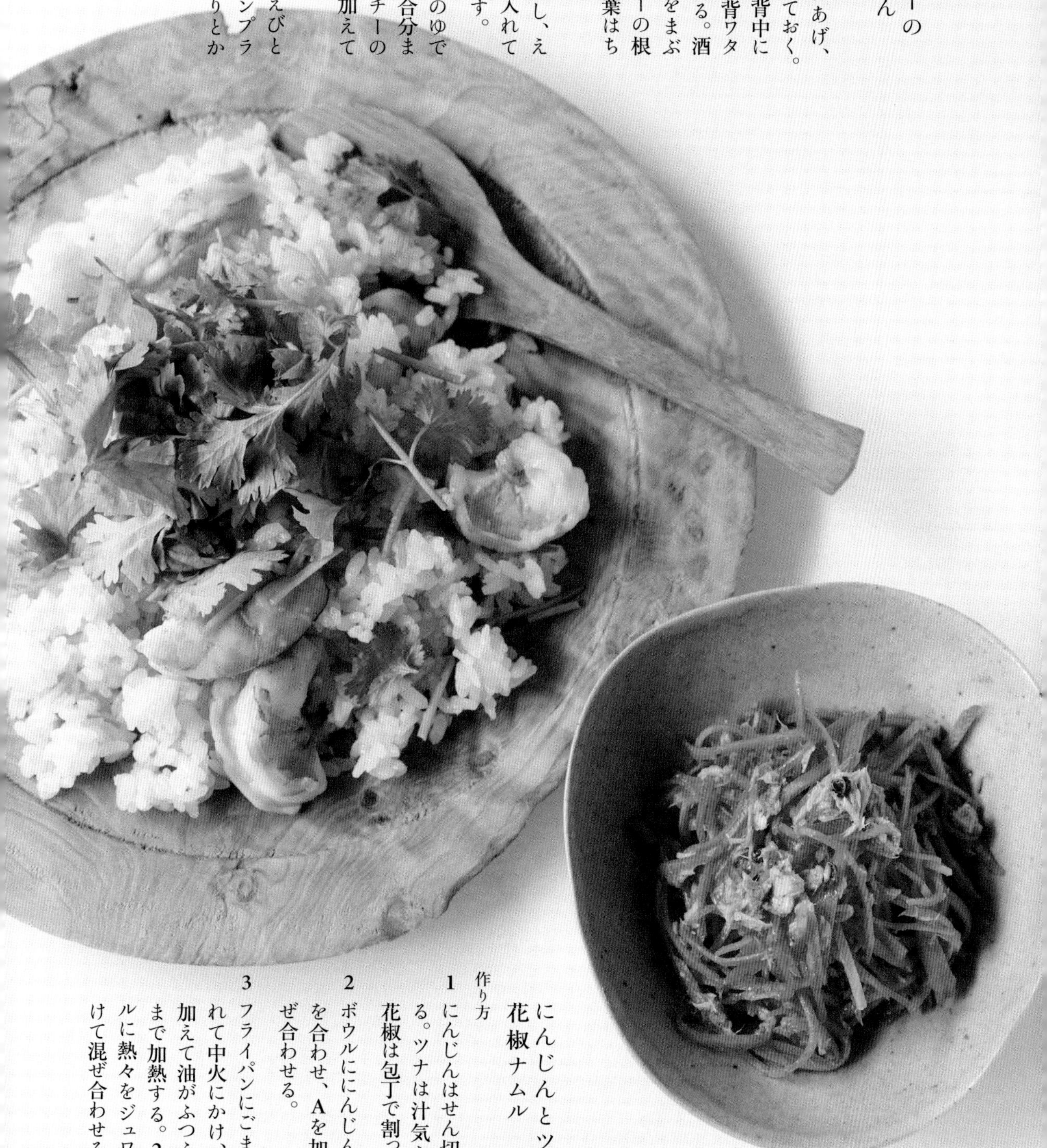

にんじんとツナの花椒ナムル

作り方

1 にんじんはせん切りにする。ツナは汁気を切る。花椒は包丁で割っておく。

2 ボウルににんじんとツナを合わせ、Aを加えて混ぜ合わせる。

3 フライパンにごま油を入れて中火にかけ、花椒を加えて油がふつふつするまで加熱する。2のボウルに熱々をジュワッとかけて混ぜ合わせる。

酒粕味噌カレー

酒粕と味噌で温め効果抜群
マイルドな和風味

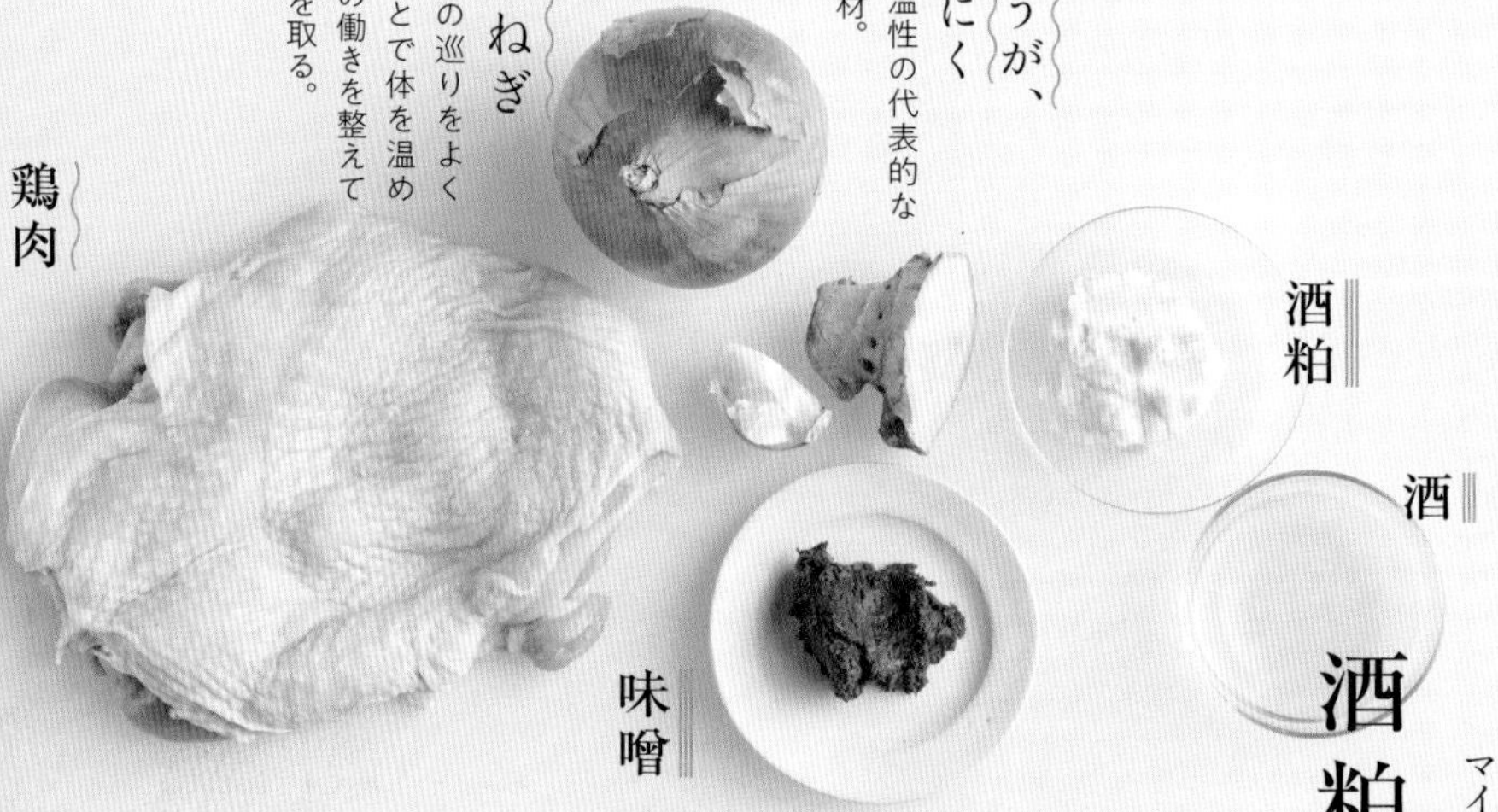

しょうが、にんにく
辛味・温性の代表的な温め食材。

たまねぎ
気と血の巡りをよくすることで体を温める。胃の働きを整えて不快感を取る。

鶏肉
胃やお腹を温めて消化を促進。食欲不振や吐き気に。気を補い元気もつける。

材料　2人分

鶏もも肉……1枚
たまねぎ……1個
しょうが……1/2片
にんにく……1片
トマト……1個
酒粕……20g
酒……大さじ1
炒め油……適量
クミンシード……小さじ1と1/2
塩……小さじ2
パウダースパイス
- コリアンダー……小さじ1と1/2
- ターメリック……小さじ1
- チリ……小さじ1/4
- 黒こしょう……少々

水……1カップ
味噌……大さじ1

作り方

1　たまねぎ、しょうが、にんにくはみじん切り、トマトは1cmの角切り、鶏肉はひと口大に切って塩・酒各少々(分量外)をふる。酒粕は酒で溶く。

2　鍋に油を入れて鶏肉を皮目を下にして並べ、両面焼く。

3　鶏肉を取り出し、クミンシードを炒め、たまねぎに分量の1/4の塩をふって炒める。トマト、にんにく、しょうが、パウダースパイス、残りの塩を加えて炒める。

4　1の酒粕を入れて炒め、鶏肉と水を加えて弱火で15分前後煮込む。味噌を加えて2〜3分加熱する。

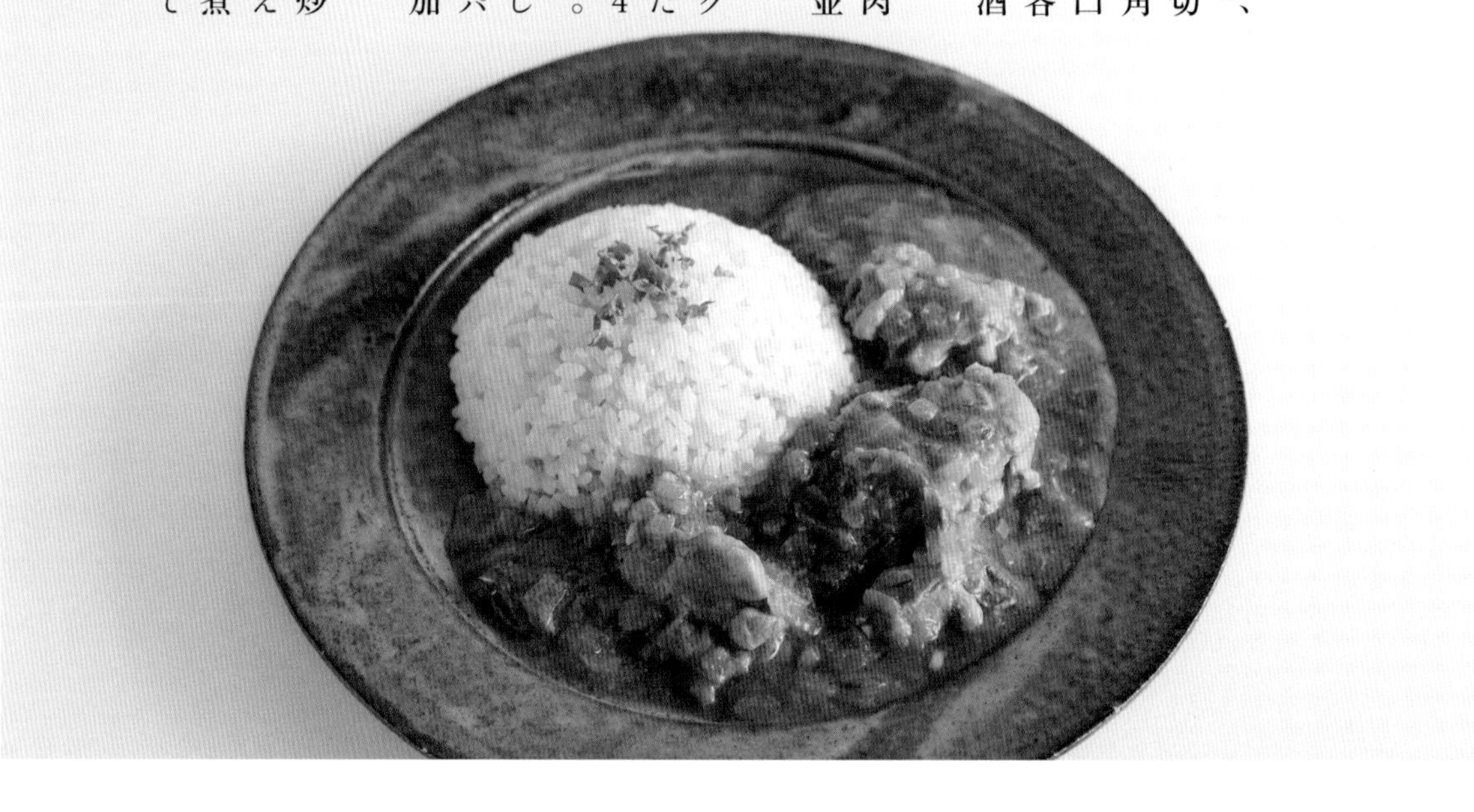

塩麹オイルに漬けて長持ち。
ごはんのおともに

保存食［保存期間…冷蔵で1か月］

しらすの香味オイル漬け

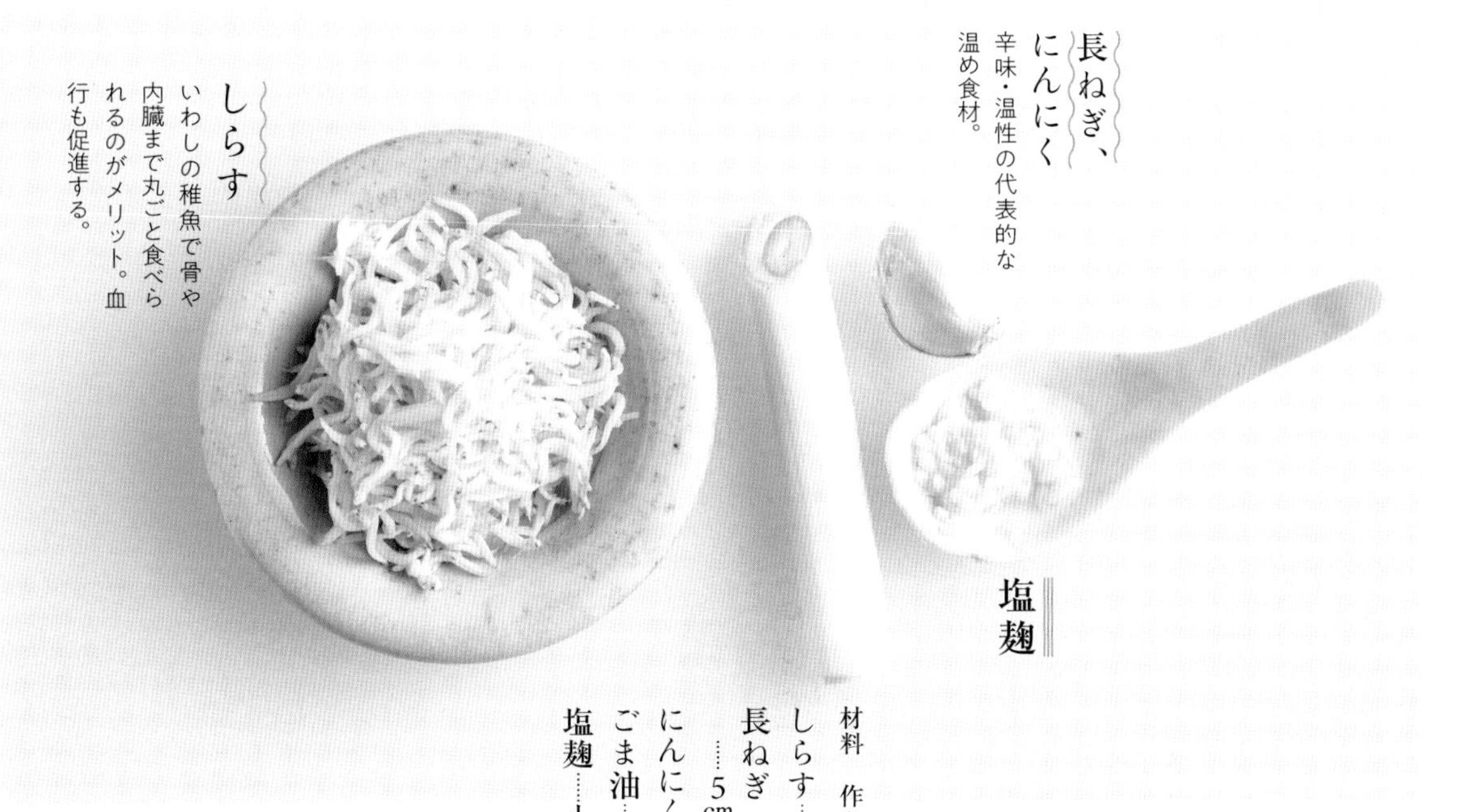
長ねぎ、にんにく
辛味・温性の代表的な温め食材。
塩麹
しらす
いわしの稚魚で骨や内臓まで丸ごと食べられるのがメリット。血行も促進する。

材料　作りやすい分量

しらす……100g
長ねぎ……5cm長さ程度
にんにく……1片
ごま油……150g
塩麹……小さじ1

作り方

1 長ねぎ、にんにくはみじん切りにする。
2 小鍋にごま油と1を入れて中火にかけ、香りが立ったらしらすを加えて2分ほど加熱する。塩麹を加えて混ぜ合わせ、煮沸消毒した保存容器に移す。

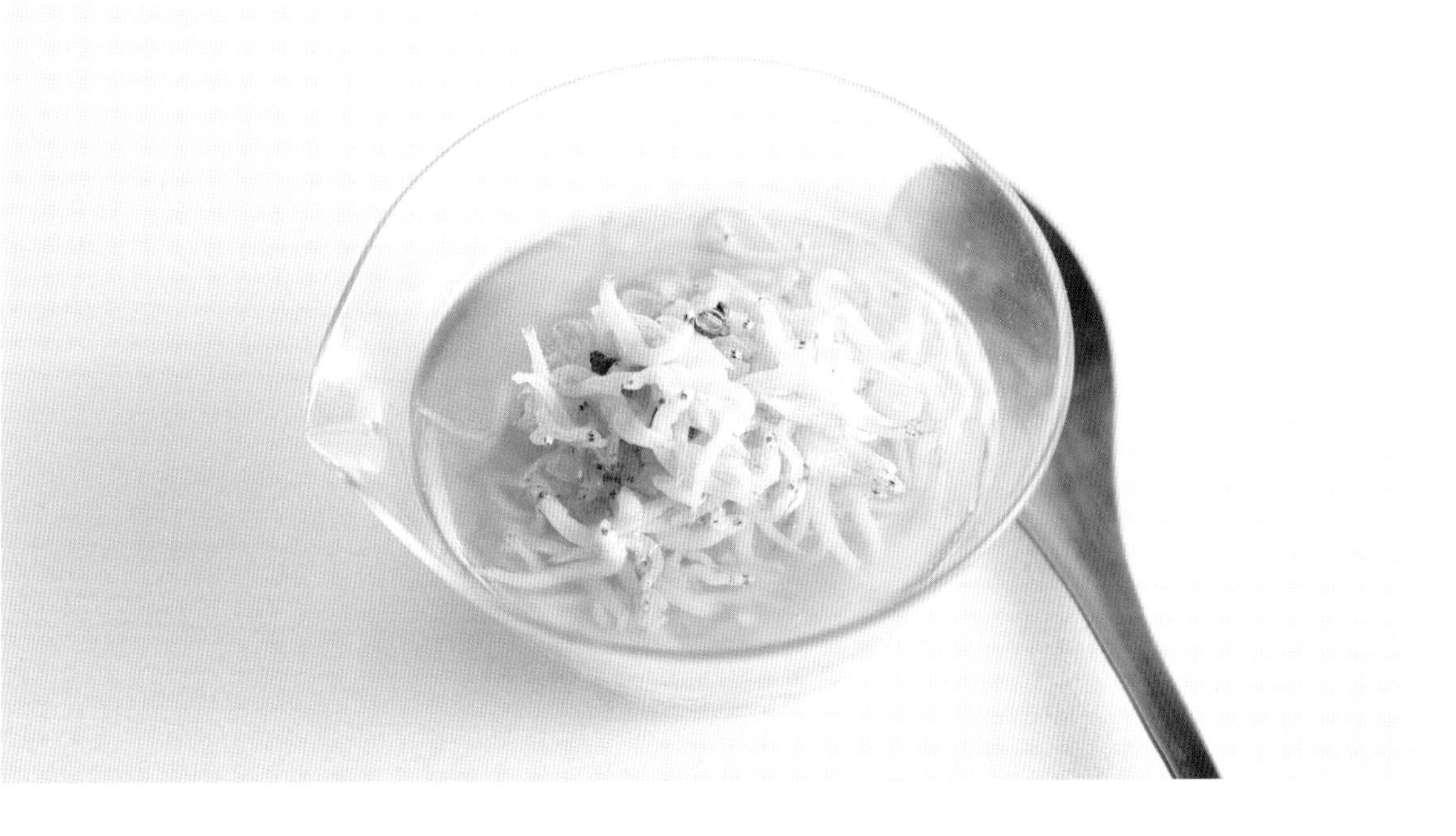

気を巡らす

気とは私たちが生きていくうえで必要な生命エネルギーのこと。気が過不足なく全身をスムーズに巡ることで、体を温めたり、臓腑器官が円滑に働くように促したり、血や津液《しんえき》を巡らせたりします。

ストレスや心配事などが続いて、気の巡りが悪くなると、イライラしたり怒りっぽくなったり、憂うつ感や情緒不安定になるなどの「精神的な症状」と、胸や脇腹の張り、お腹にガスがたまる、ガスやゲップが多いなどの「張りの症状」が出ます。また、この張りや痛みのある部位はあちこち変わるのも特徴です。

気は血と水を動かしているため、気が滞るとやがて血や水の巡りも悪くなって不調がさらに広がります。気を巡らしたり精神安定作用のある食材、またストレスの影響を受ける肝を補う食材をピックアップしたので、積極的に取り入れて、気の滞りを解消しましょう。

代表的な食材

玄米
小麦
アーモンド
エシャロット
たまねぎ
バジル
ピーマン
青梗菜
ゆり根
菊花
クレソン
ししとう
せり
セロリ
トマト
カボス
きんかん
シークワーサー
すだち
ネーブル
みかん
ゆず
レモン
かじきまぐろ
鮭
あさり
いわし
しらす
牡蠣
しじみ
穴子
クラゲ
酒
ワイン
烏龍茶
ジャスミン茶
緑茶
紅茶
コーヒー
米麹
八角
など

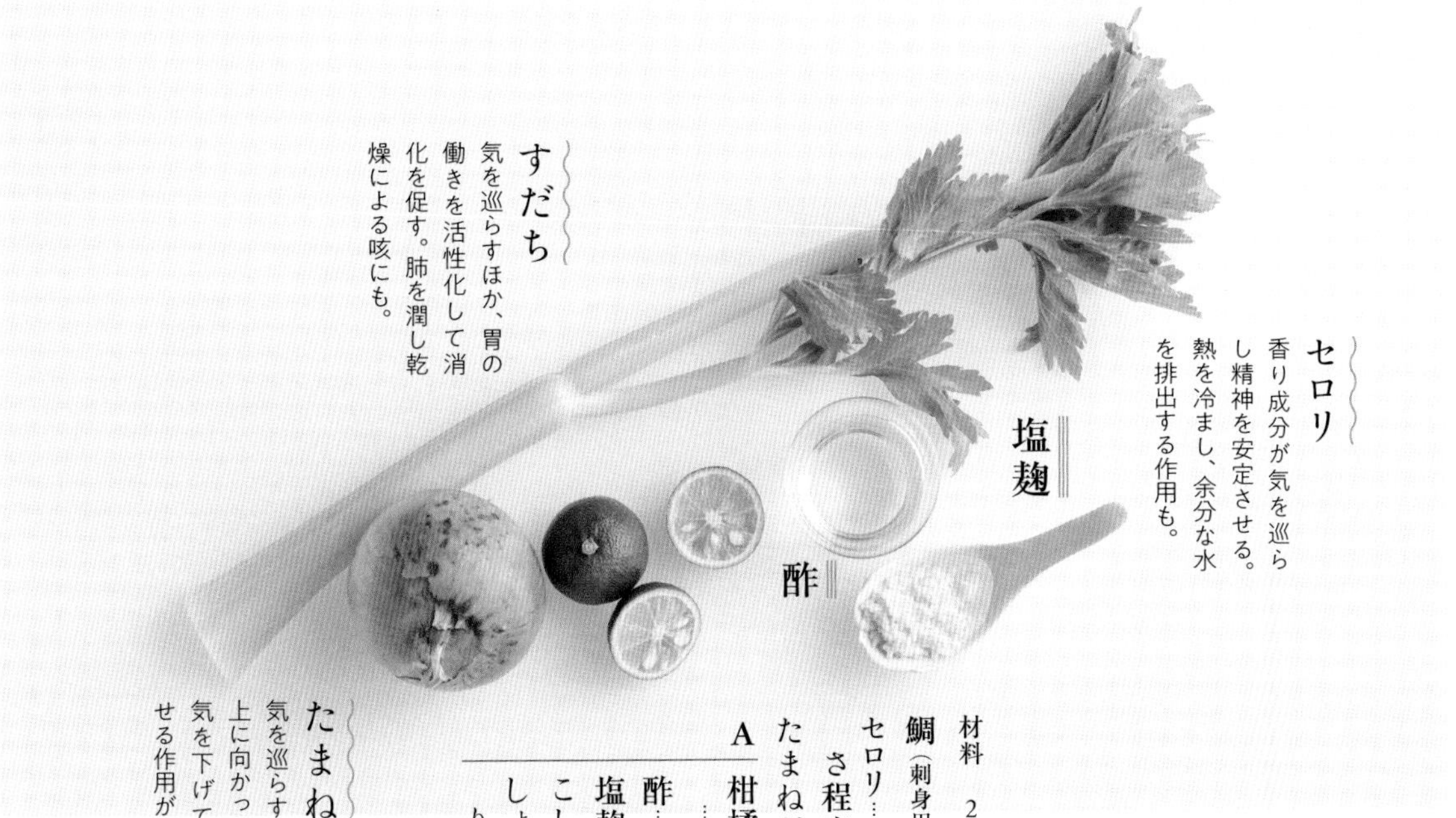

セロリ
香り成分が気を巡らし精神を安定させる。熱を冷まし、余分な水を排出する作用も。

すだち
気を巡らすほか、胃の働きを活性化して消化を促す。肺を潤し乾燥による咳にも。

たまねぎ
気を巡らすが、とくに上に向かって逆流した気を下げて落ち着かせる作用がある。

柑橘と酢のダブルの働きで気を通す

白身魚の柑《かん》橘《きつ》マリネ

材料　2人分

- 鯛（刺身用）……80g
- セロリ……7～8cm長さ程度
- たまねぎ……1/4個
- A
  - 柑橘のしぼり汁……大さじ1
  - 酢……大さじ1
  - 塩麹……小さじ2
  - こしょう……少々
  - しょうがのしぼり汁……少々

作り方

1 鯛はそぎ切りにする。セロリの茎は斜め薄切り、葉はみじん切りにする。たまねぎは薄切りにする。

2 Aにセロリの茎とたまねぎ、鯛を加えて5分ほどマリネし、セロリの葉を加えてさっと和え、マリネ液とともに器に盛る。

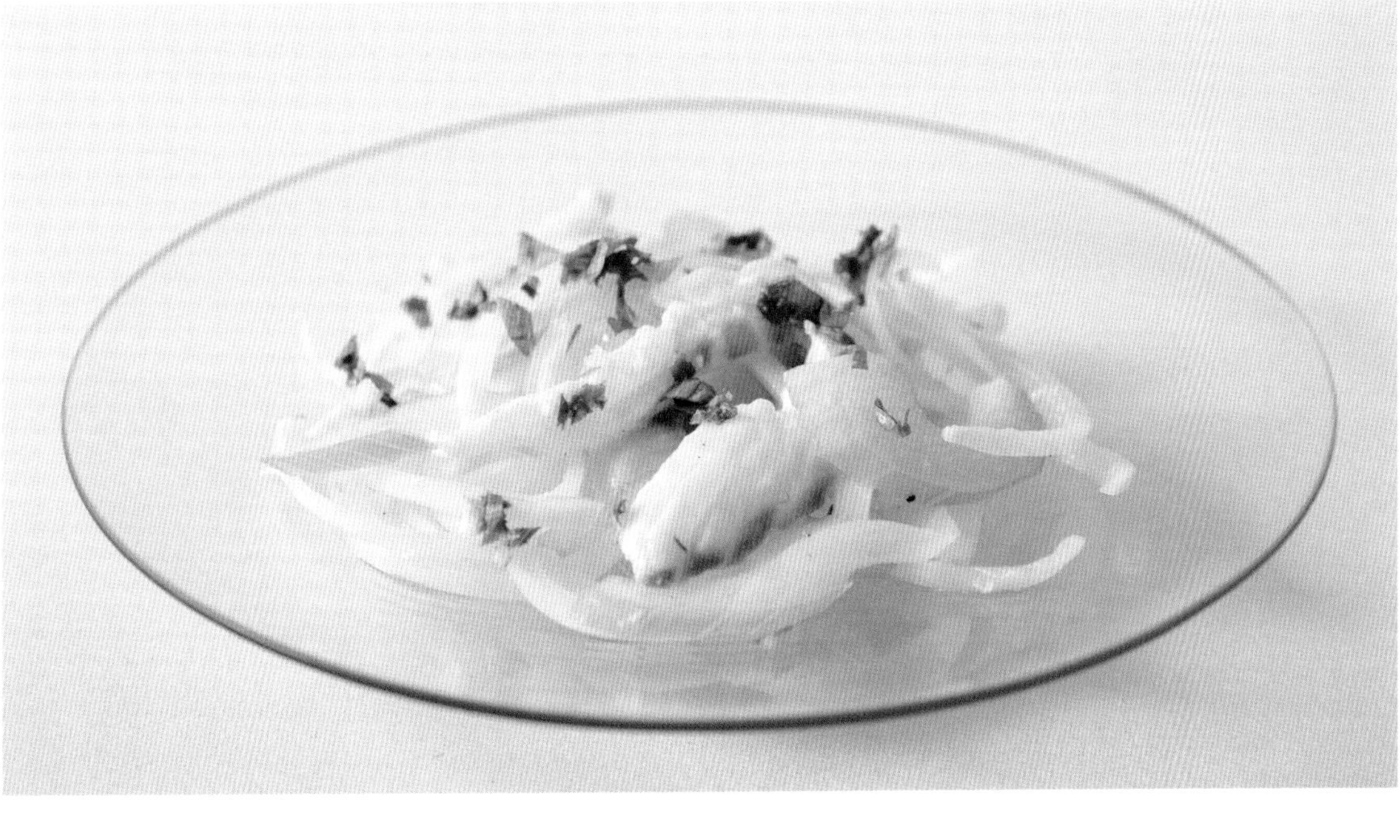

トマトはざっくりくずして
濃厚なたれとよくからめて

丸ごとトマトのごまだれそうめん

材料　2人分

トマト……2個
青じそ……2〜3枚
そうめん……200g
塩……ひとつまみ
だし汁……150mℓ
A 白炒りごま……大さじ1と1/2
　ねりごま……大さじ1と1/2
　トマトの煮汁……120mℓ
　酢……小さじ1/2
　みりん……大さじ1
　醤油……大さじ1
和辛子……少々

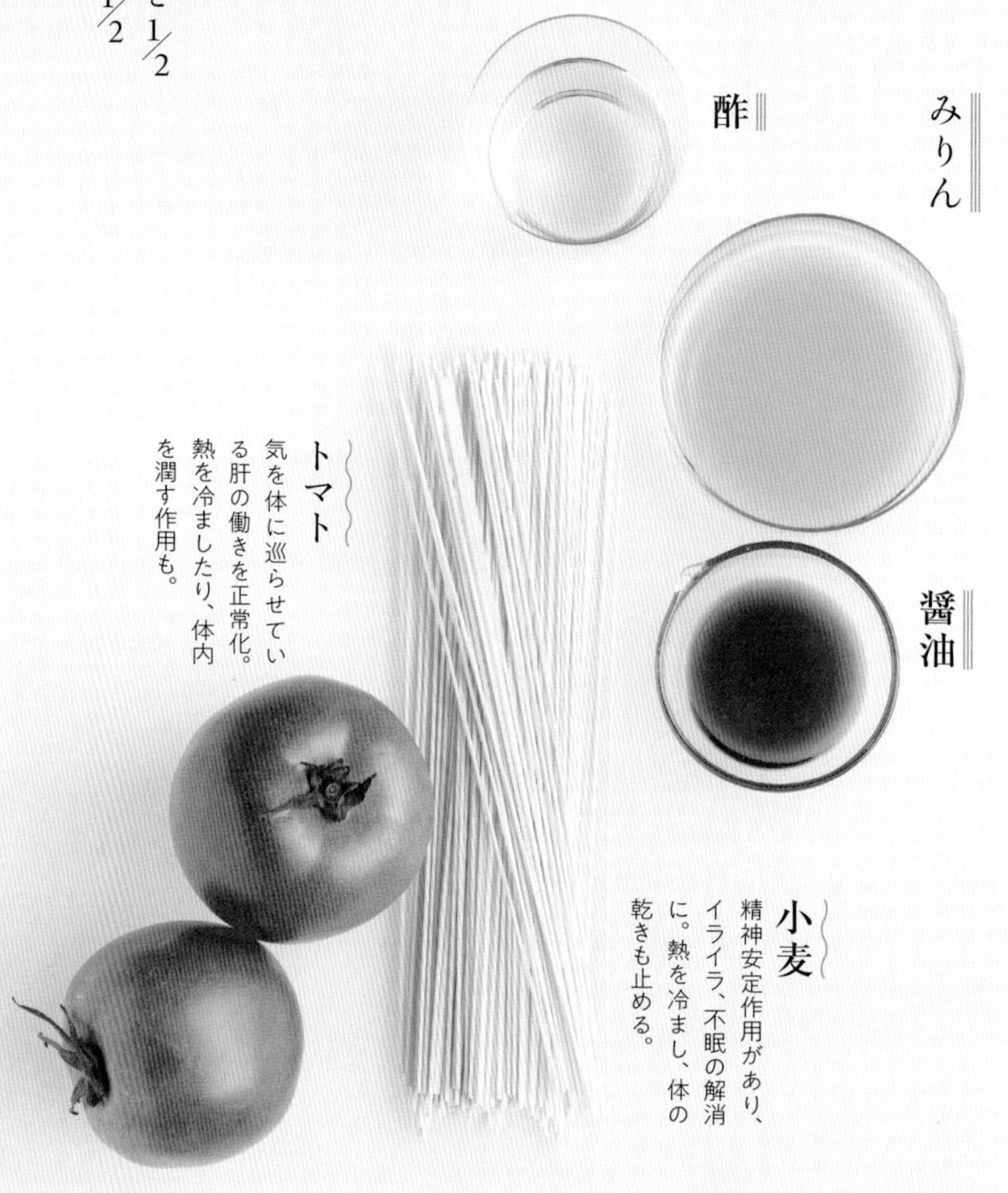

トマト
気を体に巡らせている肝の働きを正常化。熱を冷ましたり、体内を潤す作用も。

小麦
精神安定作用があり、イライラ、不眠の解消に。熱を冷まし、体の乾きも止める。

作り方

1 トマトはヘタをくり抜いて、お尻に十字に切れ目を入れ、熱湯に20秒ほど浸けて皮をむく。しそはせん切りにして水にさらしてから水気を切っておく。

2 鍋に**1**のトマトを入れ、塩をふってだし汁を加え、紙ぶたをのせてから鍋のふたをして中火にかける。沸いたら弱火にして10分ほど煮る。

3 ごまをすり、その他の**A**の材料を加えてよく混ぜ合わせる。ごまだれを器にはり、ゆでたそうめんとトマトを盛り、青じそと白炒りごま適量（分量外）をふる。トマトを崩しながらいただく。

※冷やしてもおいしい。

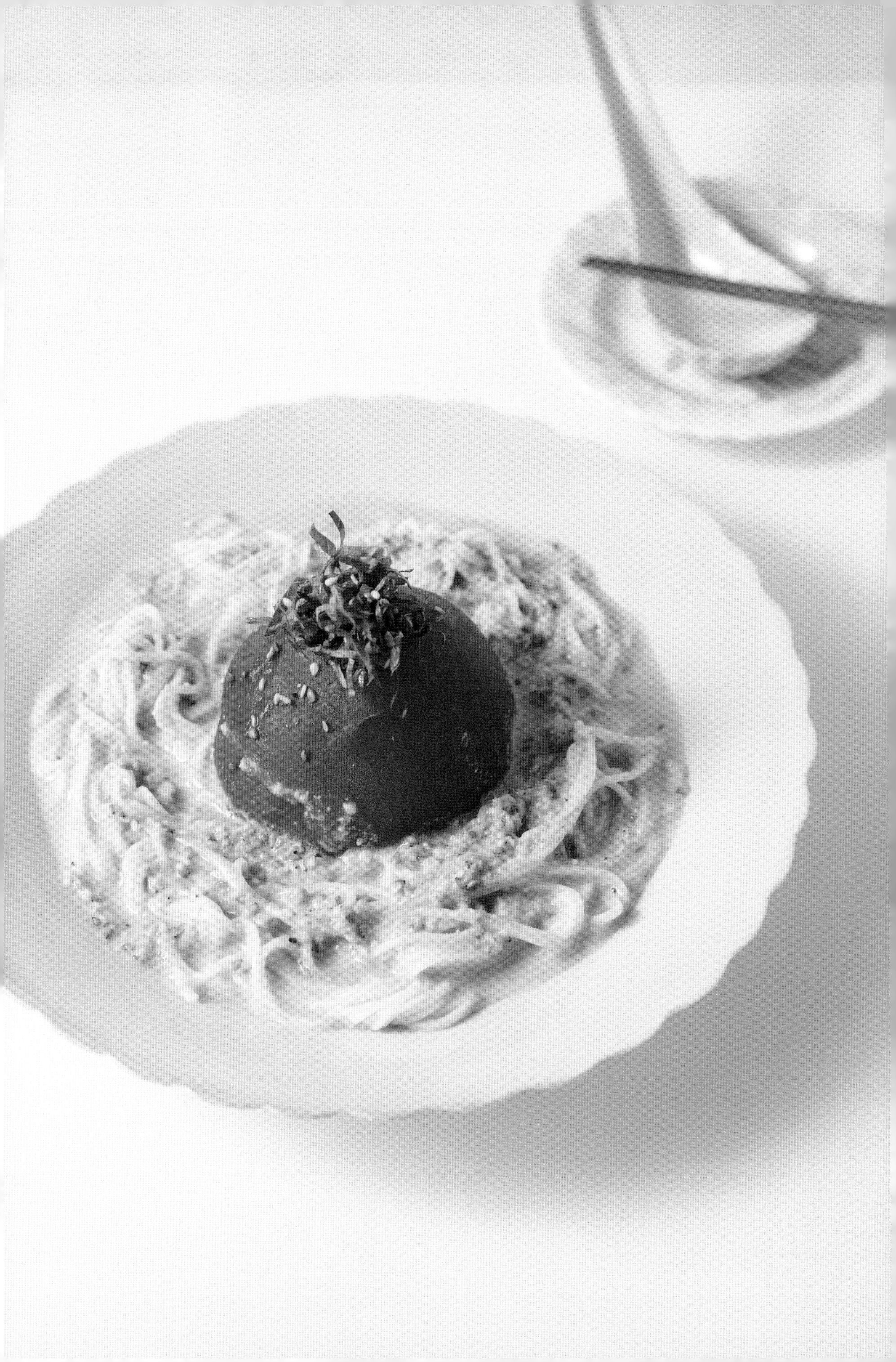

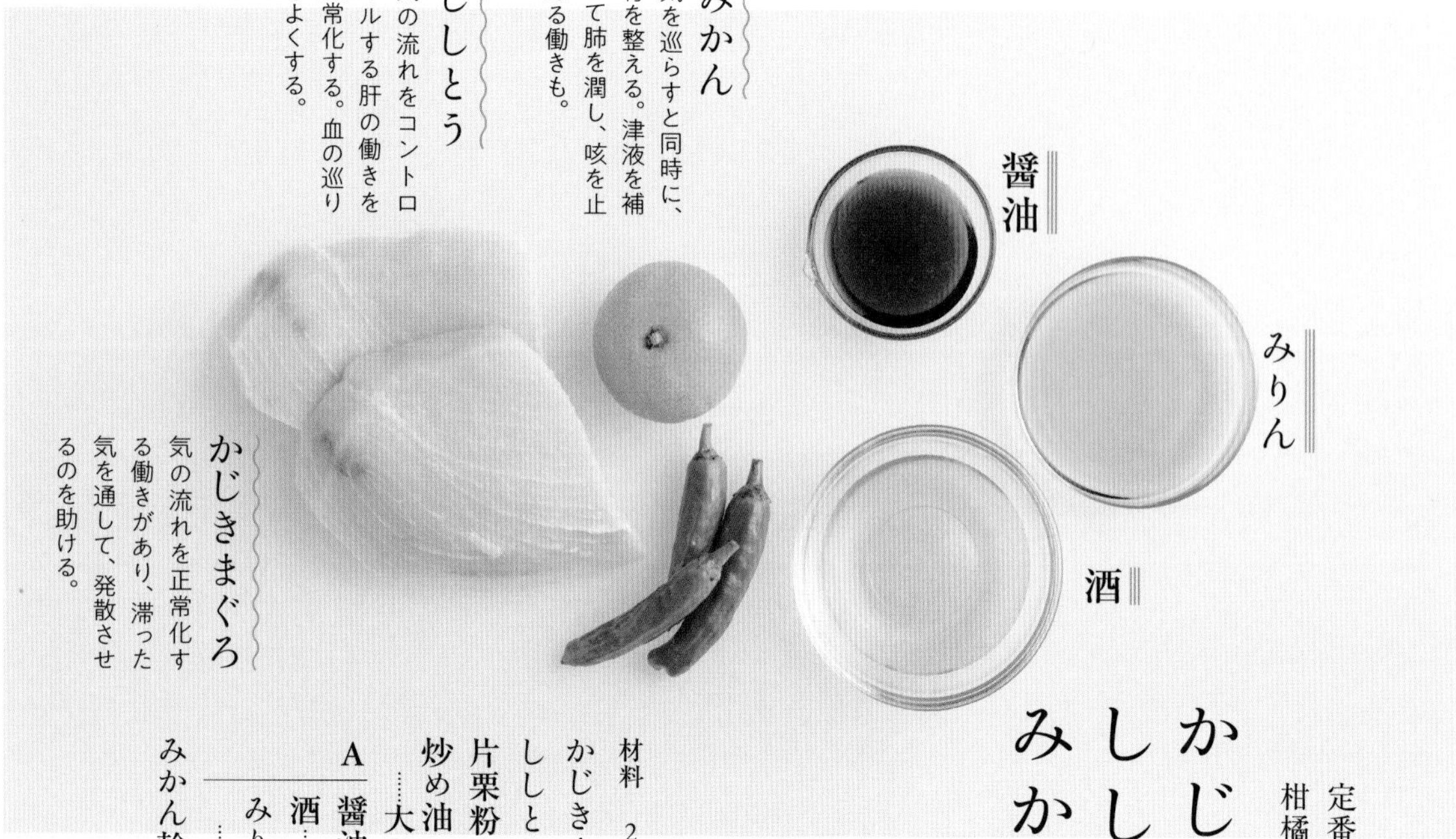

みかん
気を巡らすと同時に、胃を整える。津液を補って肺を潤し、咳を止める働きも。

ししとう
気の流れをコントロールする肝の働きを正常化する。血の巡りもよくする。

かじきまぐろ
気の流れを正常化する働きがあり、滞った気を通して、発散させるのを助ける。

定番の照り焼きを柑橘風味にアレンジ

かじきまぐろとししとうの照り焼き みかんの風味

材料　2人分

- かじきまぐろ……2切
- ししとう……2本
- 片栗粉……適量
- 炒め油……大さじ1/2
- **A**
  - 醤油……大さじ2
  - 酒……大さじ2
  - みりん……大さじ2
- みかん輪切り……2枚

作り方

1. かじきまぐろは塩少々(分量外)をふってしばらくおき、水気を拭き取る。片栗粉を薄くまぶす。Aを合わせておく。
2. フライパンを中火にかけて油を入れ、かじきまぐろとししとうを並べて両面に焼き色をつける。
3. Aを加えて少し火を強め、ふつふつと泡立ったらフライパンを傾けて全体にからめる。器に盛り、みかんの輪切りを添える。

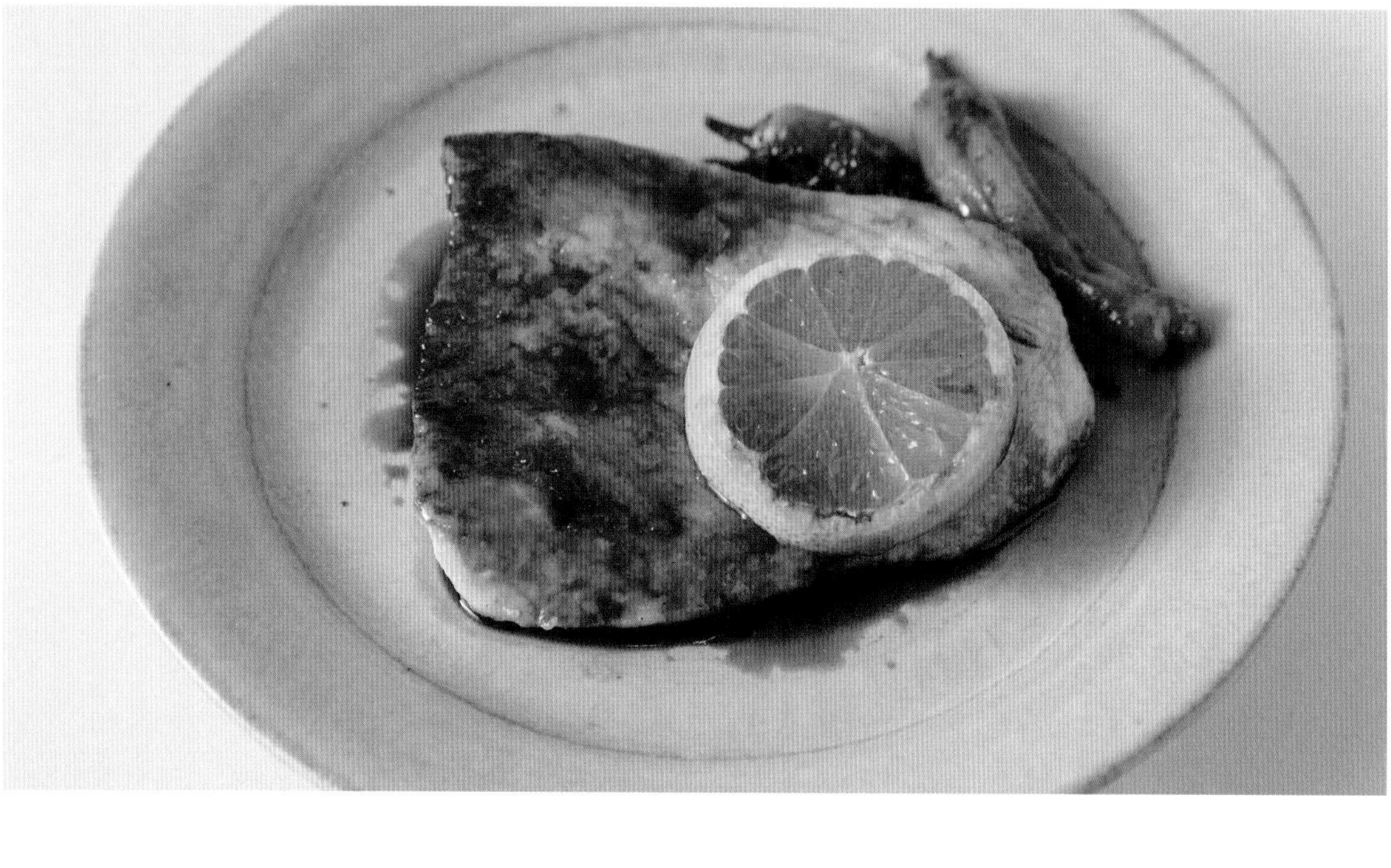

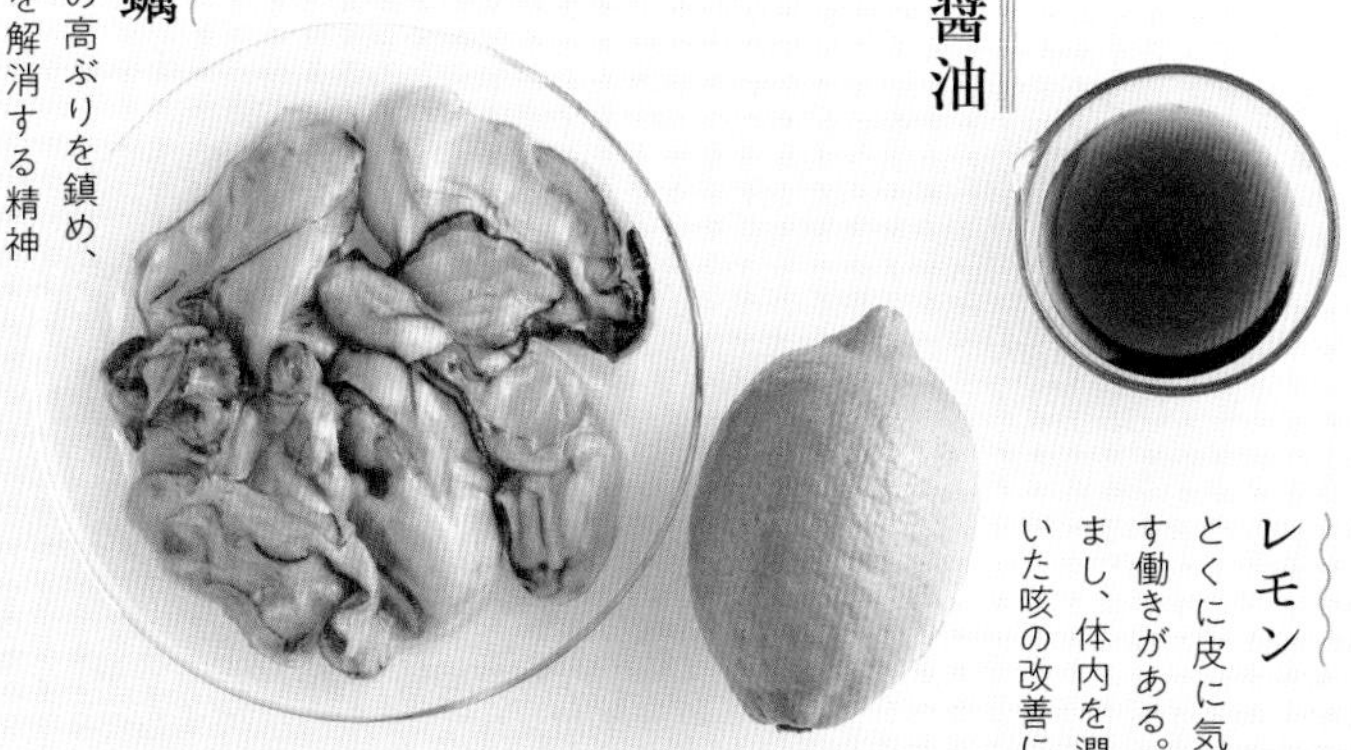

醤油

レモン
とくに皮に気を巡らす働きがある。熱を冷まし、体内を潤し、乾いた咳の改善にも。

牡蠣
神経の高ぶりを鎮め、不眠を解消する精神安定作用がある。血も補い体力もつける。

濃厚な牡蠣を
レモンでさっぱり味わう

牡《か》蠣《き》のソテー レモンマリネ

材料　2人分

牡蠣（大）……6個
レモン汁……1/2個分
レモンの皮……少々
にんにく……1片
片栗粉……適量
オリーブ油……大さじ1
醤油……大さじ1
こしょう……少々
パセリ……適量

作り方

1 牡蠣は塩少々（分量外）をまぶしてもみ、水洗いする。ざるにあげて水気を拭き取り、片栗粉を薄くまぶす。にんにくは薄切りにする。

2 フライパンを中火にかけ、オリーブ油、にんにくを入れて炒め、よい香りがしたら牡蠣を入れて両面焼き色をつける。

3 醤油を回し入れ、レモン汁と刻んだ皮を加えて火を止める。器に盛り、こしょうと刻んだパセリをふる。

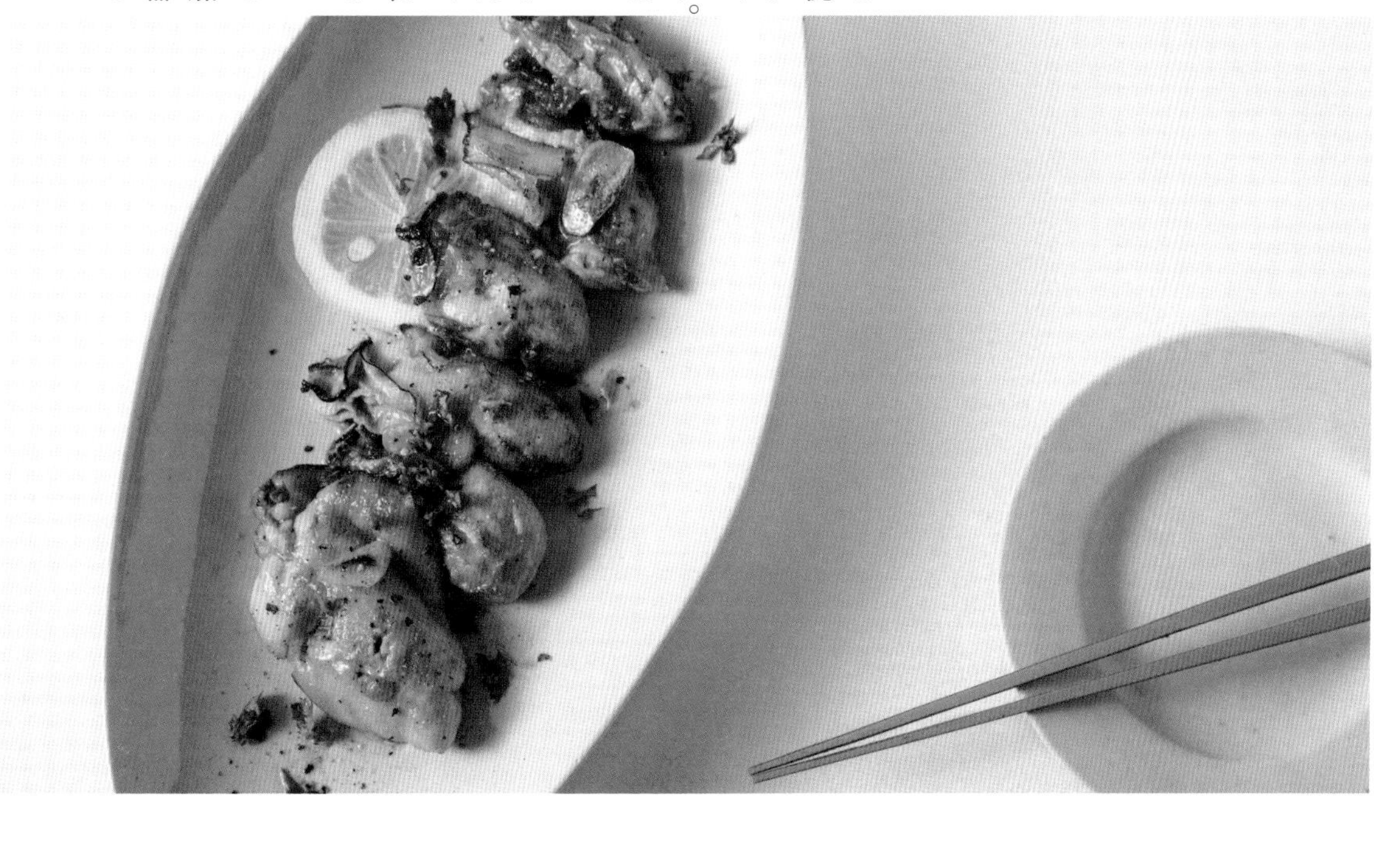

ピリッと香るオイルで
ピーマンの苦みもマイルドに

ピーマンの花《ホワ》椒《ジャオ》甘酢和え

材料　2人分

- ピーマン……2個
- A 酢……大さじ1
- 　みりん……小さじ2
- 　塩……少々
- ごま油……大さじ1
- 花椒……5〜6粒

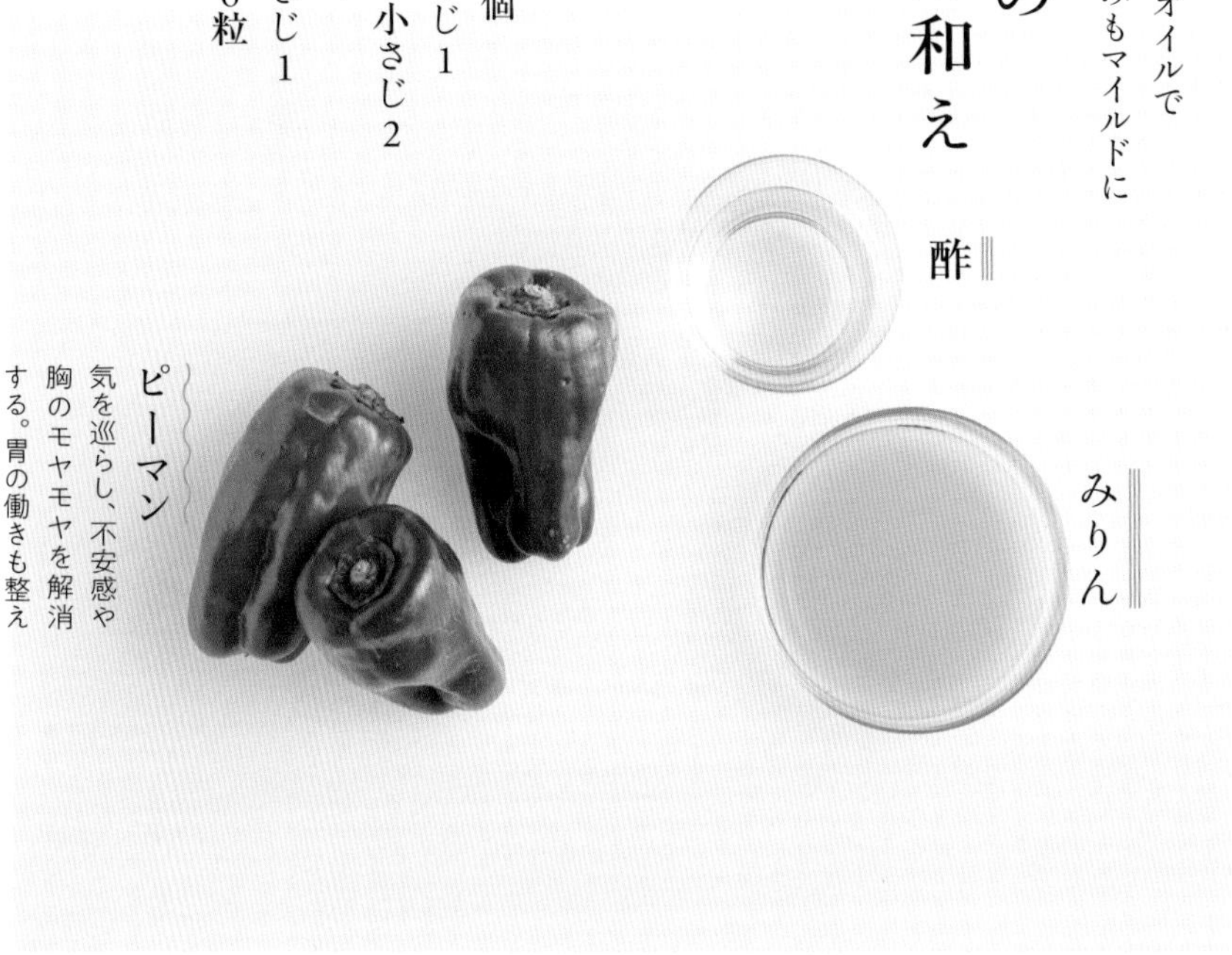

ピーマン
気を巡らし、不安感や胸のモヤモヤを解消する。胃の働きも整えて消化を高める。

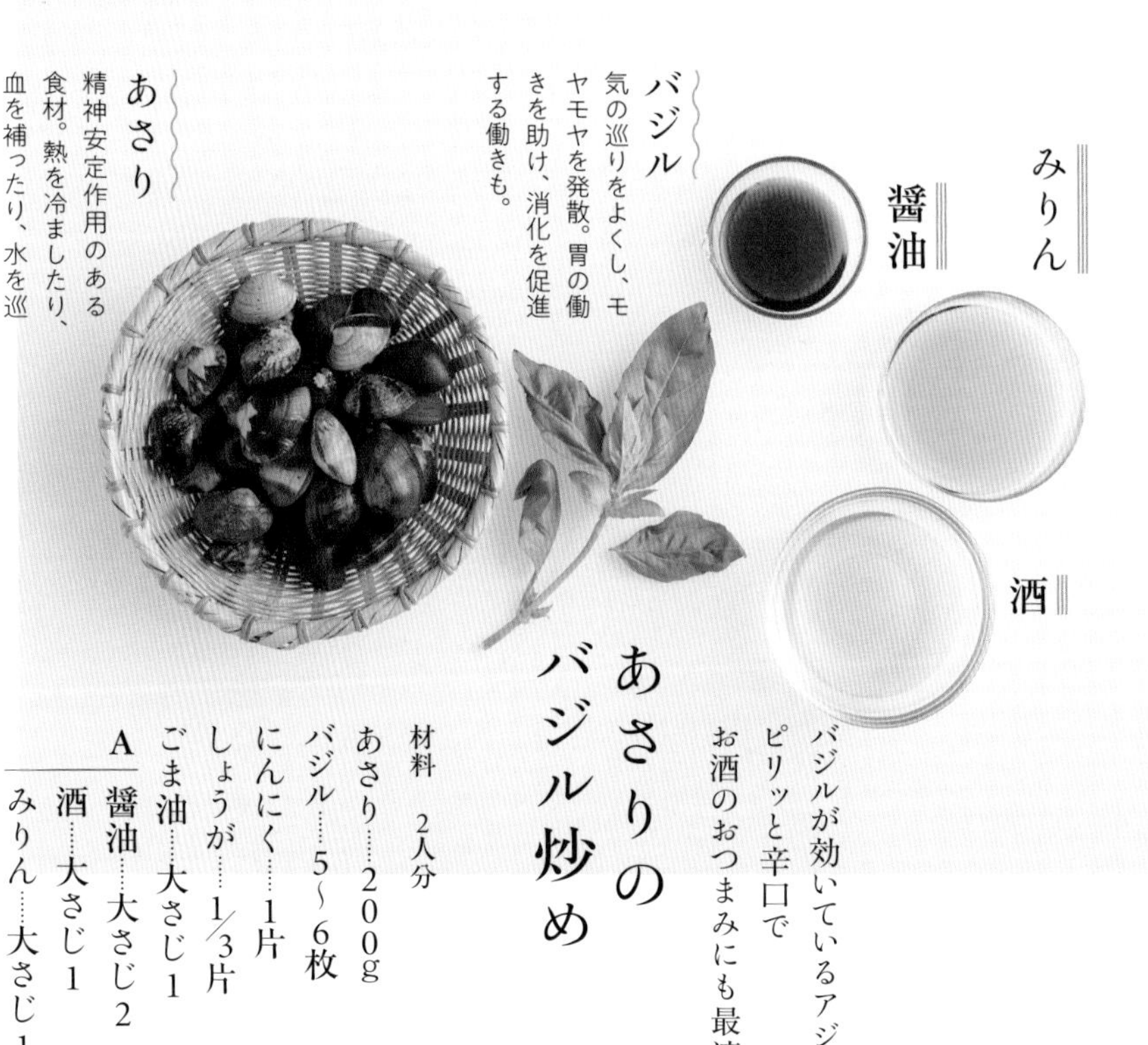

バジル
気の巡りをよくし、モヤモヤを発散。胃の働きを助け、消化を促進する働きも。

あさり
精神安定作用のある食材。熱を冷ましたり、血を補ったり、水を巡らす働きもある。

あさりのバジル炒め

バジルが効いているアジア風。
ピリッと辛口で
お酒のおつまみにも最適

材料　2人分

- あさり……200g
- バジル……5〜6枚
- にんにく……1片
- しょうが……1/3片
- ごま油……大さじ1
- A 醤油……大さじ2
- 　酒……大さじ1
- 　みりん……大さじ1

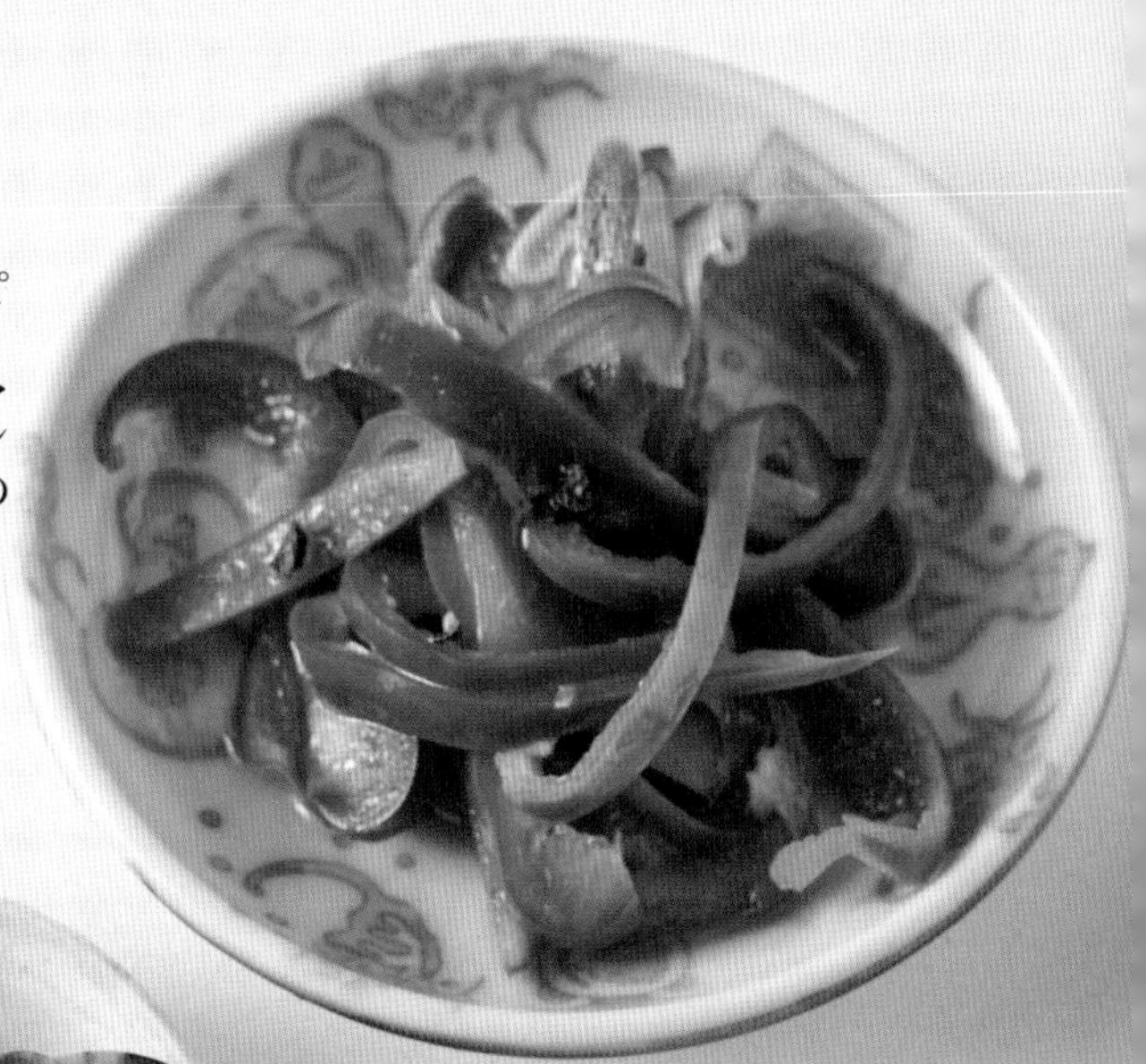

ピーマンの花椒甘酢和え

作り方

1 ピーマンはせん切りにし（種は取らなくてよい）、熱湯でさっとゆでてざるにあげる。

2 ピーマンの水気を切ってボウルに入れ、**A**を加えて混ぜ合わせておく。

3 フライパンにごま油と花椒を入れて中弱火にかけ、煙が立ってきたら**2**にまわしかけ、15～30分ほどおいて味をなじませる。

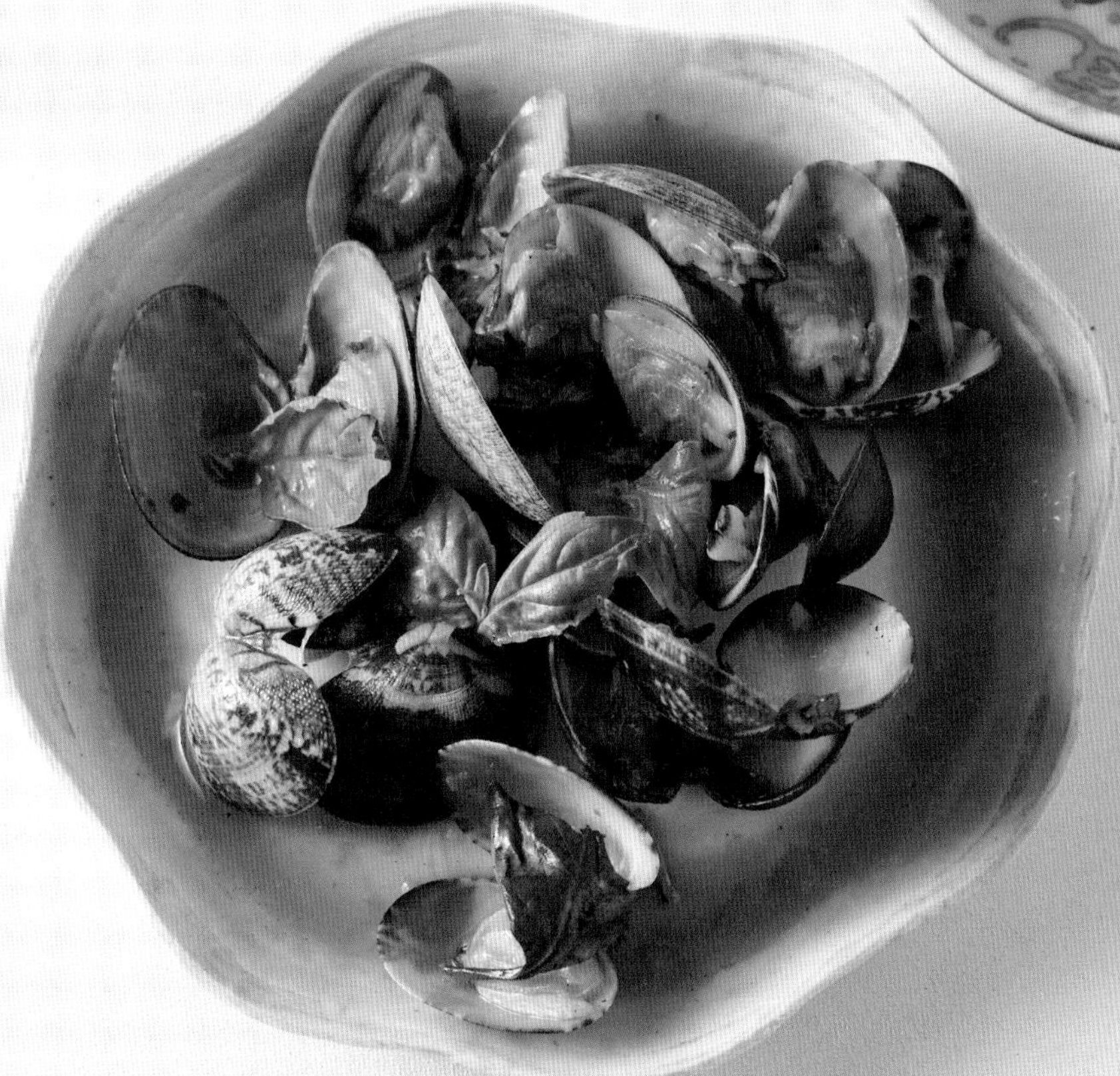

あさりのバジル炒め

作り方

1 あさりは砂抜きして殻をこすり洗いする（砂抜きは水1ℓ〈分量外〉に対して、塩小さじ1〈分量外〉を加えて1時間ほど）。にんにく、しょうがはみじん切りにする。

2 鍋を中火にかけてごま油を入れ、にんにく、しょうがを炒める。よい香りがしたら、あさりを加え、強火で1分ほど炒める。

3 鍋肌から**A**を回し入れてふたをし、1分ほど蒸し煮にする。

4 あさりの口が開いたら火を止め、手でちぎったバジルの葉を加えて軽く混ぜる。

焦がした醤油とひしおが
最高のうま味調味料に

鶏とアーモンドの香ばし炒め

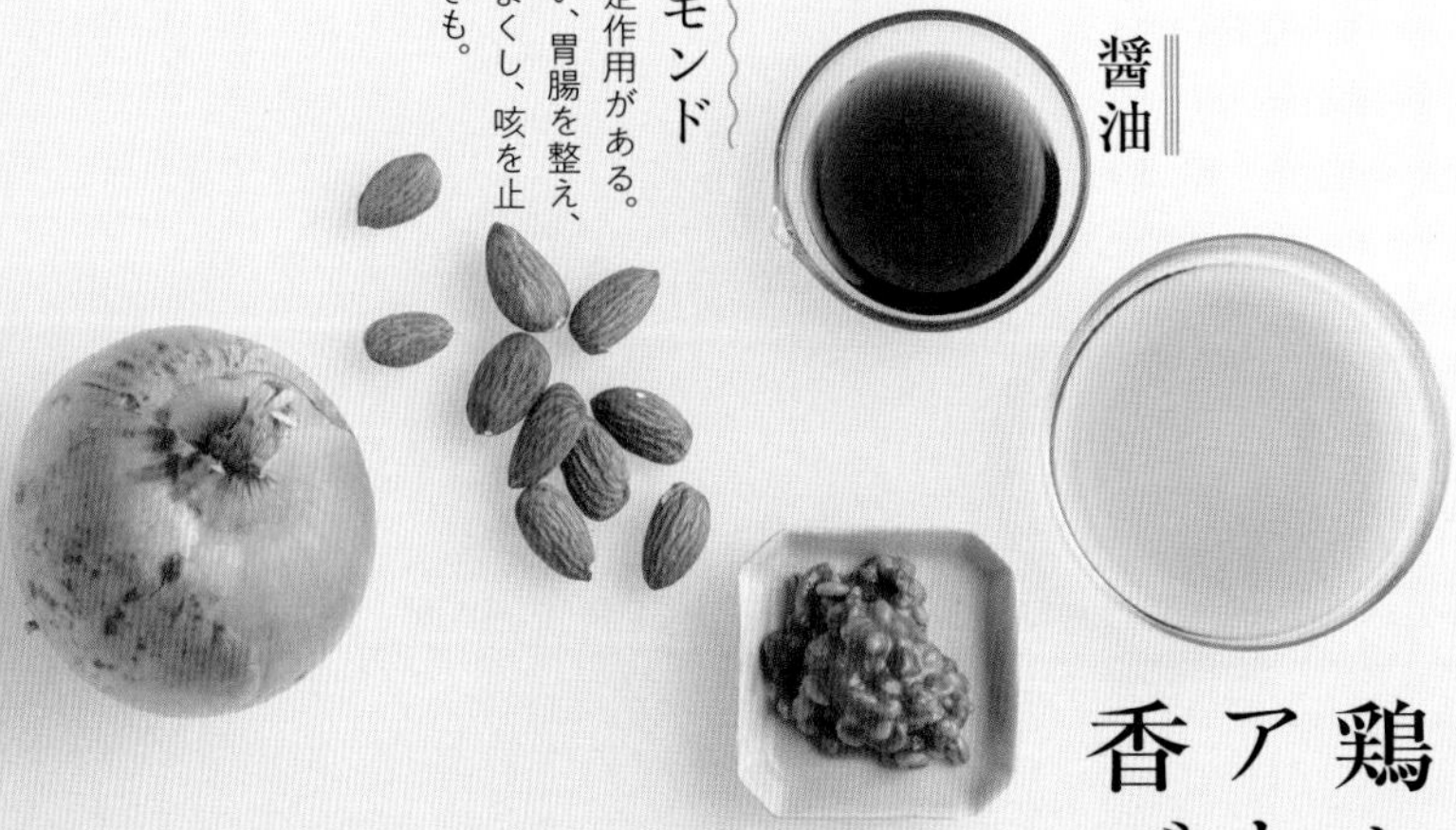

アーモンド
精神安定作用がある。血を補い、胃腸を整え、便通をよくし、咳を止める働きも。

たまねぎ
気を巡らすが、とくに上に向かって逆流した気を下げて落ち着かせる作用がある。

材料　2人分
- 鶏もも肉……200g
- アーモンド……10粒程度
- たまねぎ……1/2個
- にんにく……1片
- ひしお（または醤油麹）……大さじ1
- 片栗粉……適量
- ごま油……大さじ1
- A 醤油……大さじ2
- 　みりん……大さじ2

作り方
1. たまねぎは1cm程度の角切りにする。にんにくはみじん切りにする。鶏肉は3cm角程度に切ってひしおに15分ほど漬けてから、汁気を切って片栗粉を薄くまぶす。
2. フライパンを中火にかけてごま油の半量を入れ、たまねぎとにんにく、アーモンドを炒める。たまねぎが透き通ったら、残りのごま油と鶏肉を加えてさらに炒める。
3. 鶏肉の色が変わったらAを回し入れ、焦げをこそげ落としながら汁気がなくなるまで煮詰める。

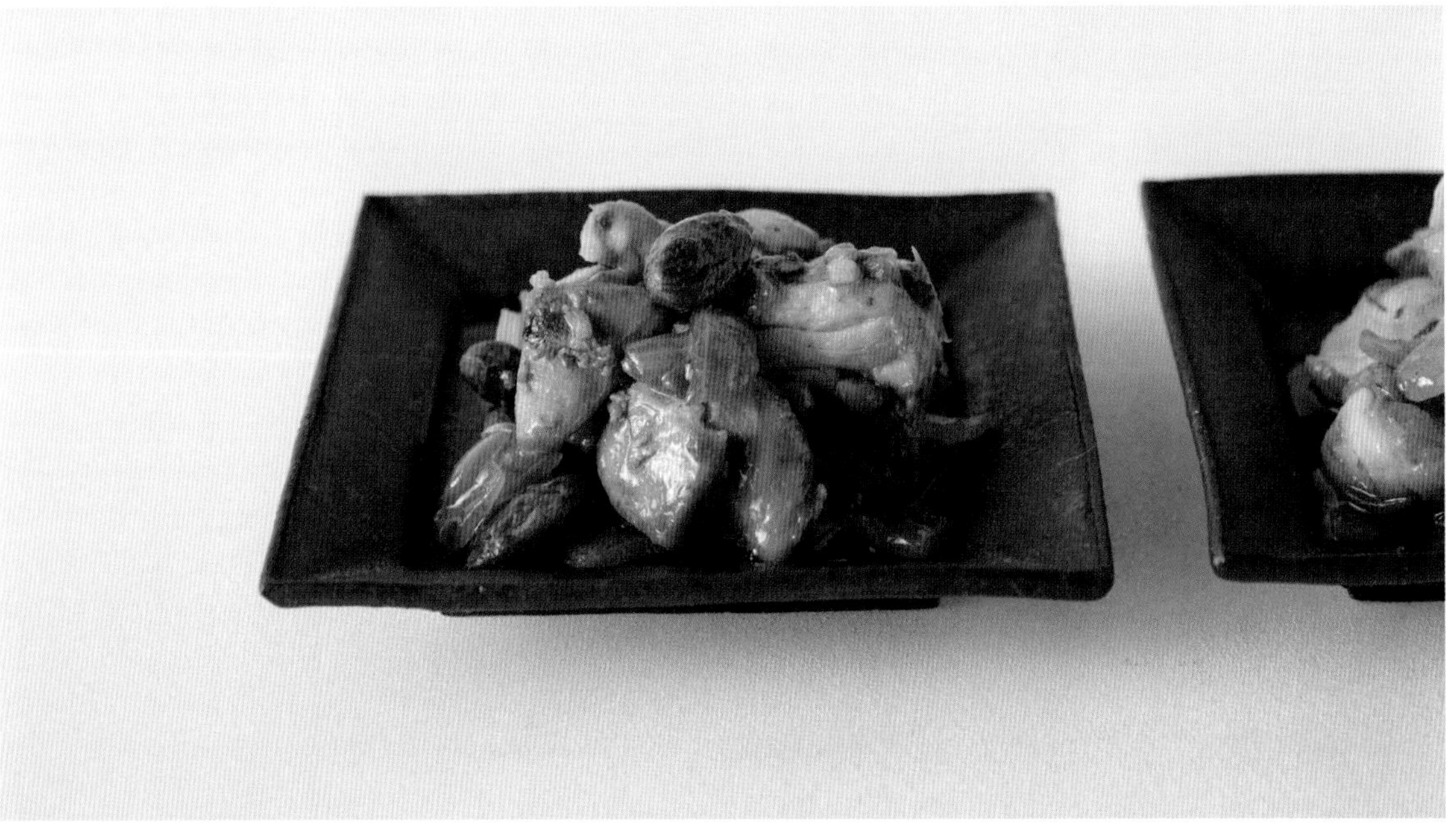

シャキシャキもっちりの
食感が後を引く

せりとしらすの米粉チヂミ

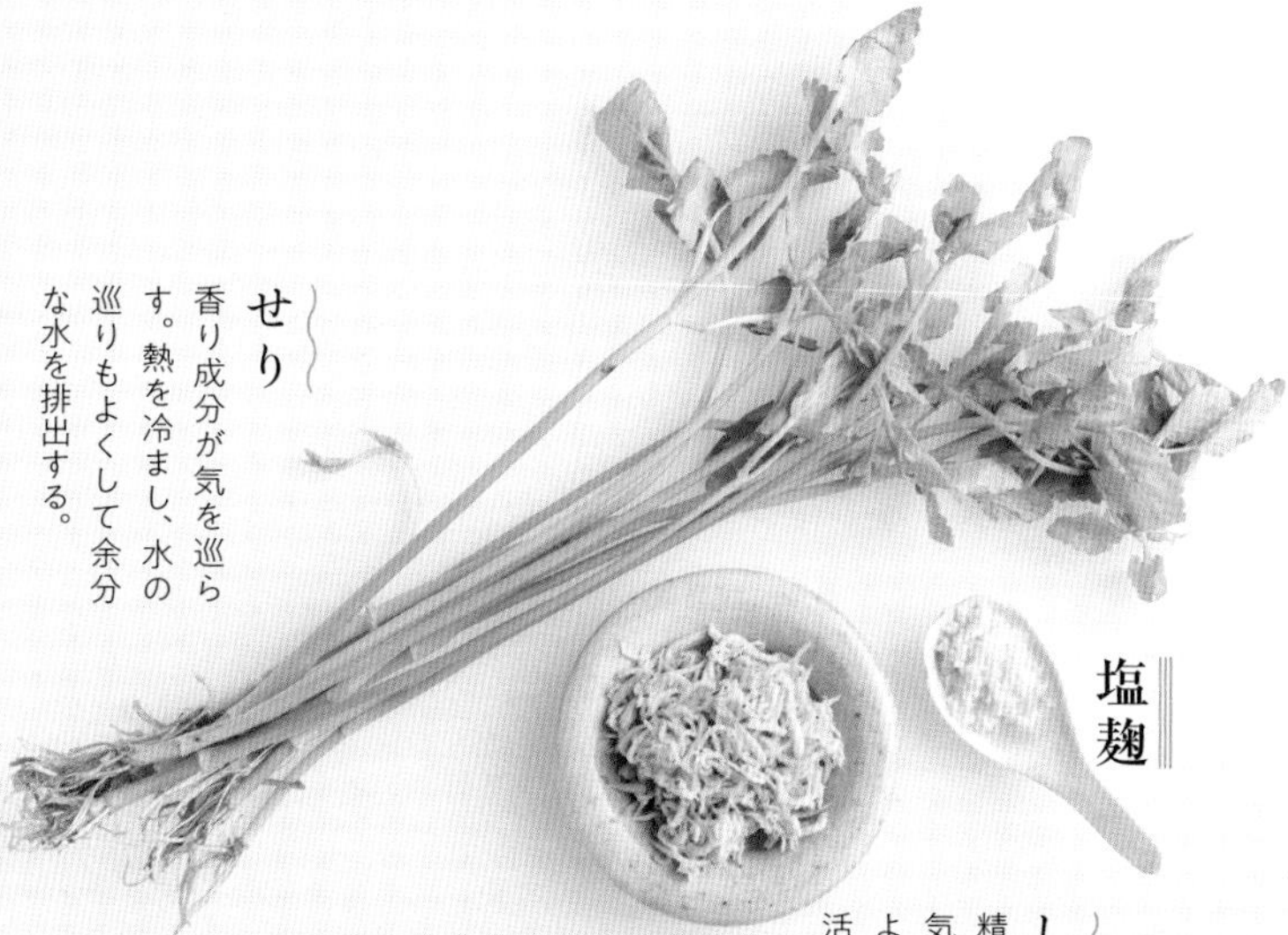

しらす
精神安定作用がある。気を補い、血の巡りもよくする。脳の働きも活性化。

塩麹

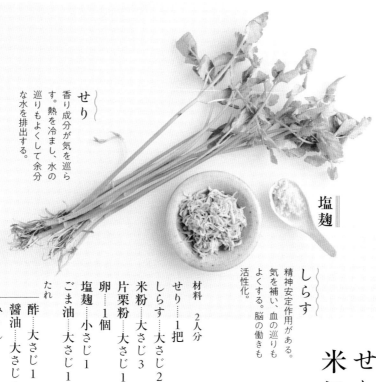

せり
香り成分が気を巡らす。熱を冷まし、水の巡りもよくして余分な水を排出する。

材料　2人分

- せり…1把
- しらす…大さじ2
- 米粉…大さじ3
- 片栗粉…大さじ1
- 卵…1個
- 塩麹…小さじ1
- ごま油…大さじ1

たれ

- 酢…大さじ1
- 醤油…大さじ1
- みりん…小さじ2
- 一味唐辛子…少々

作り方

1 せりは根っこごときれいに洗い、4～5cm長さに切る。

2 せりとしらすをボウルに入れ、塩麹をまぶしてから米粉と片栗粉を加える。よく溶いた卵を加えてよく混ぜる。

3 フライパンを中火にかけてごま油を入れ、2を加える。

4 ヘラで押さえながら両面香ばしく焼き、食べやすい大きさに切り分けて皿に盛る。好みでたれをつけていただく。

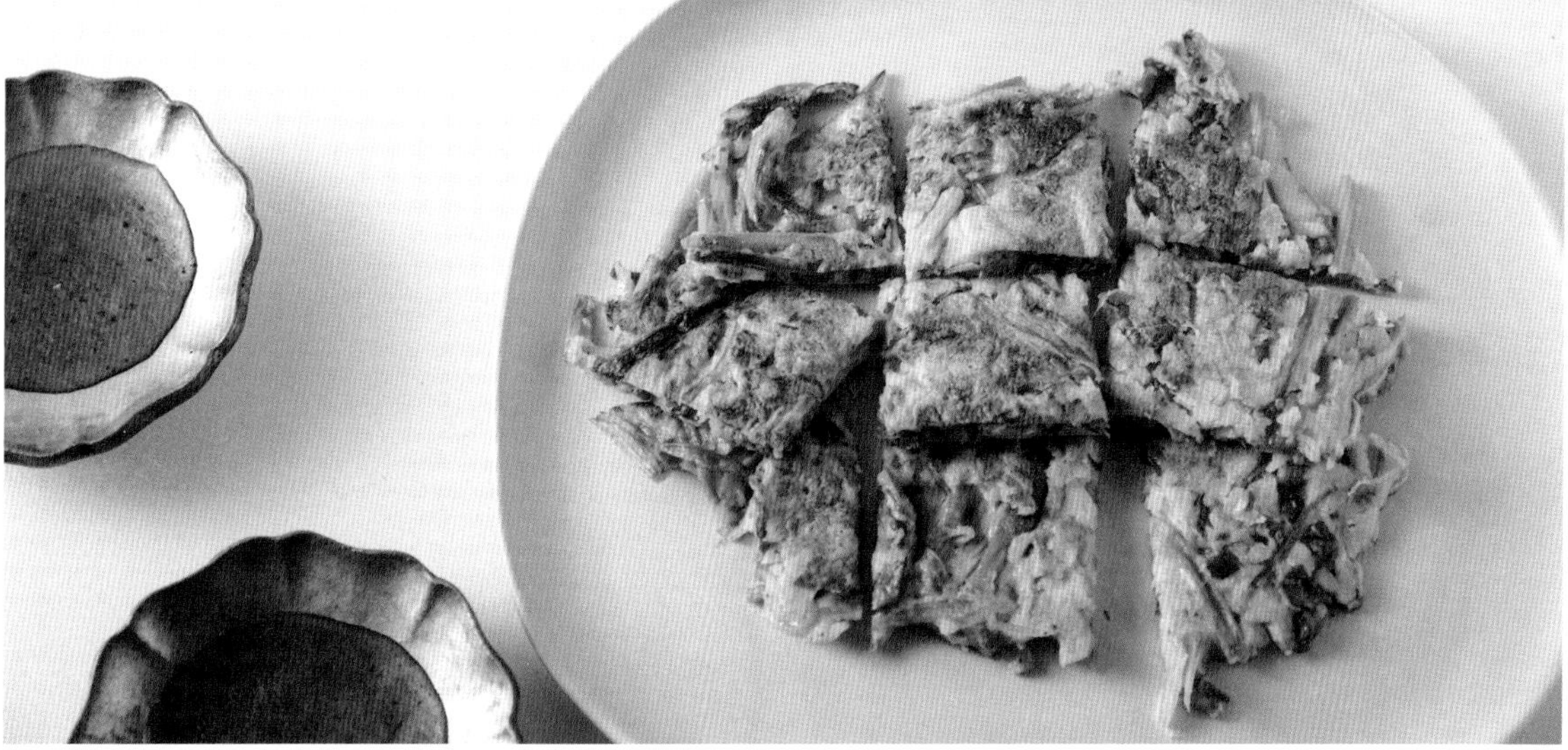

隠し味は味噌。
うま味広がる和風スープ

セロリとしじみのクリームチャウダー

材料　2人分

セロリ……1/2本
しじみ……100g
たまねぎ……1/6個
オリーブ油……大さじ1
塩麹……大さじ1
だし汁……200㎖
豆乳……100㎖
白味噌……大さじ1/2
塩……少々
黒こしょう……少々

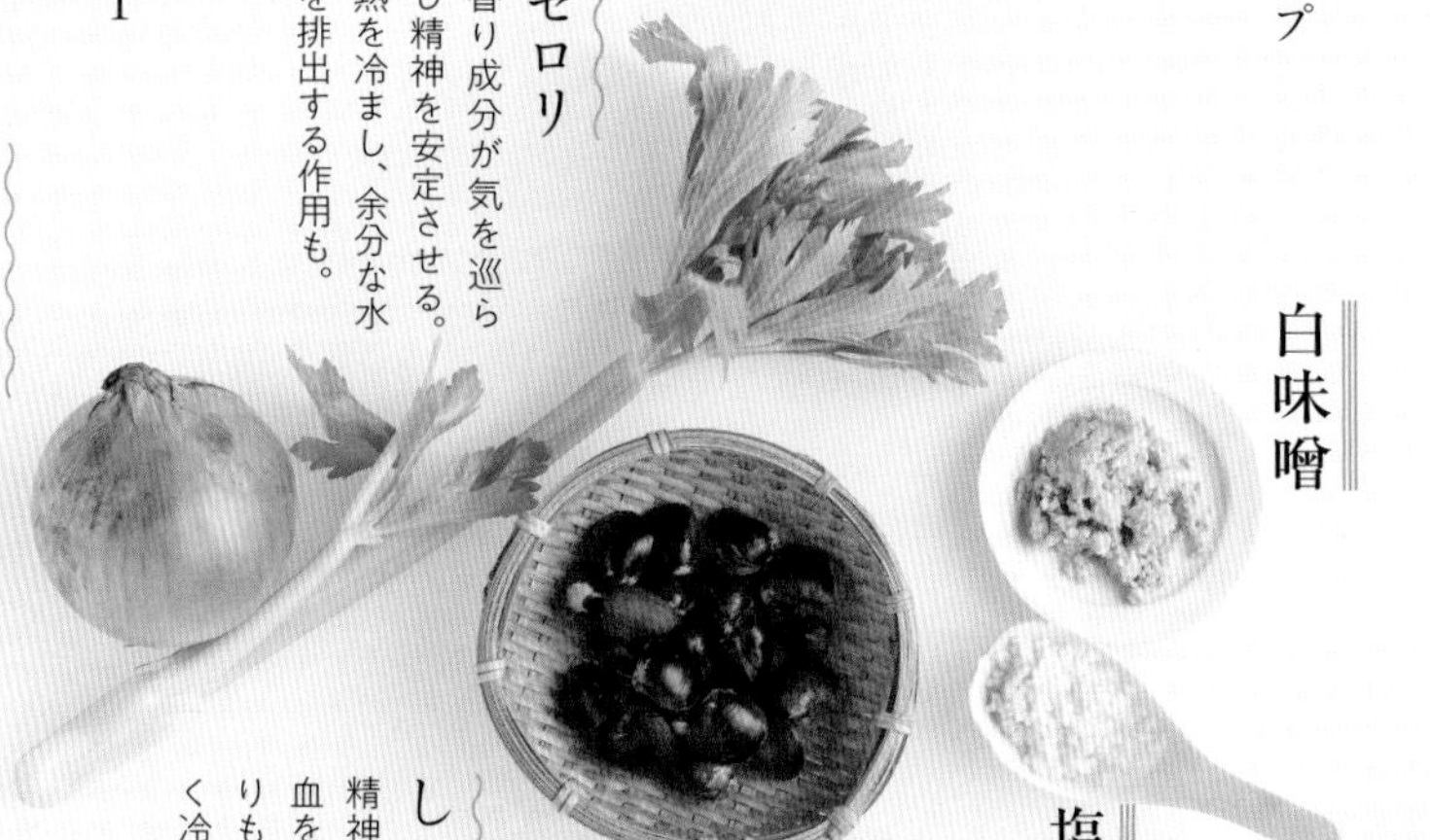

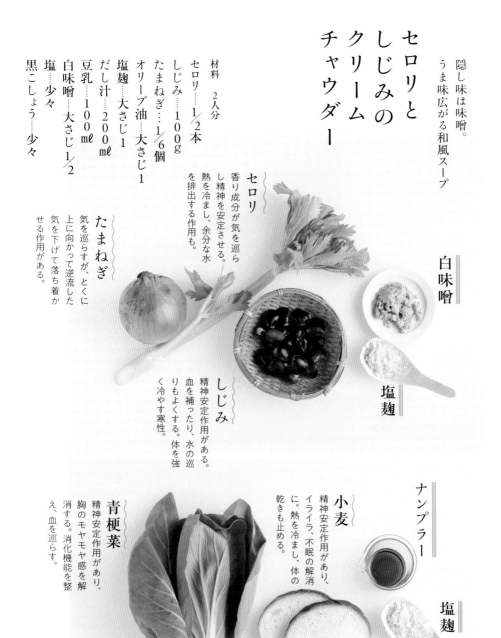

白味噌

塩麹

セロリ
香り成分が気を巡らし精神を安定させる。熱を冷まし、余分な水を排出する作用も。

しじみ
精神安定作用がある。血を補ったり、水の巡りもよくする。体を強く冷やす寒性。

たまねぎ
気を巡らすが、とくに上に向かって逆流した気を下げて落ち着かせる作用がある。

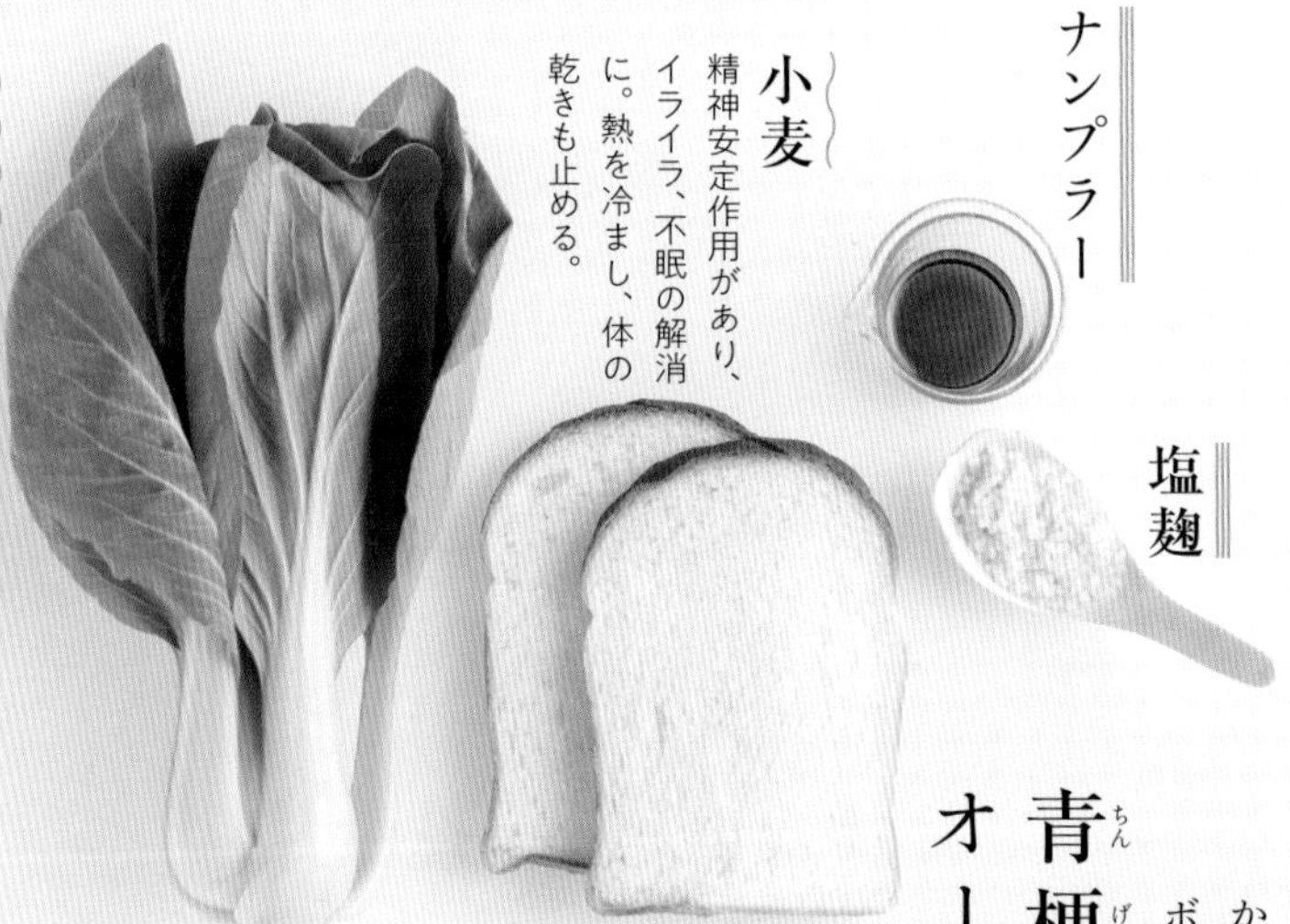

ナンプラー

塩麹

小麦
精神安定作用があり、イライラ、不眠の解消に。熱を冷まし、体の乾きも止める。

青梗菜
精神安定作用があり、胸のモヤモヤ感を解消する。消化機能を整え、血を巡らす。

温泉卵をくずして
からめながら食べる
ボリュームサンド

青《ちん》梗《げん》菜《さい》と卵のオープンサンド

材料　2人分

青梗菜……1株
卵……2個
ベーコン……40g
食パン……2枚
にんにく……1片
ごま油……大さじ1/2
塩麹……小さじ1
ナンプラー……少々
黒こしょう……少々

セロリとしじみのクリームチャウダー

作り方

1 セロリとたまねぎはみじん切りにする。しじみは砂抜きして(49ページ参照)殻をこすり合わせて洗い、ざるにあげておく。

2 鍋を中火にかけてオリーブ油を入れ、セロリとたまねぎ、しじみを炒める。よい香りがしてきたら塩麹とだし汁を加えてふたをし、沸いたら弱火にする。

3 しじみの殻が開いたら、豆乳を加えて白味噌と塩で味を調える。器に盛って黒こしょうをふる。

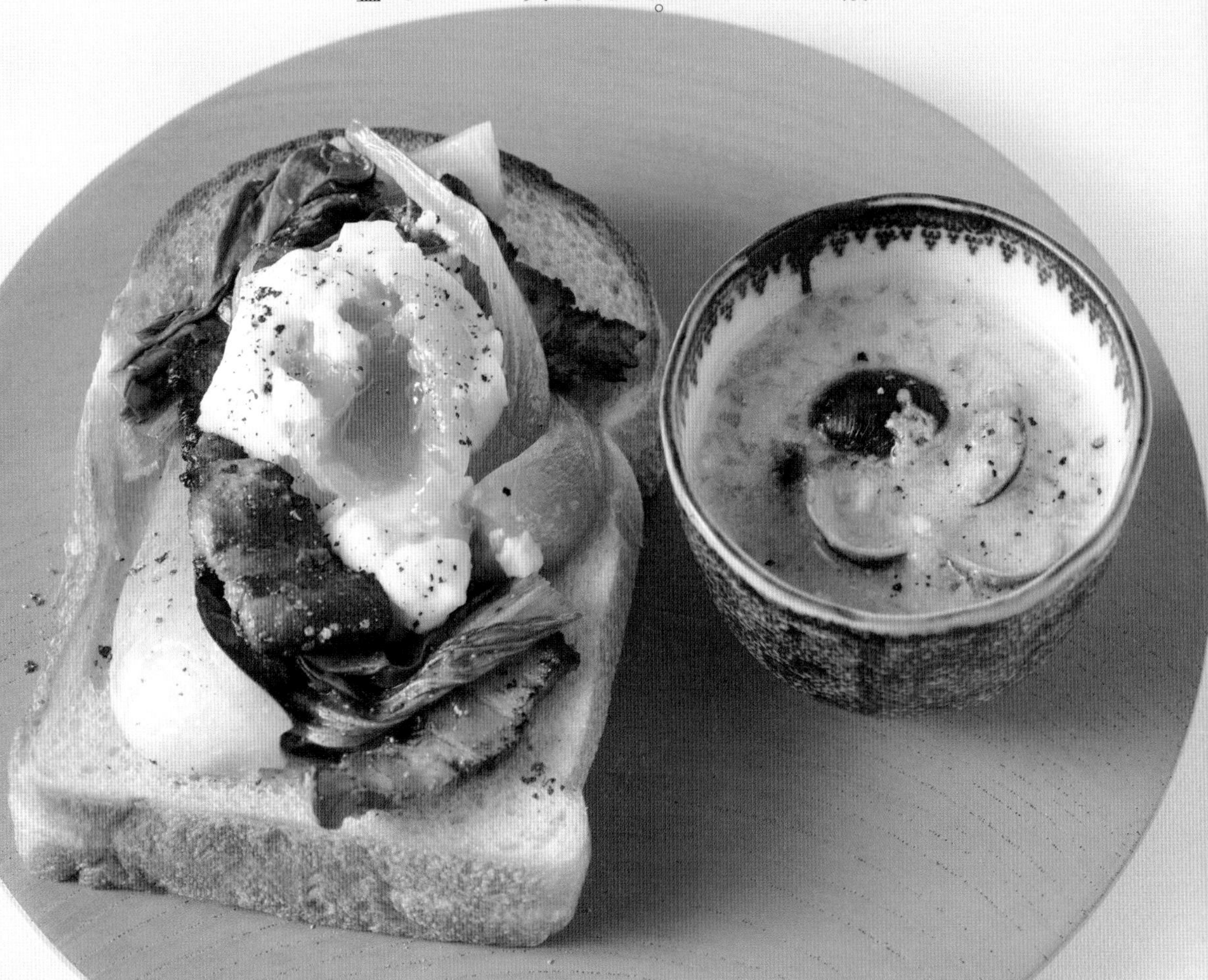

青梗菜と卵のオープンサンド

作り方

1 熱湯に卵を加えてふたをし、20分ほどおいて温泉卵を作る。青梗菜は葉を切り離す。にんにくは薄切り、ベーコンは短冊切りにする。

2 フライパンを中火にかけてごま油を熱し、ベーコンと青梗菜、にんにくを入れて炒める。塩麹を加えてさっと炒め合わせる。

3 食パンをトースターで焼いて2をのせ、中央に1の温泉卵を落とし、ナンプラーと黒こしょうをふる。

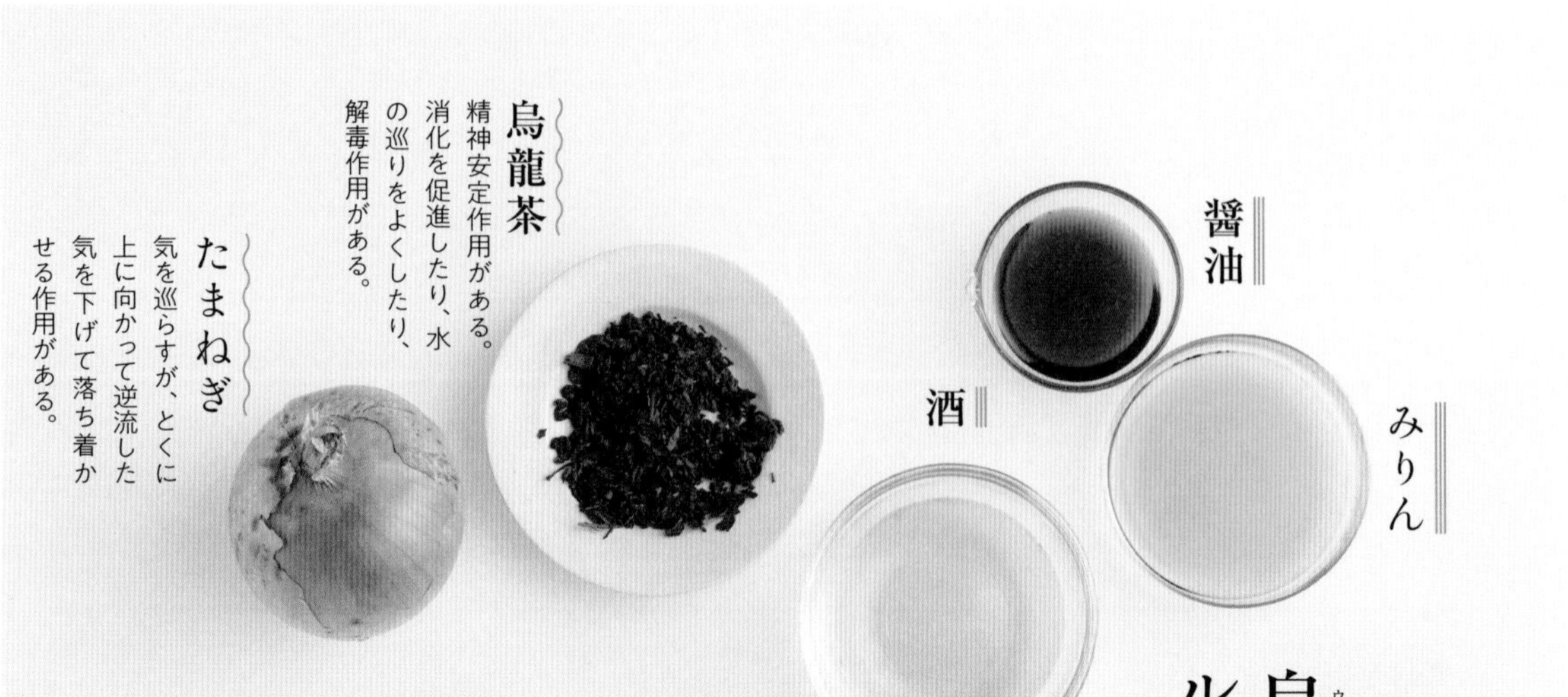
醤油
みりん
酒
烏龍茶
精神安定作用がある。消化を促進したり、水の巡りをよくしたり、解毒作用がある。
たまねぎ
気を巡らすが、とくに上に向かって逆流した気を下げて落ち着かせる作用がある。

烏《ウー》龍《ロン》茶《チャ》豚のルーローハン

脂の強い豚ばらも
烏龍茶でさっぱりと

材料　2人分

- 豚ばらかたまり肉……300g
- たまねぎ……1/2個
- 小松菜……3〜4本
- にんにく……1片
- みりん……大さじ1
- 八角……1個
- **A** 烏龍茶……60mℓ
  - 酒……大さじ1
  - 醤油……大さじ2と1/2
- ごはん……2杯分

作り方

1 豚肉は2cm幅の拍子木切り、たまねぎは粗みじん切り、にんにくはみじん切りにする。小松菜はゆでて塩少々(分量外)をふっておく。

2 フライパンに豚肉を入れて中火で炒め、脂が出てきたら、たまねぎとにんにくを入れて炒める。

3 みりんを入れて炒め、焼き色がついたら、八角と**A**を加える。沸いたらアクを取り、ふたをして弱めの中火で15〜20分ほど煮込む。ふたをとって火加減を少し強め、煮汁を煮詰める。

4 茶碗にごはんをよそい、**3**と小松菜をのせる。

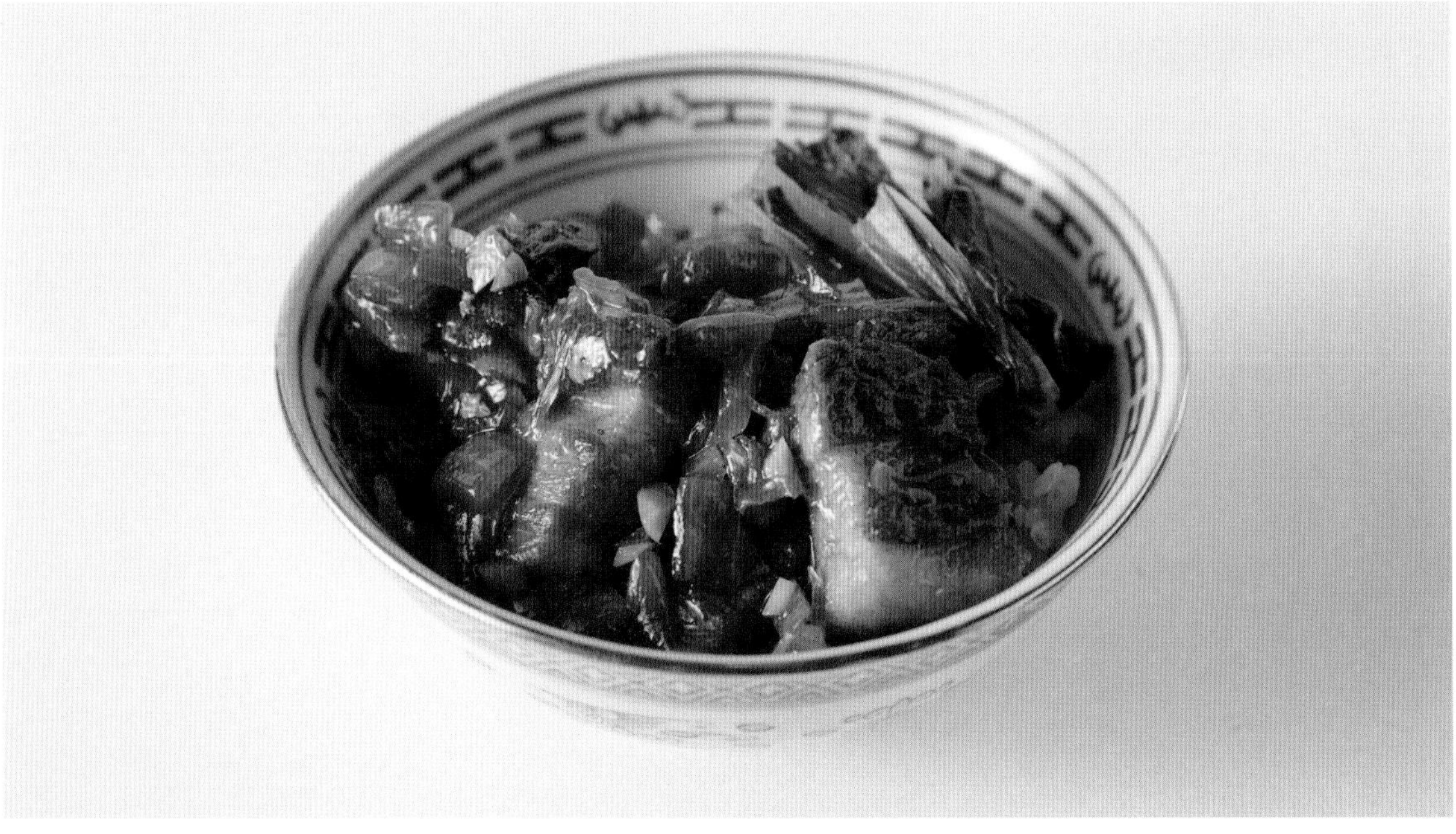

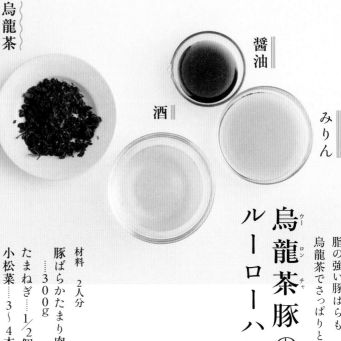

ひとさじで中華になる
うま味調味料を自家製で

保存食［保存期間…冷蔵で6か月］

牡蠣《かき》のオイスターソース

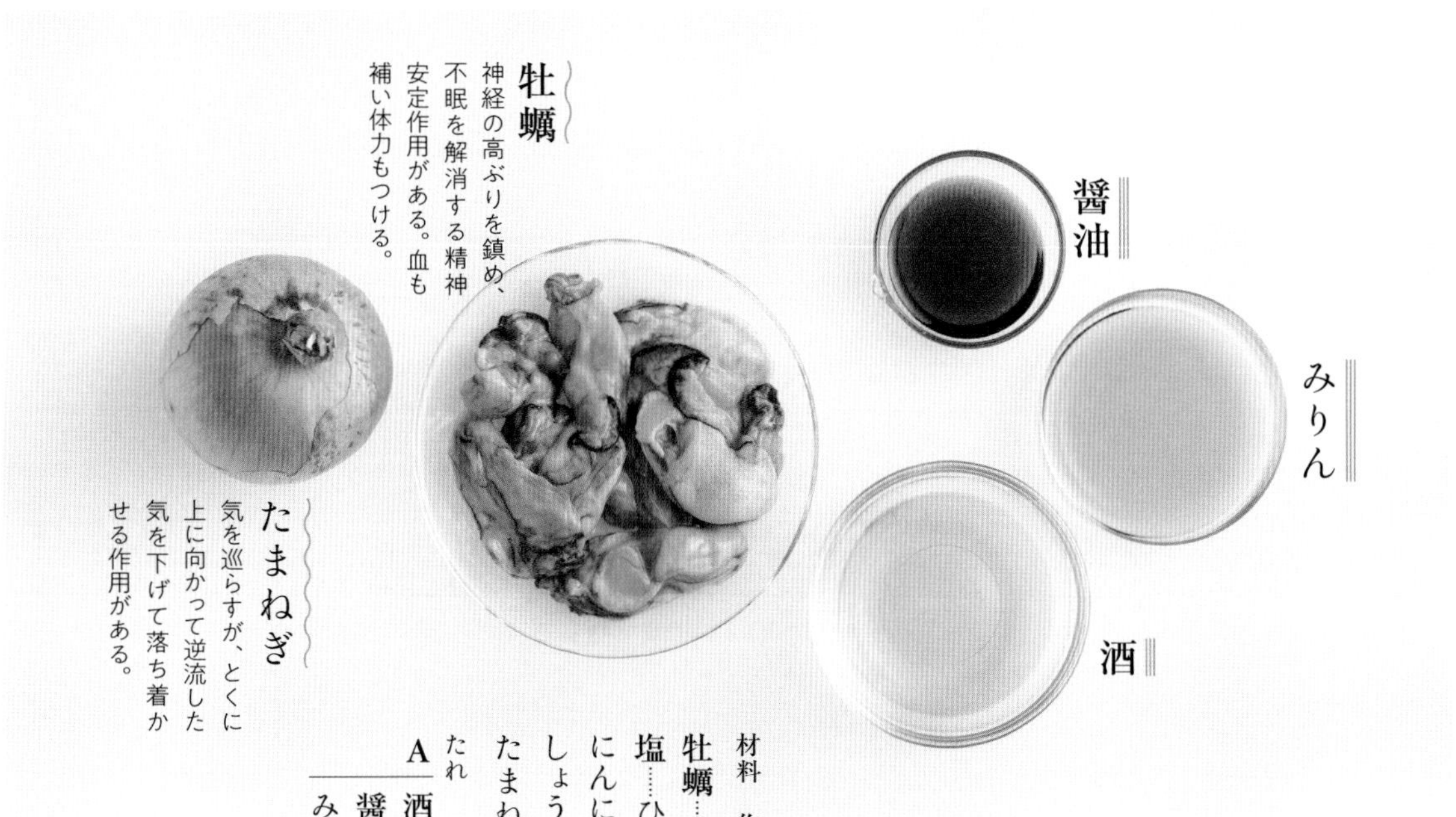
醤油
みりん
酒
牡蠣
神経の高ぶりを鎮め、不眠を解消する精神安定作用がある。血も補い体力もつける。
たまねぎ
気を巡らすが、とくに上に向かって逆流した気を下げて落ち着かせる作用がある。

材料　作りやすい分量

牡蠣……200g
塩…ひとつまみ
にんにく……1片
しょうが……1/2片
たまねぎ……1/2個

たれ

A 酒……50mℓ
醤油……100mℓ
みりん……50mℓ

作り方

1 牡蠣は塩をまぶしてもみ、水洗いする。ざるにあげて水気を拭き取る。にんにく、しょうが、たまねぎは薄切りにする。

2 鍋に**1**と**A**を入れて中火にかけ、沸いたらアクを取って弱火にし、ふたをしてとろりとするまで30分〜40分煮詰める。

3 粗熱が取れたらミキサーにかけて撹拌する。煮沸消毒した保存容器に移す。

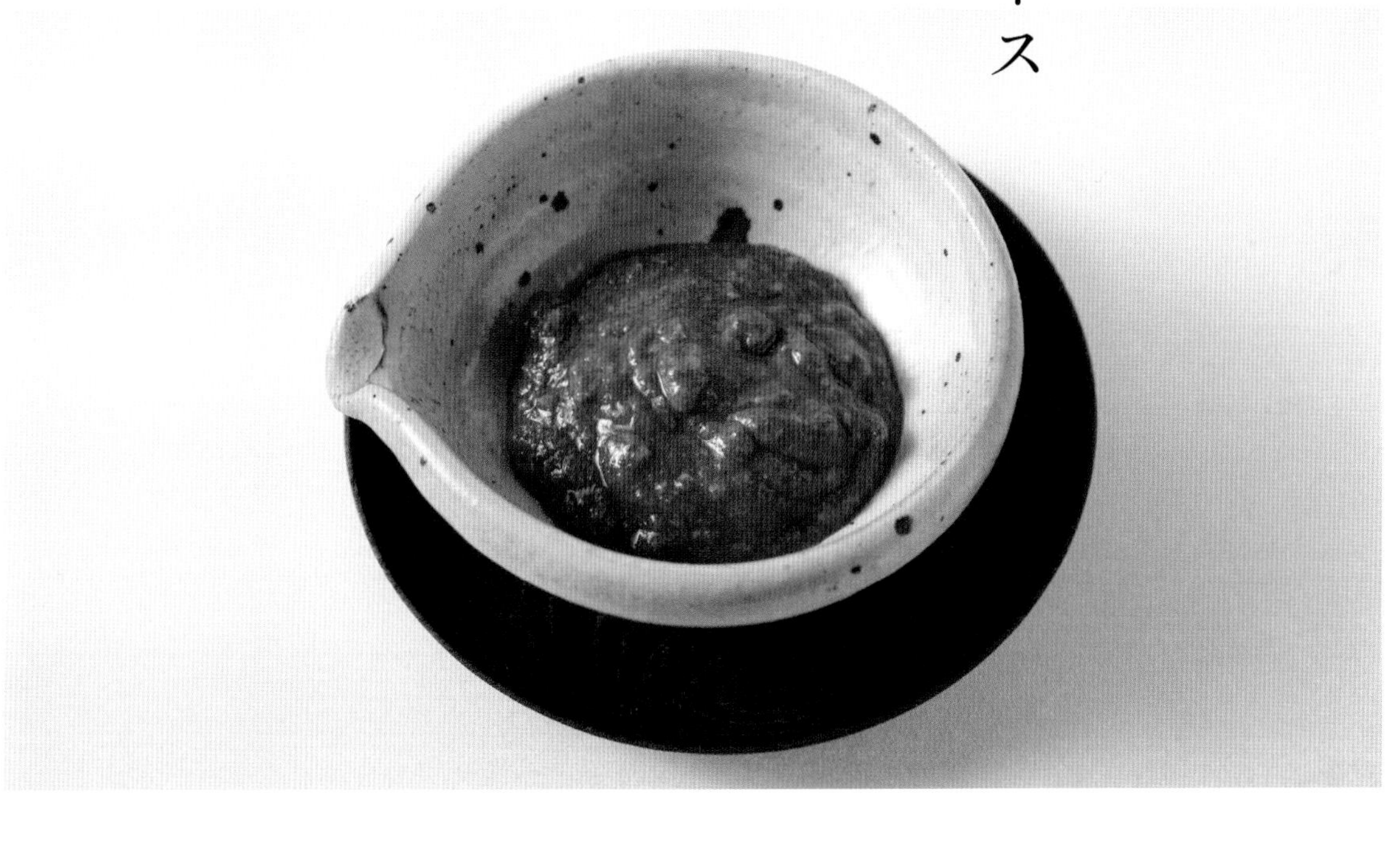

血を巡らす

血は血液とほぼ同じ意味で、体のすみずみまで巡ることで、酸素や栄養素を届けたり、細胞を活性化させたり、肌や髪、目を潤したり、体温を保つ働きをしています。

冷えやストレス、運動不足、食生活の偏りなどで、血の巡りが悪くなると、古い血が停滞してどろどろと固まった〝瘀血《おけつ》〟を生み出します。瘀血は肩こりや頭痛、生理痛などの痛みのほかに、子宮筋腫などの婦人科系疾患、シミやくすみ、くまといった皮膚のトラブル、便秘などさまざまな不調の一因になります。

女性はとくに瘀血が生じやすいので、右の血行を促す食材や瘀血を取る働きのある食材を意識して取り入れましょう。酢や甘酒、酒粕などの発酵調味料にも血を巡らす働きがあります。なお、気の巡りが悪くなると、一緒に血の巡りも悪くなるので、気を巡らす食材や料理も合わせてとるといっそう効果的です。

代表的な食材

黒米
黒豆
納豆
菜の花
にら
パセリ
ふき
三つ葉
れんこん
エシャロット
おくら
菊花
クレソン
ししとう
たまねぎ
青梗菜
つるむらさき
なす
みょうが
レタス
サフラン
クランベリー
栗
プルーン
ブルーベリー
桃

アンチョビ
いわし
うなぎ
鮭
鯖
さんま
ニシン
牛肉
酢
甘酒
酒
焼酎
酒粕
など

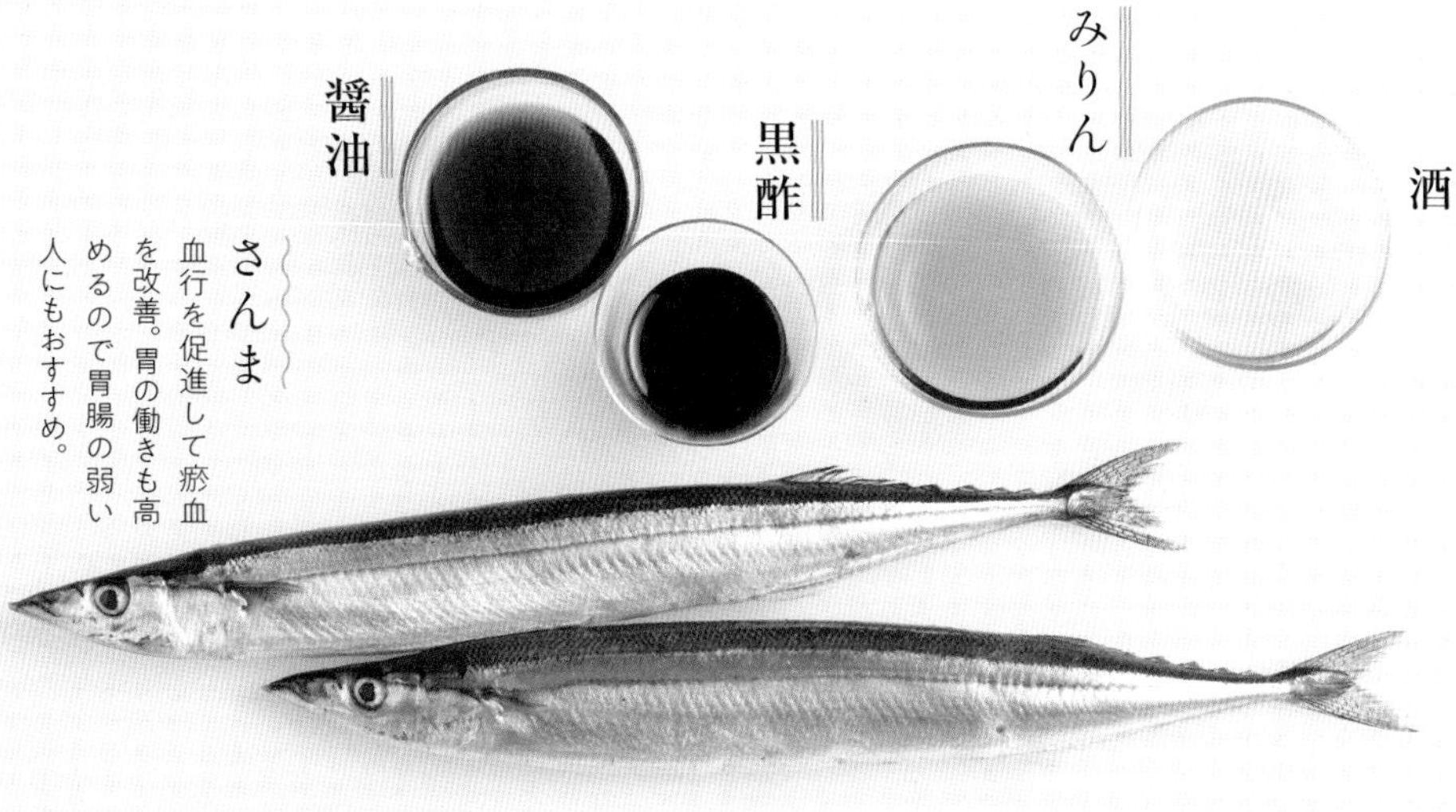

さんま
血行を促進して瘀血を改善。胃の働きも高めるので胃腸の弱い人にもおすすめ。

青魚の血巡り効果を
黒酢がさらに高める

さんまの黒酢蒲焼き

材料　2〜3人分
さんま…2本
小麦粉…適量
A 酒…大さじ1と1/2
みりん…大さじ1と1/2
醤油…大さじ1と1/2
黒酢…小さじ1
炒め油…小さじ1
粉山椒…適量

作り方
1 さんまは3枚におろし、長さを3〜4等分に切る。全体に小麦粉を薄くまぶして余分な粉を落とす。
2 フライパンを中火で熱し、油を入れて皮を下にしてさんまを並べる。
3 さんまの身に8割ほど火が通ったら、よく混ぜた**A**を回しかけて煮詰める。器に盛り、粉山椒をふる。

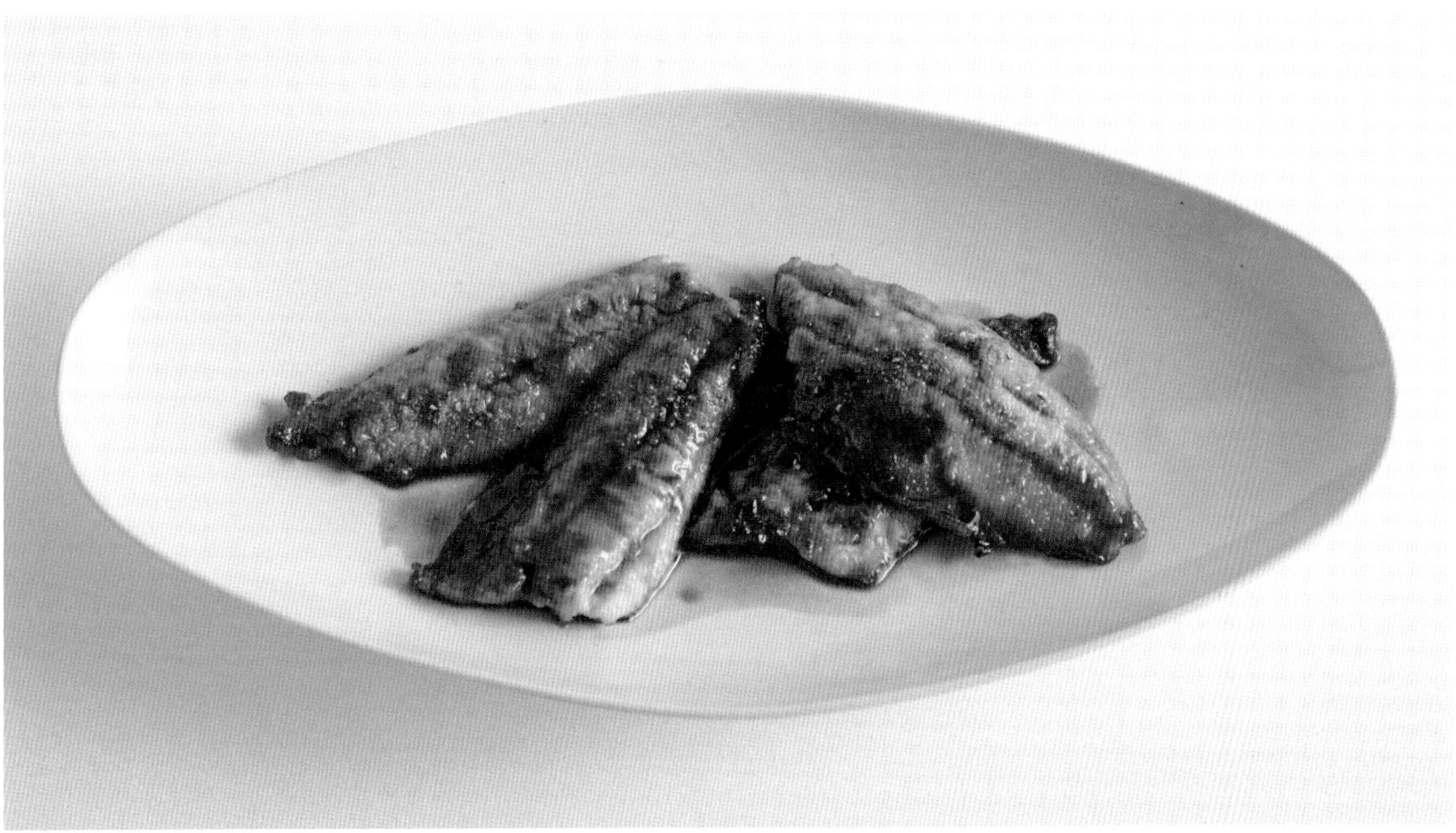

牛肉たっぷりのおかずサラダ。
たまねぎは漬けた酢ごと入れて

クレソンと牛肉のボリュームポテサラ

材料　2〜3人分
クレソン……1束
牛細切れ肉……70g程度
じゃがいも……170g
たまねぎ……1/4個
にんにく……1片
酢……大さじ2
塩麹……大さじ1/2
和辛子（マスタードでも）……小さじ1/3
炒め油……適量
塩・こしょう……各少々
醤油……小さじ1

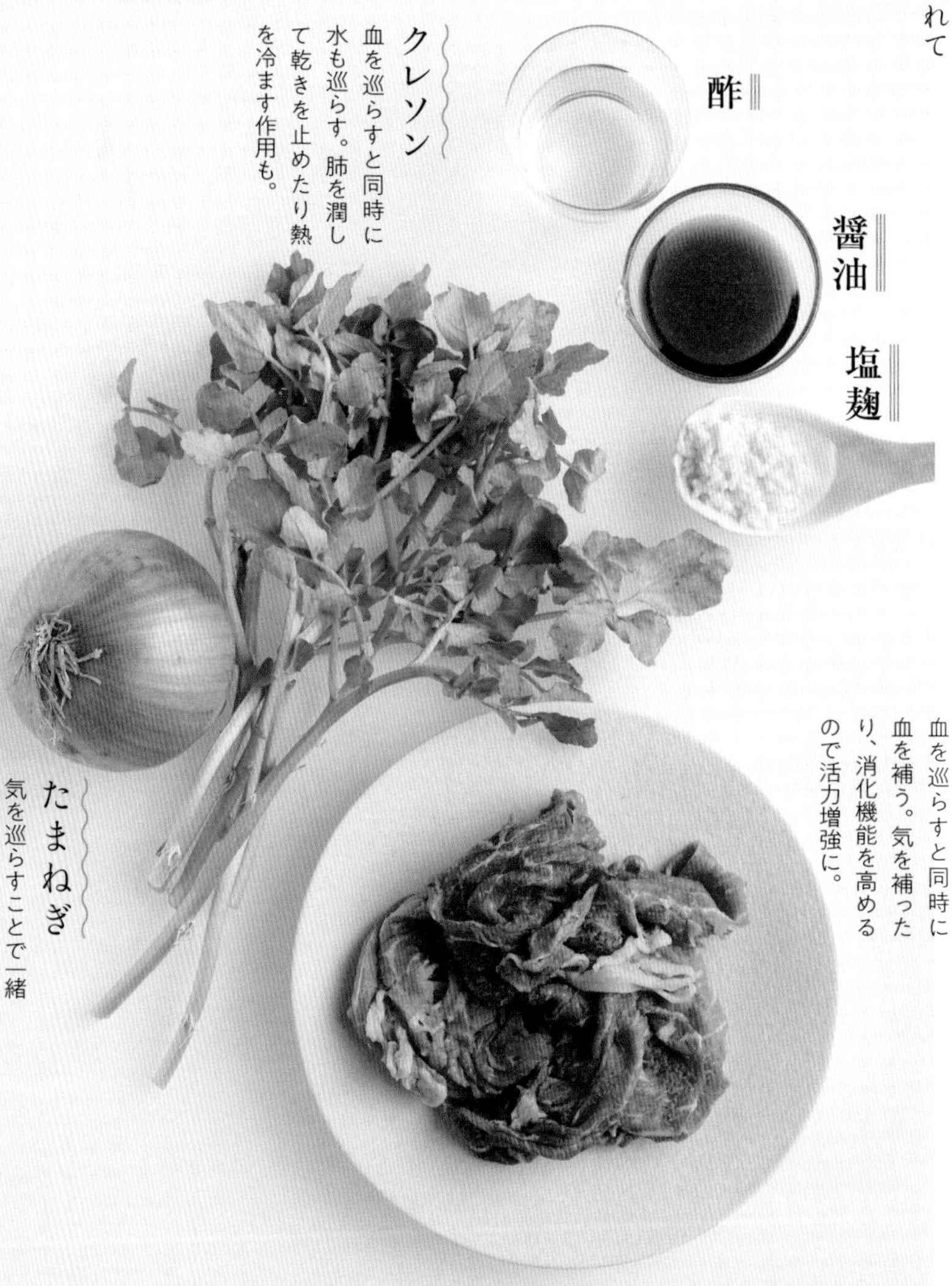

クレソン
血を巡らすと同時に水も巡らす。肺を潤して乾きを止めたり熱を冷ます作用も。

たまねぎ
気を巡らすことで一緒に血の巡りを促す。胃の働きも整えて胃の不快感を取る。

牛肉
血を巡らすと同時に血を補う。気を補ったり、消化機能を高めるので活力増強に。

作り方

1 たまねぎは薄切りにして酢に漬けておく。にんにくは薄切りにする。クレソンは食べやすい長さに切る。

2 じゃがいもは蒸して、熱いうちに皮をむいてつぶし、塩麹、和辛子と1の漬けた酢ごとたまねぎを加えて混ぜ合わせる。

3 フライパンを中火にかけ、油を入れて牛肉とにんにくを炒める。色が変わったら塩・こしょう、醤油で味をつける。

4 2に3とクレソンを合わせてさっと混ぜ合わせる。

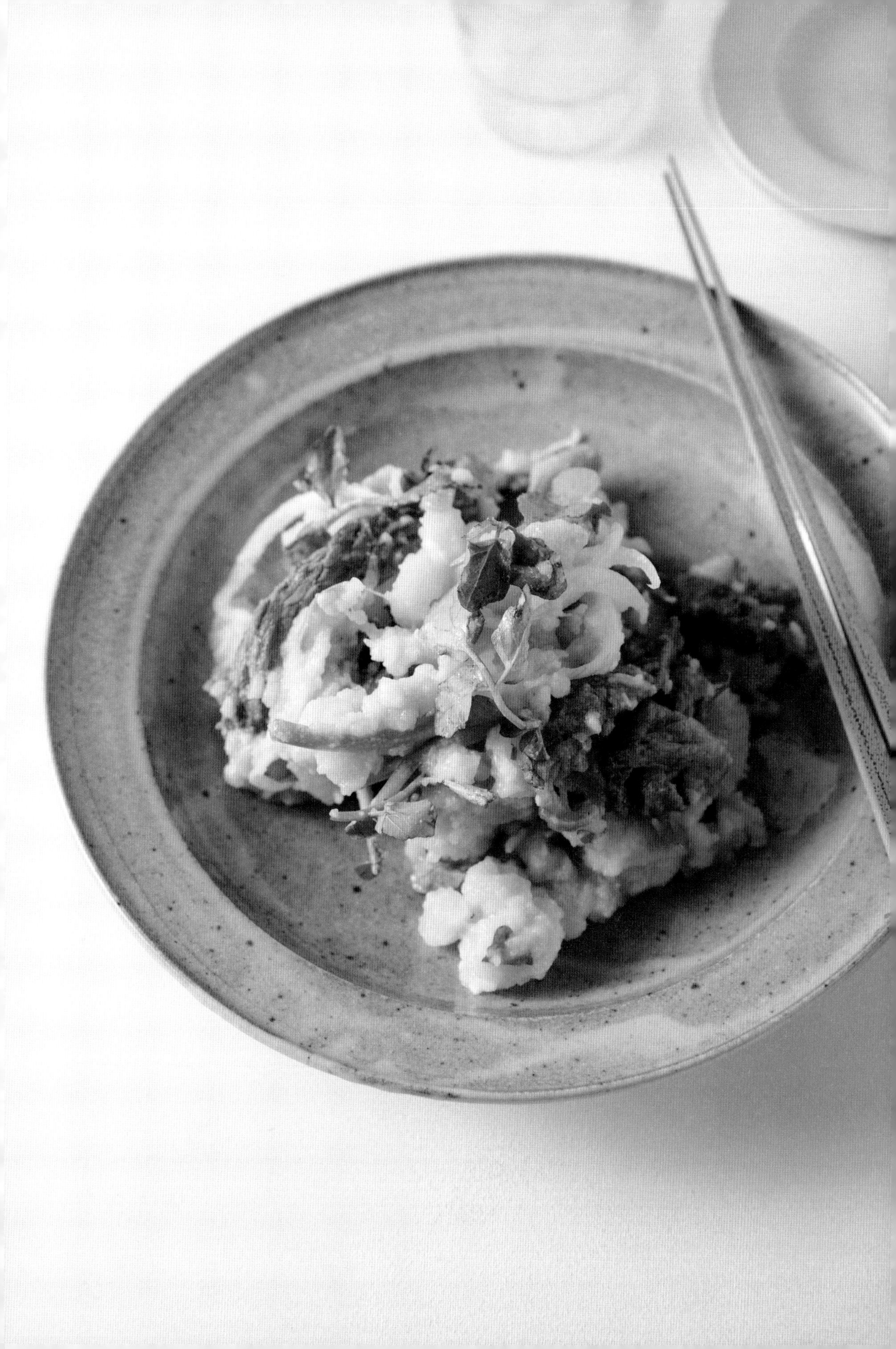

鯖《さば》のビビン竜田

カラっと揚げた鯖に
たっぷりの野菜をからめて

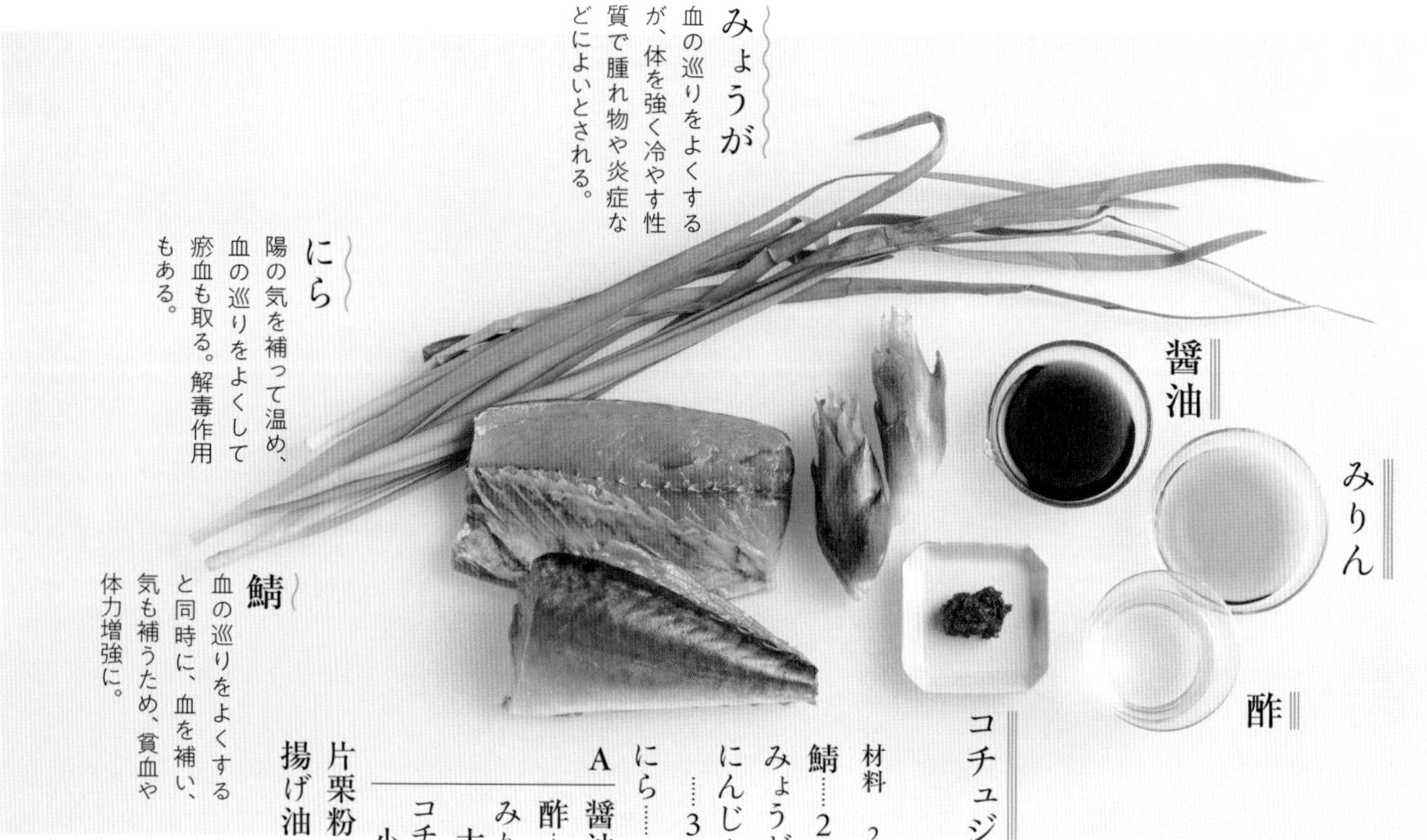
醤油
みりん
酢
コチュジャン
みょうが
血の巡りをよくするが、体を強く冷やす性質で腫れ物や炎症などによいとされる。
にら
陽の気を補って温め、血の巡りをよくして瘀血も取る。解毒作用もある。
鯖
血の巡りをよくすると同時に、血を補い、気も補うため、貧血や体力増強に。

材料　2人分

- 鯖……2切
- みょうが……2本
- にんじん……3cm長さ程度
- にら……2〜3本
- A
  - 醤油……大さじ1
  - 酢……大さじ2/3
  - みりん（煮切る）……大さじ1
  - コチュジャン……小さじ1〜2
- 片栗粉……適量
- 揚げ油……適量

作り方

1 鯖は4〜5cm幅程度に切り、塩少々（分量外）をふってしばらくおき、水気が出たら拭き取る。みょうが、にんじんはせん切り、にらは5cm長さに切る。

2 ボウルにAを合わせ、**1**の野菜を加えてさっと混ぜ合わせる。

3 鯖に片栗粉をまぶして170℃の油で揚げる。器に盛り、**2**をのせる。

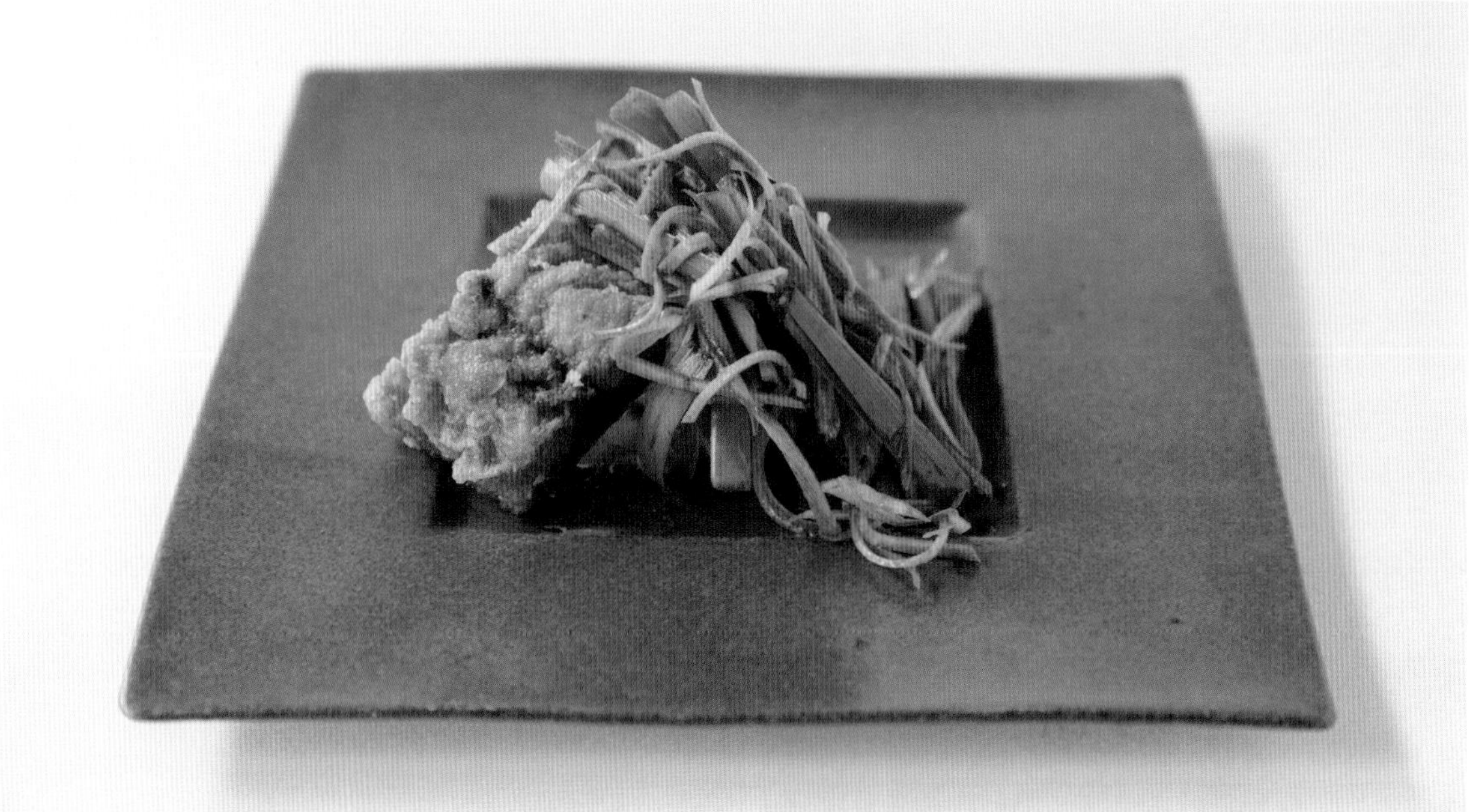

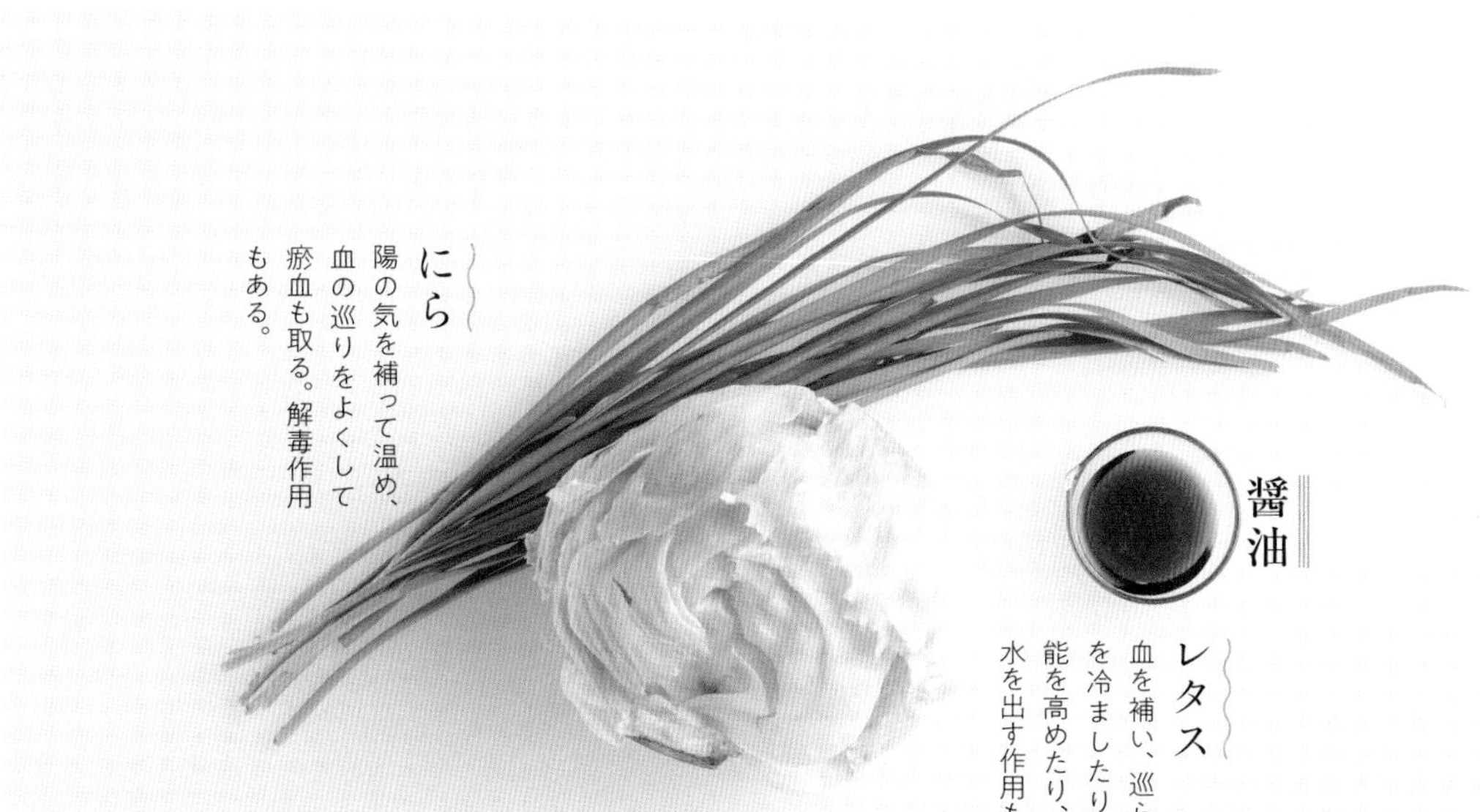

にら

陽の気を補って温め、血の巡りをよくして瘀血も取る。解毒作用もある。

醤油

レタス

血を補い、巡らす。熱を冷ましたり消化機能を高めたり、余分な水を出す作用も。

レタスと豚肉ににらを巻いて
ピリ辛だれでどうぞ

レタスのしゃぶしゃぶ鍋

材料　2人分

レタス……1/2個
豚しゃぶしゃぶ肉……200g
にら……4〜5本
A 醤油……大さじ2
ごま油……大さじ2
一味唐辛子……少々
水……500mℓ
昆布……5cm 1枚
にんにく（すりおろし）……1片
すだち……1/2個

作り方

1 レタスは大きめにちぎる。にらは5cm長さに切る。Aは混ぜ合わせておく。鍋に水と昆布を入れて30分ほどおいておく。

2 昆布水の入った鍋を弱火にかけ、沸いたらレタスとしゃぶしゃぶ肉を加える。肉に火が通ったら、レタスとともににらを巻き、にんにくとAをつけてすだちを絞っていただく。

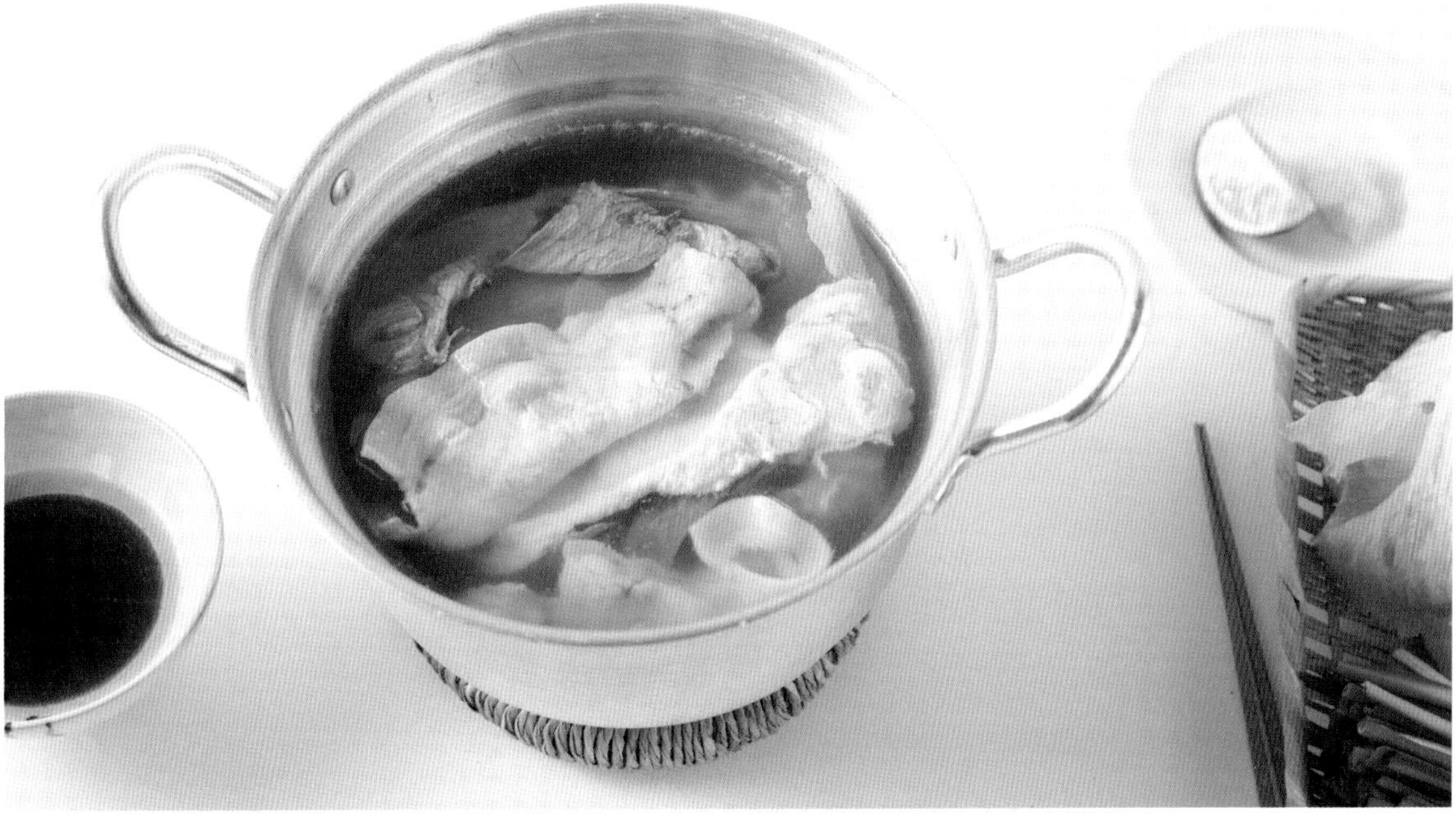

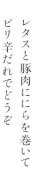

ひと口サイズで箸がすすむ。
お弁当にも重宝

おくらとししとうの肉味噌詰め

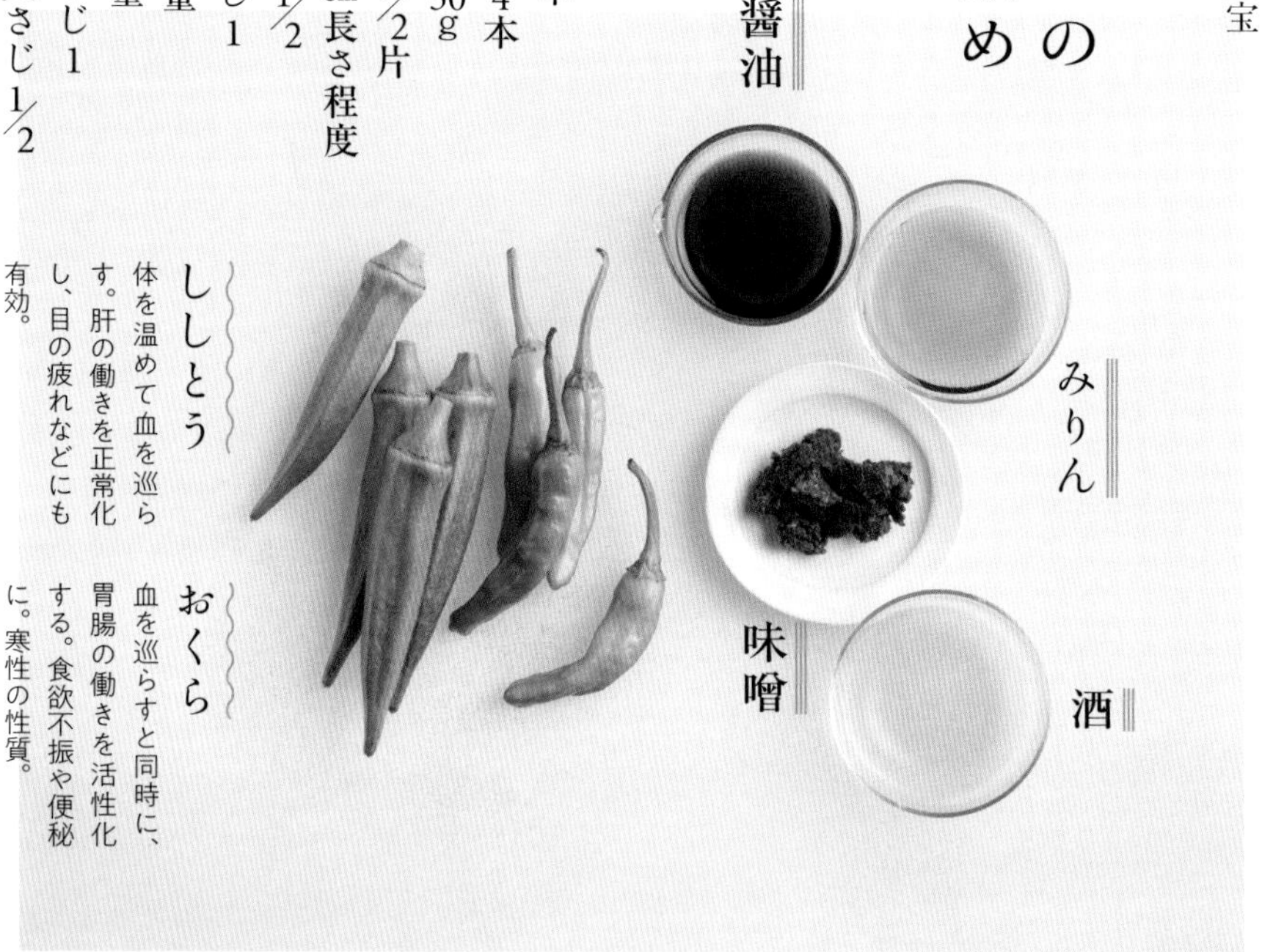

ししとう
体を温めて血を巡らす。肝の働きを正常化し、目の疲れなどにも有効。

おくら
血を巡らすと同時に、胃腸の働きを活性化する。食欲不振や便秘に。寒性の性質。

材料　2人分
おくら……4本
ししとう……4本
豚ひき肉……50g
しょうが……1/2片
長ねぎ……3cm長さ程度
酒…大さじ1/2
味噌…小さじ1
片栗粉…適量
炒め油…適量
A
酒…大さじ1
醤油…大さじ1/2
味噌…小さじ1
みりん……大さじ1

焦がした甘酒の
風味が魅力的

焦がしれんこん炒め

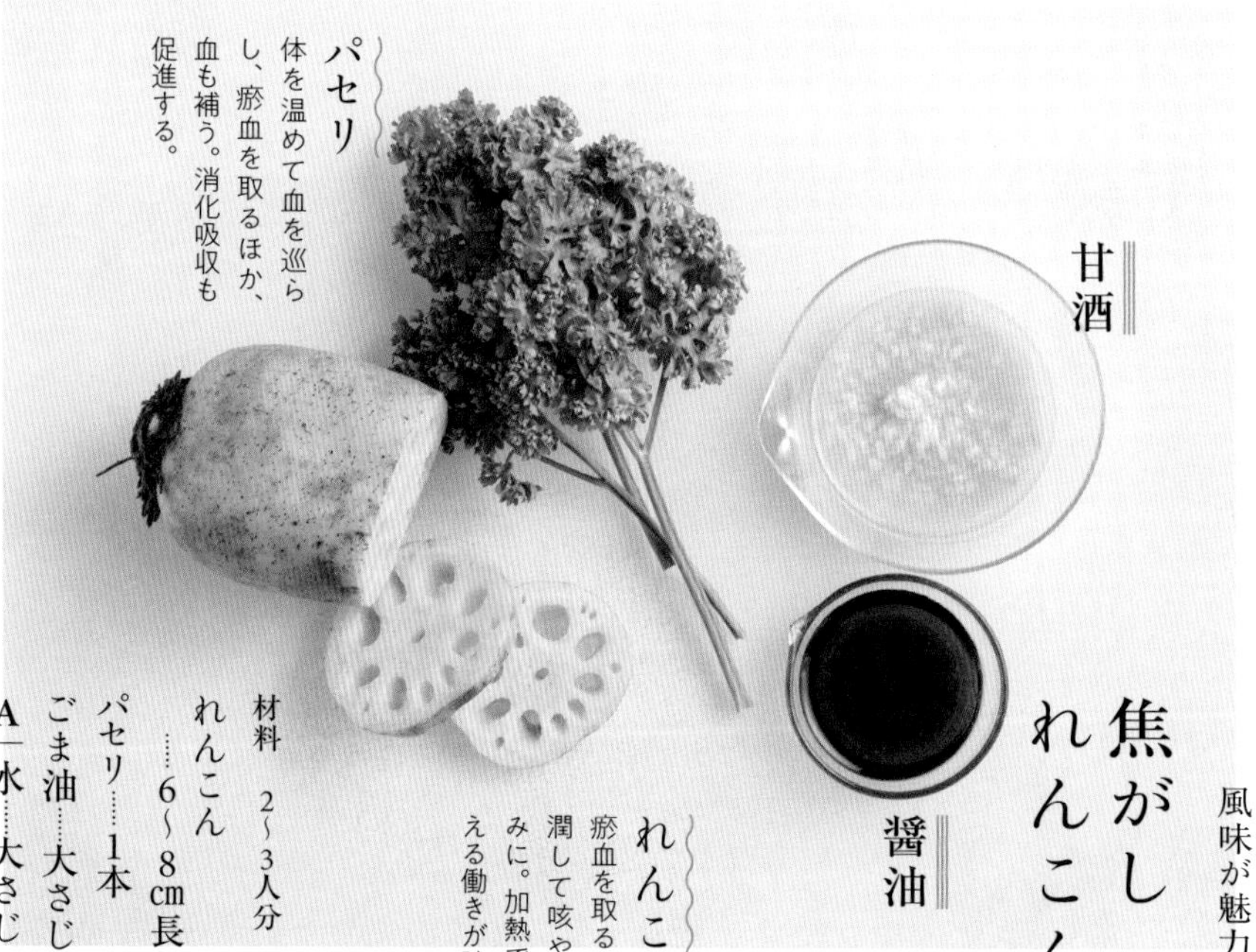

パセリ
体を温めて血を巡らし、瘀血を取るほか、血も補う。消化吸収も促進する。

れんこん
瘀血を取るほか、肺を潤して咳やのどの痛みに。加熱で胃腸を整える働きが強まる。

材料　2～3人分
れんこん
……6～8cm長さ程度
パセリ……1本
ごま油…大さじ1
A
水…大さじ1
醤油…小さじ2
甘酒…大さじ1

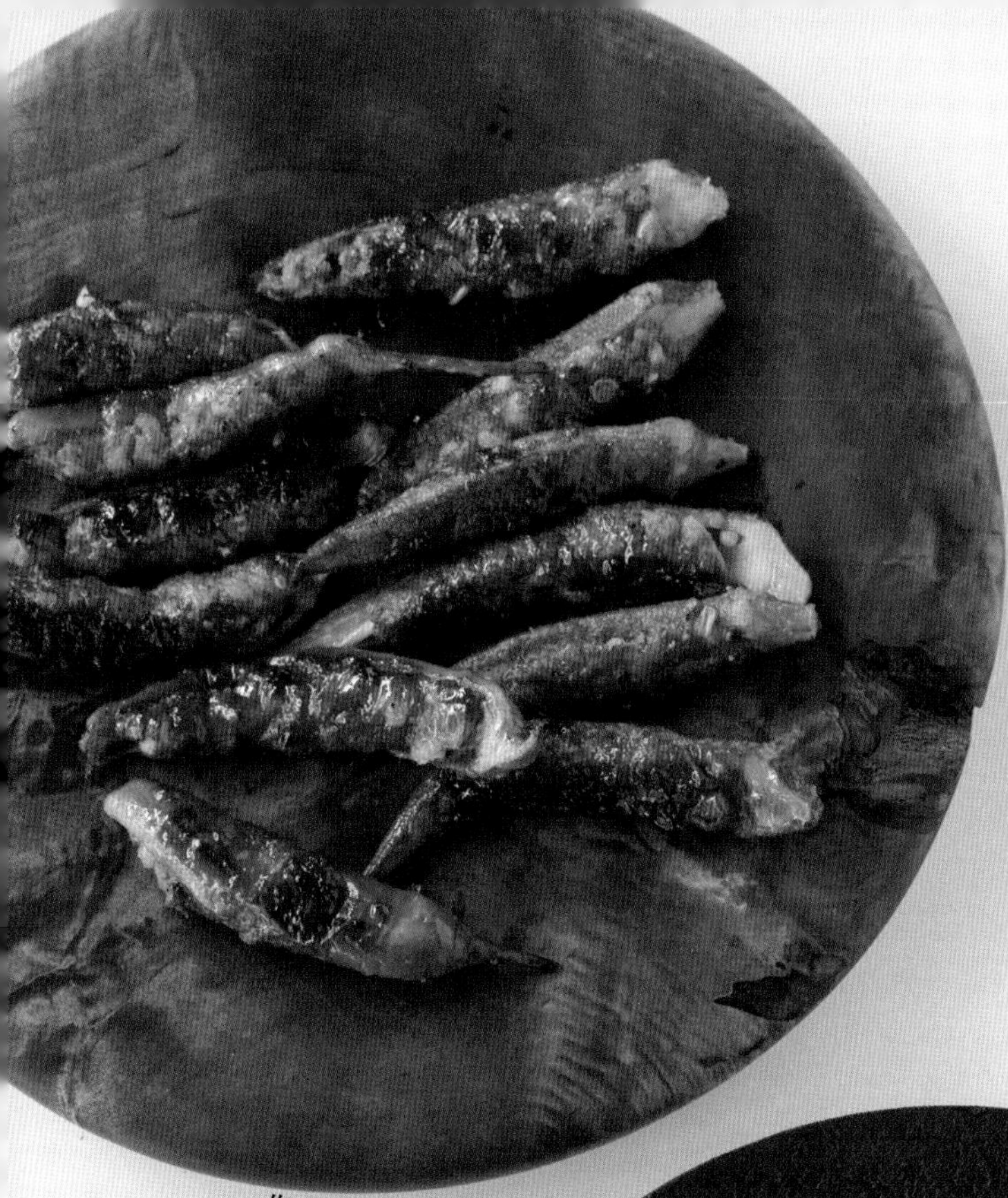

おくらとししとうの肉味噌詰め

作り方

1 おくらはガクを取り、ししとうとともに縦半分に切り、片栗粉を薄くまぶしておく。しょうが、長ねぎはみじん切りにする。

2 ボウルにひき肉、しょうが、長ねぎ、酒、味噌を加えて粘り気が出るまでよく混ぜ、おくらとししとうに詰めて片栗粉をまぶす。

3 中火で温めたフライパンに油を入れ、2を並べる。転がしながら全体に焼き色がついたら、Aを加えてふたをし、蒸し焼きにする。

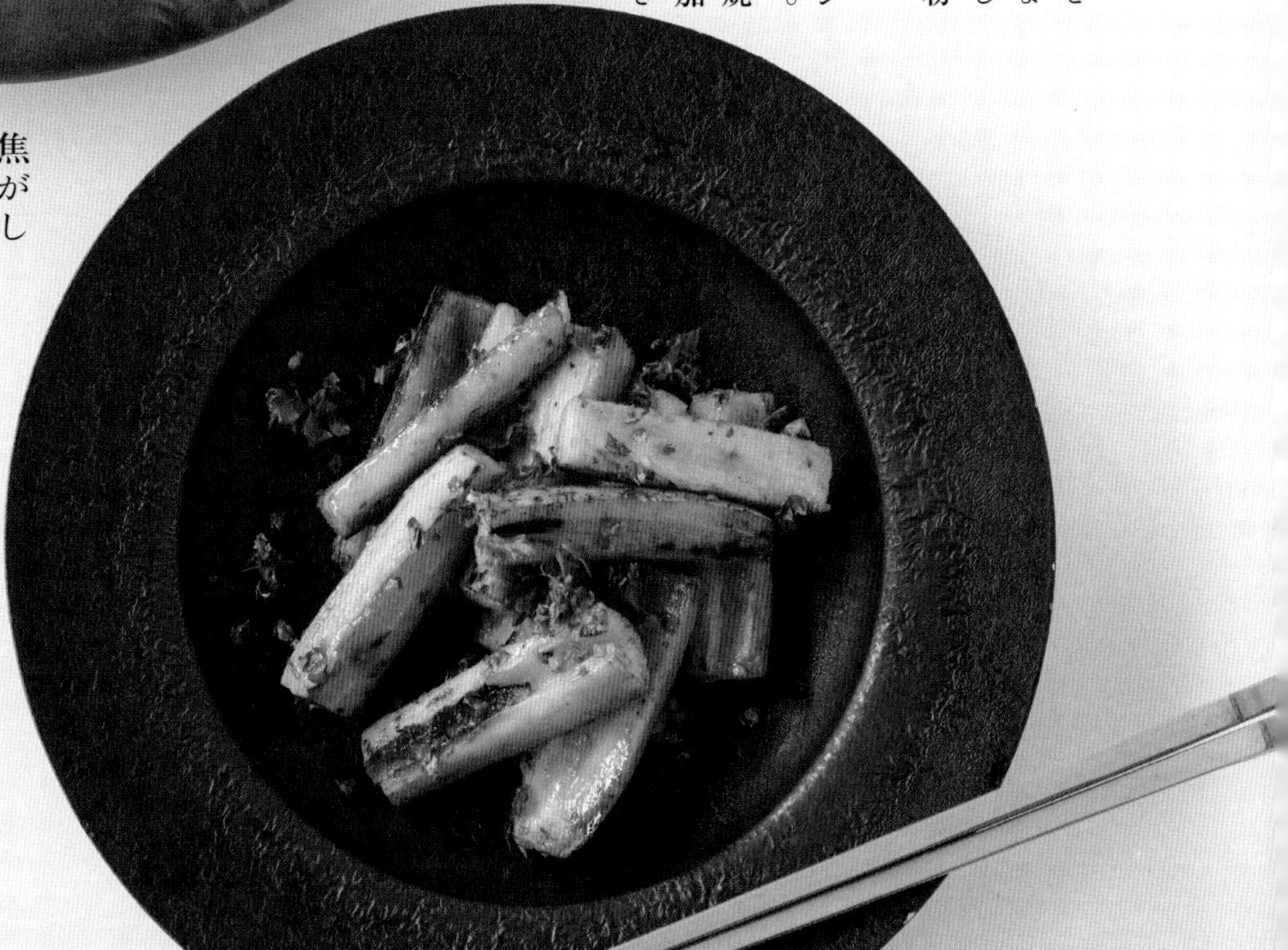

焦がしれんこん炒め

作り方

1 れんこんは3～4㎝長さにしてから縦に棒状に切り、酢水にさらす。パセリはみじん切りにする。

2 フライパンを中火にかけ、ごま油を入れて、水気を切ったれんこんを入れ、焼き色が着いたら裏返す。

3 Aを回し入れ、香ばしい焦げ色がつくまで混ぜずに炒める。パセリを加えてさっと混ぜ合わせる。

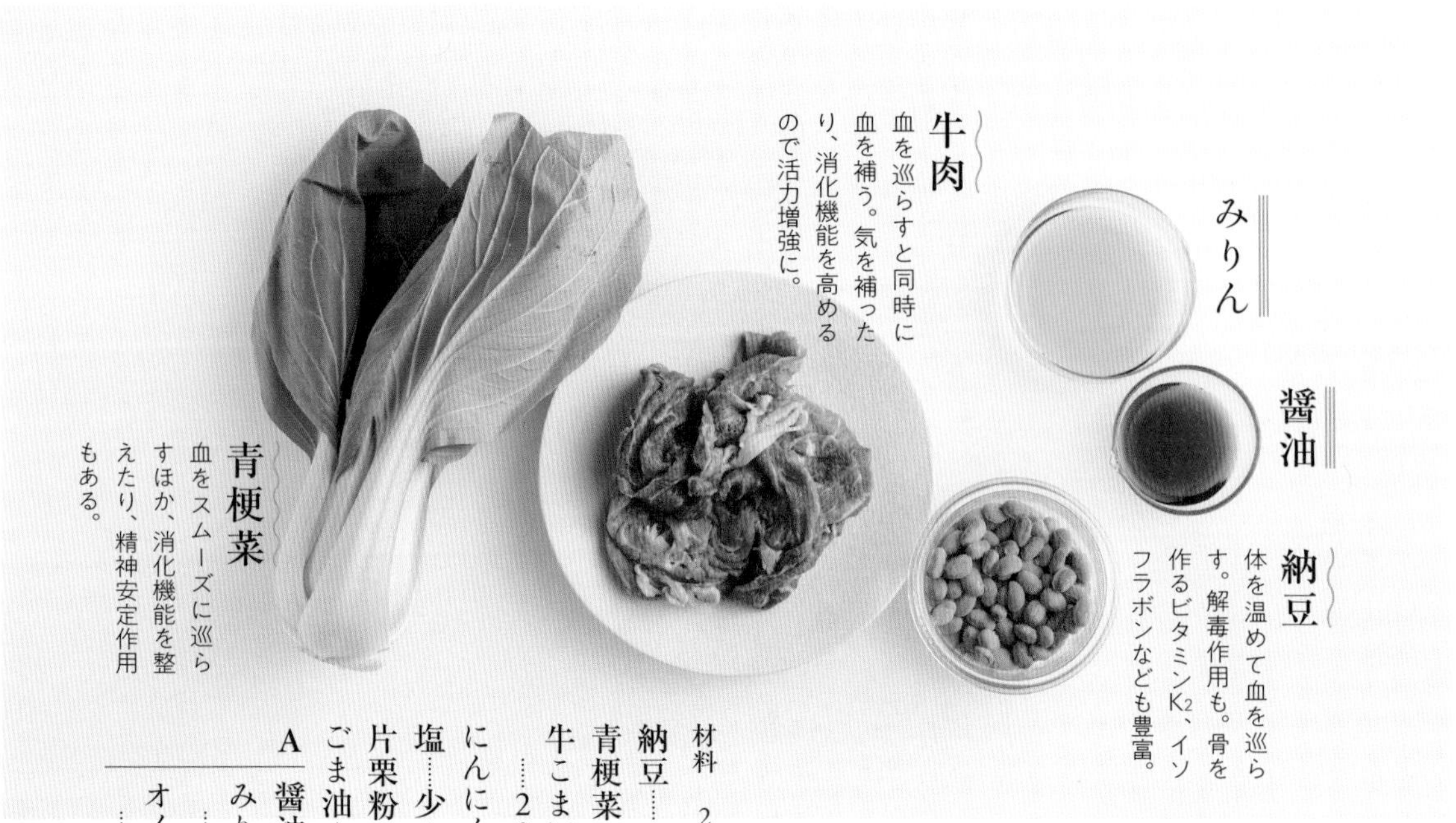
みりん
醤油
納豆
体を温めて血を巡らす。解毒作用も。骨を作るビタミンK2、イソフラボンなども豊富。
牛肉
血を巡らすと同時に血を補う。気を補ったり、消化機能を高めるので活力増強に。
青梗菜
血をスムーズに巡らすほか、消化機能を整えたり、精神安定作用もある。

納豆と青梗菜《ちんげんさい》、牛肉のオイスター炒め

炒めた納豆の風味が際立つ。オイスターでなく醤油麹でも

材料　2〜3人分

納豆……1パック
青梗菜……1株
牛こま切れ肉……200g
にんにく……1片
塩……少々
片栗粉……適量
ごま油……大さじ1
A
醤油……小さじ2
みりん……小さじ2
オイスターソース……小さじ2

作り方

1 青梗菜は葉と茎に分け、葉は縦半分に、茎は4等分にする。牛肉に塩をふり、片栗粉を薄くまぶしておく。にんにくはみじん切りにする。

2 フライパンを中火で熱し、ごま油を入れて青梗菜の茎を炒める。しんなりしたら、牛肉を広げて加え、色が変わったら納豆とにんにく、青梗菜の葉を加えて炒める。

3 Aの調味料を加えてさっと混ぜ合わせて火を止める。

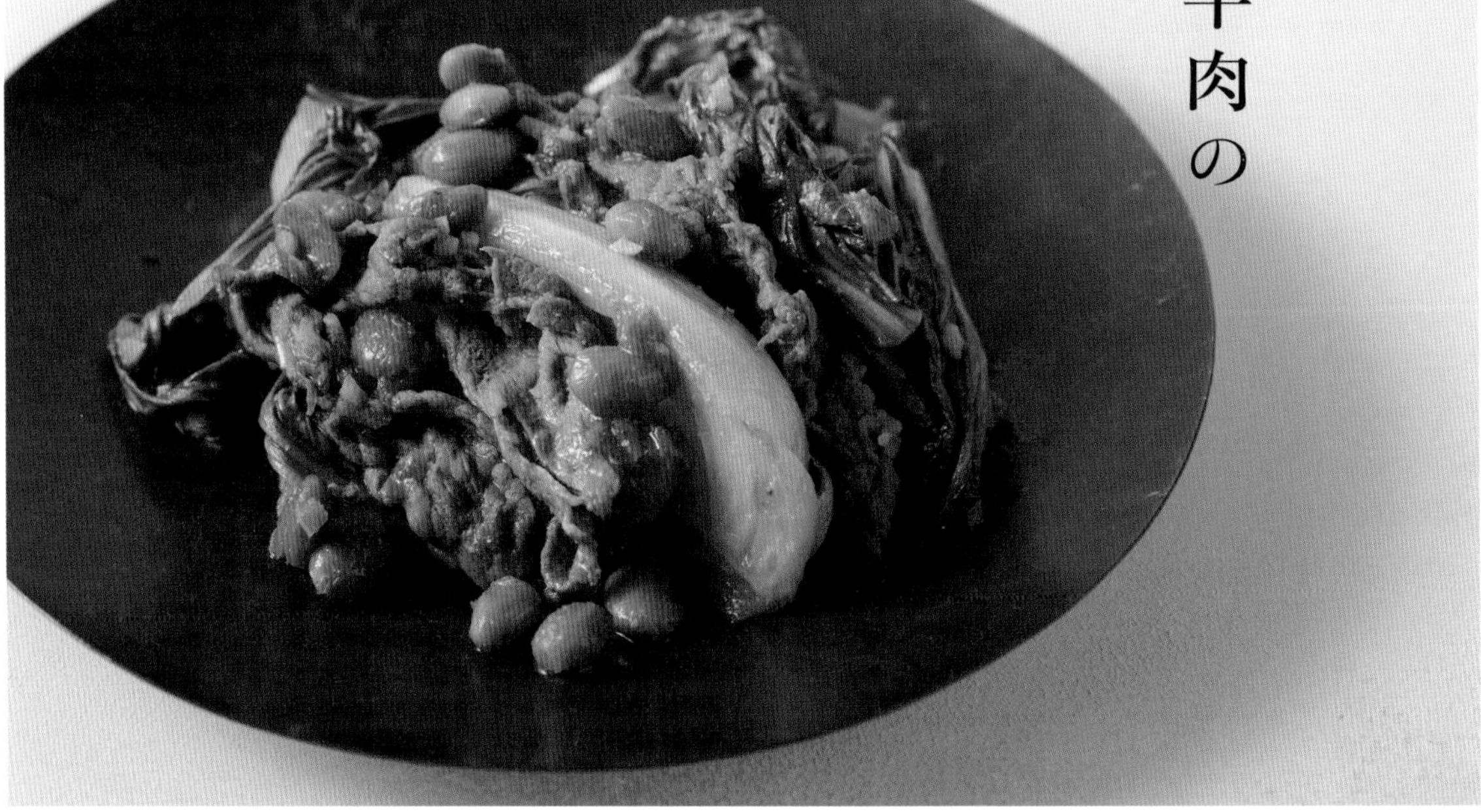

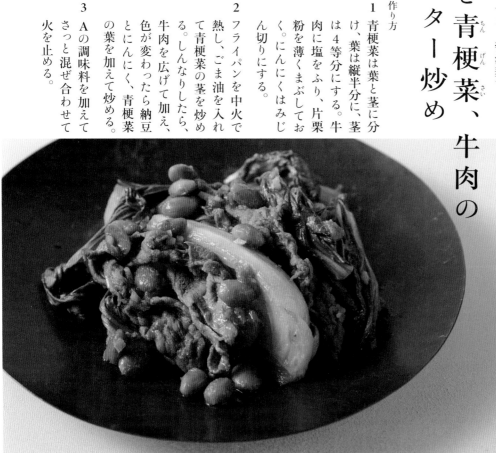

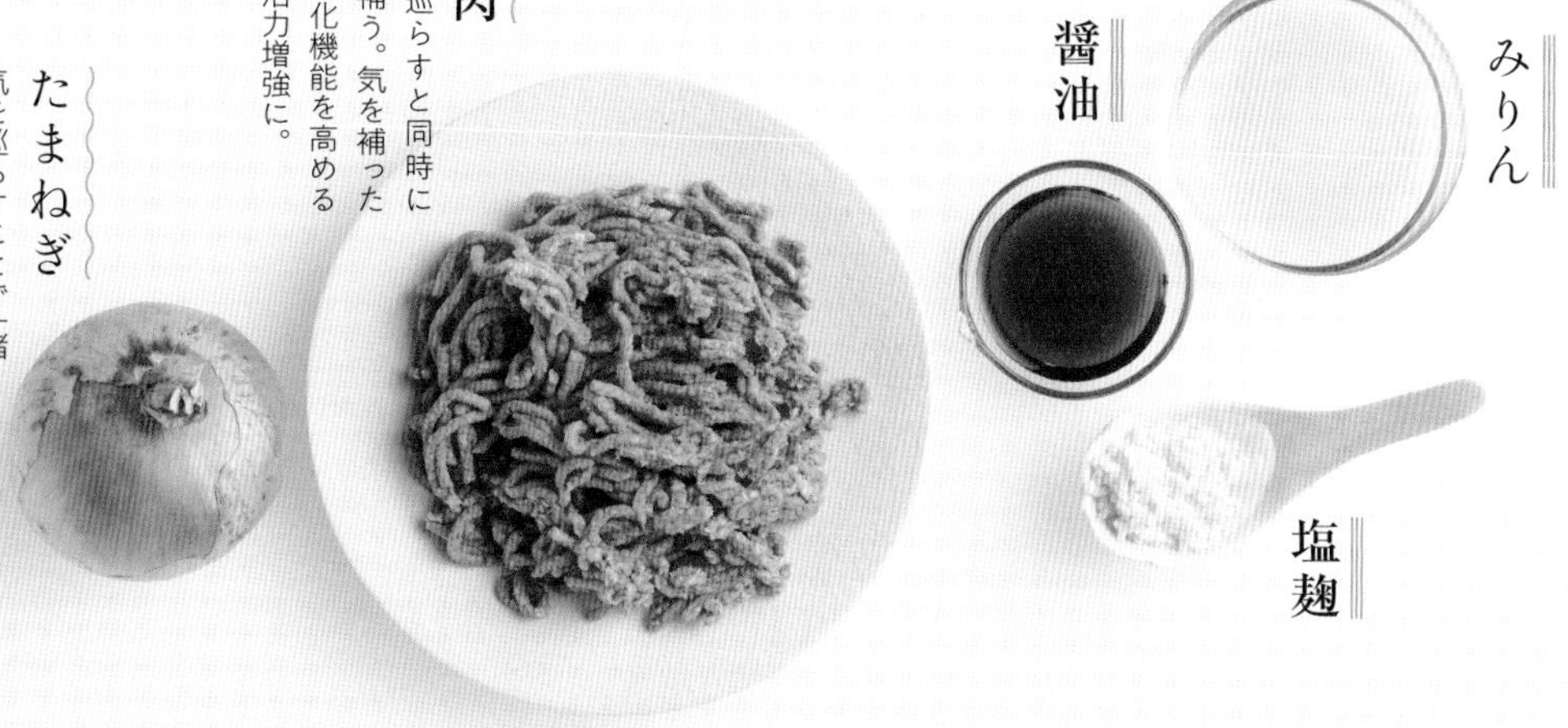

牛肉

血を巡らすと同時に血を補う。気を補ったり、消化機能を高めるので活力増強に。

たまねぎ

気を巡らすことで一緒に血の巡りを促す。胃の働きも整えて胃の不快感を取る。

塩麹、みりんが入った
和風キーマカレー

たまねぎとひき肉のキーマ

材料　2〜3人分

- たまねぎ……1個
- 牛豚合いびき肉……250g
- にんにく……1片
- しょうが……1/2片
- 炒め油……大さじ1
- 赤ワイン……100mℓ
- A
  - カレー粉（ターメリック、クミン、コリアンダー、チリのパウダーをそれぞれ加えても）……大さじ3
  - 塩麹……大さじ1
  - 醤油……大さじ1
  - みりん……小さじ2
- 塩……少々

作り方

1. たまねぎ、にんにく、しょうがはみじん切りにする。
2. フライパンを中火にかけ、油を入れてたまねぎを炒める。
3. たまねぎが飴色になったら、ひき肉、にんにく、しょうがを加えて炒める。
4. 肉に火が通ったら赤ワインを入れ、煮立ったら中弱火にしてAを加え、汁気がなくなるまで20分ほど煮込む。

※好みでゆで卵、ゆでたいんげんを添える。

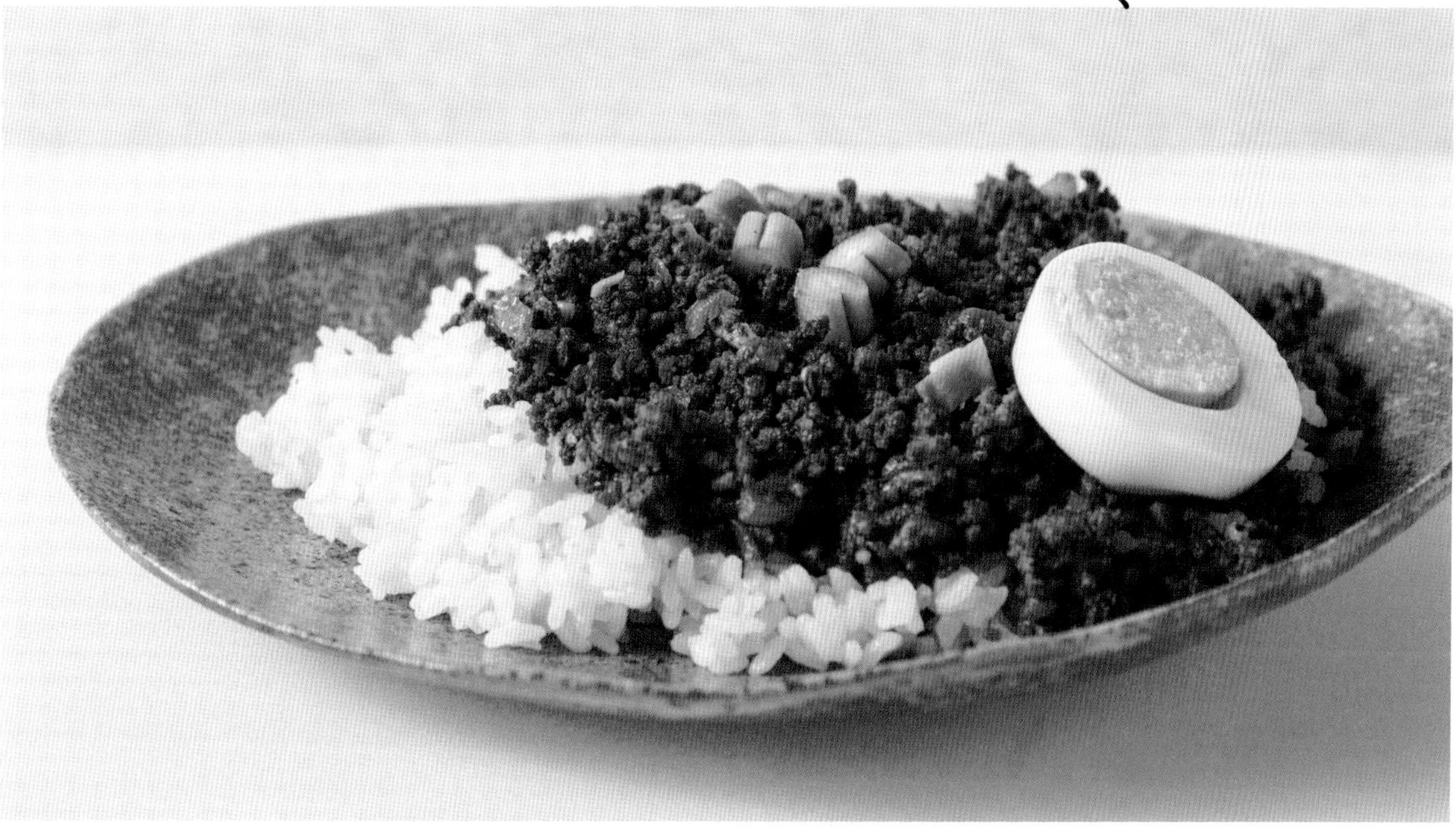

ナンプラー入りの酢醤油で
奥深い味わいに

焼きなすとみょうがのマリネ

材料　2人分
なす……2本
みょうが……2本
A
酢……大さじ1
醤油……大さじ1/2
みりん……小さじ1
ごま油……小さじ1
ナンプラー……小さじ1
柚子こしょう……少々

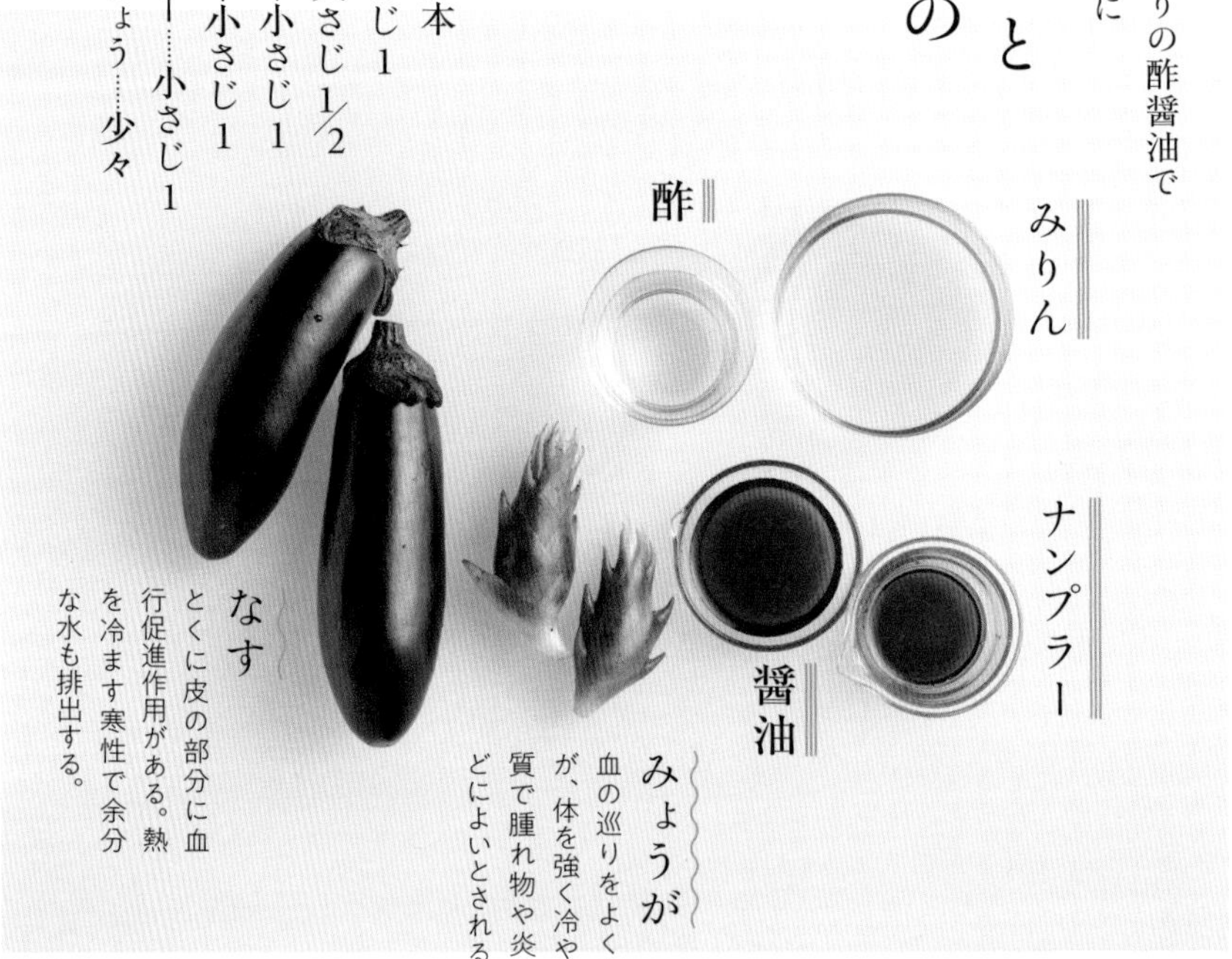
みりん
酢
ナンプラー
醤油
みょうが
血の巡りをよくするが、体を強く冷やす性質で腫れ物や炎症などによいとされる。
なす
とくに皮の部分に血行促進作用がある。熱を冷ます寒性で余分な水も排出する。

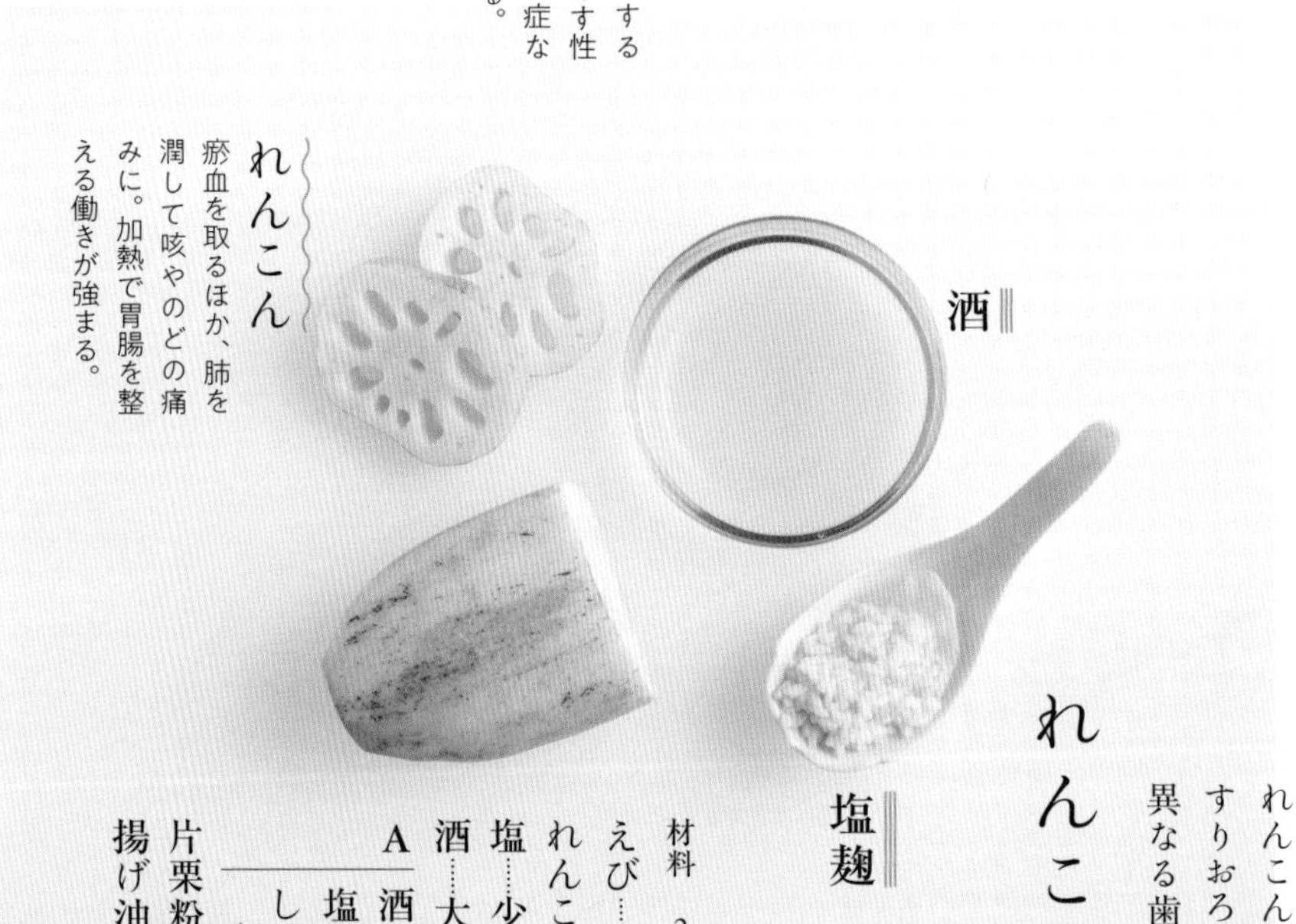
酒
塩麹
れんこん
瘀血を取るほか、肺を潤して咳やのどの痛みに。加熱で胃腸を整える働きが強まる。

れんこんの角切りと
すりおろしで
異なる歯ごたえを楽しむ

れんこんえび団子

材料　2人分
えび……70g
れんこん……100g
塩……少々
酒……大さじ1
A
酒……小さじ1
塩麹……小さじ1
しょうが（すりおろし）……1/3片
片栗粉……適量
揚げ油……適量

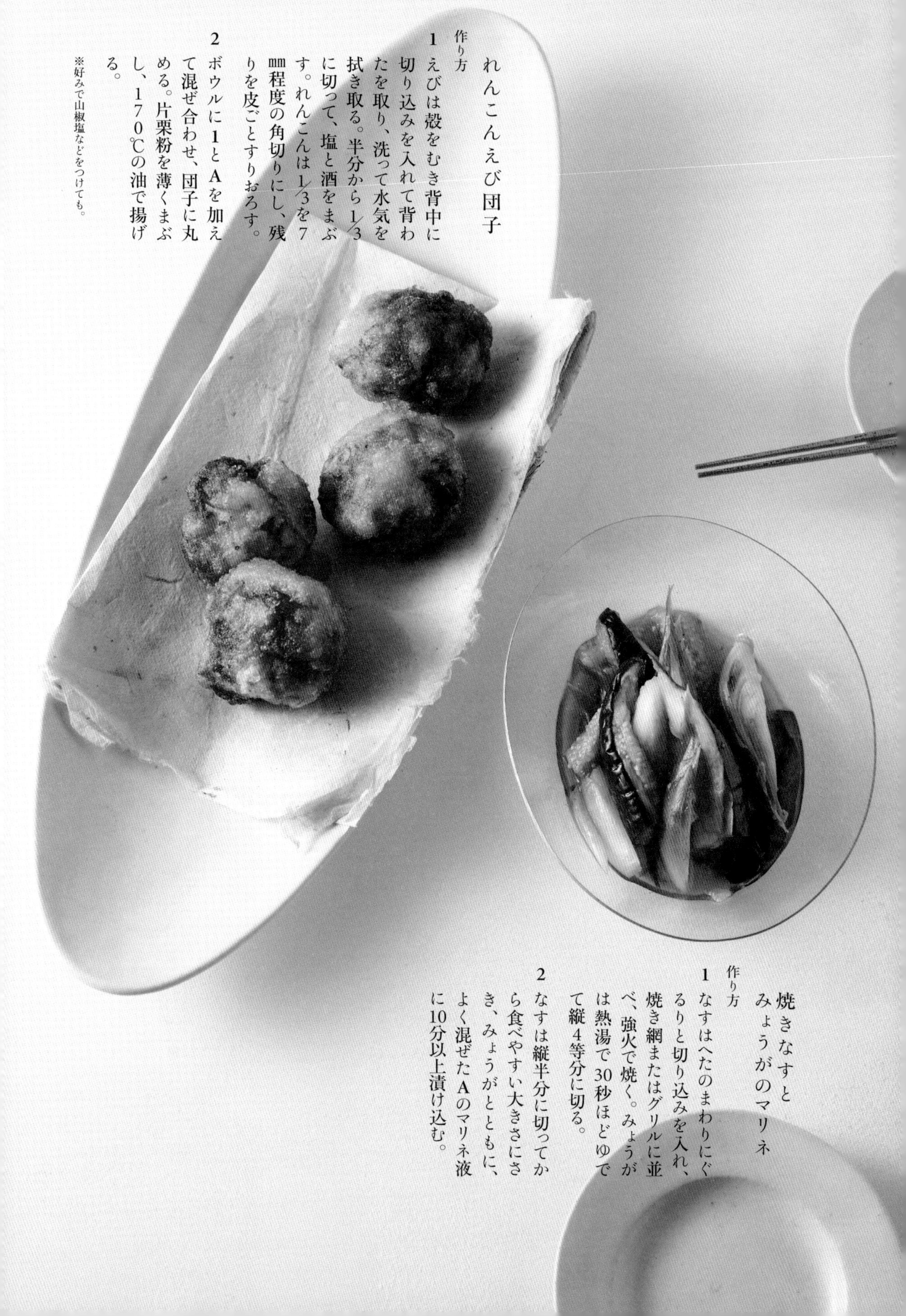

れんこんえび団子

作り方

1 えびは殻をむき背中に切り込みを入れて背わたを取り、洗って水気を拭き取る。半分から1/3に切って、塩と酒をまぶす。れんこんは1/3を7㎜程度の角切りにし、残りを皮ごとすりおろす。

2 ボウルに**1**と**A**を加えて混ぜ合わせ、団子に丸める。片栗粉を薄くまぶし、170℃の油で揚げる。

※好みで山椒塩などをつけても。

焼きなすとみょうがのマリネ

作り方

1 なすはへたのまわりにぐるりと切り込みを入れ、焼き網またはグリルに並べ、強火で焼く。みょうがは熱湯で30秒ほどゆでて縦4等分に切る。

2 なすは縦半分に切ってから食べやすい大きさにさき、みょうがとともに、よく混ぜた**A**のマリネ液に10分以上漬け込む。

ホクホクの栗と骨付き鶏肉の
うま味がしみ込んで

栗と黒米、鶏の中華粥《がゆ》

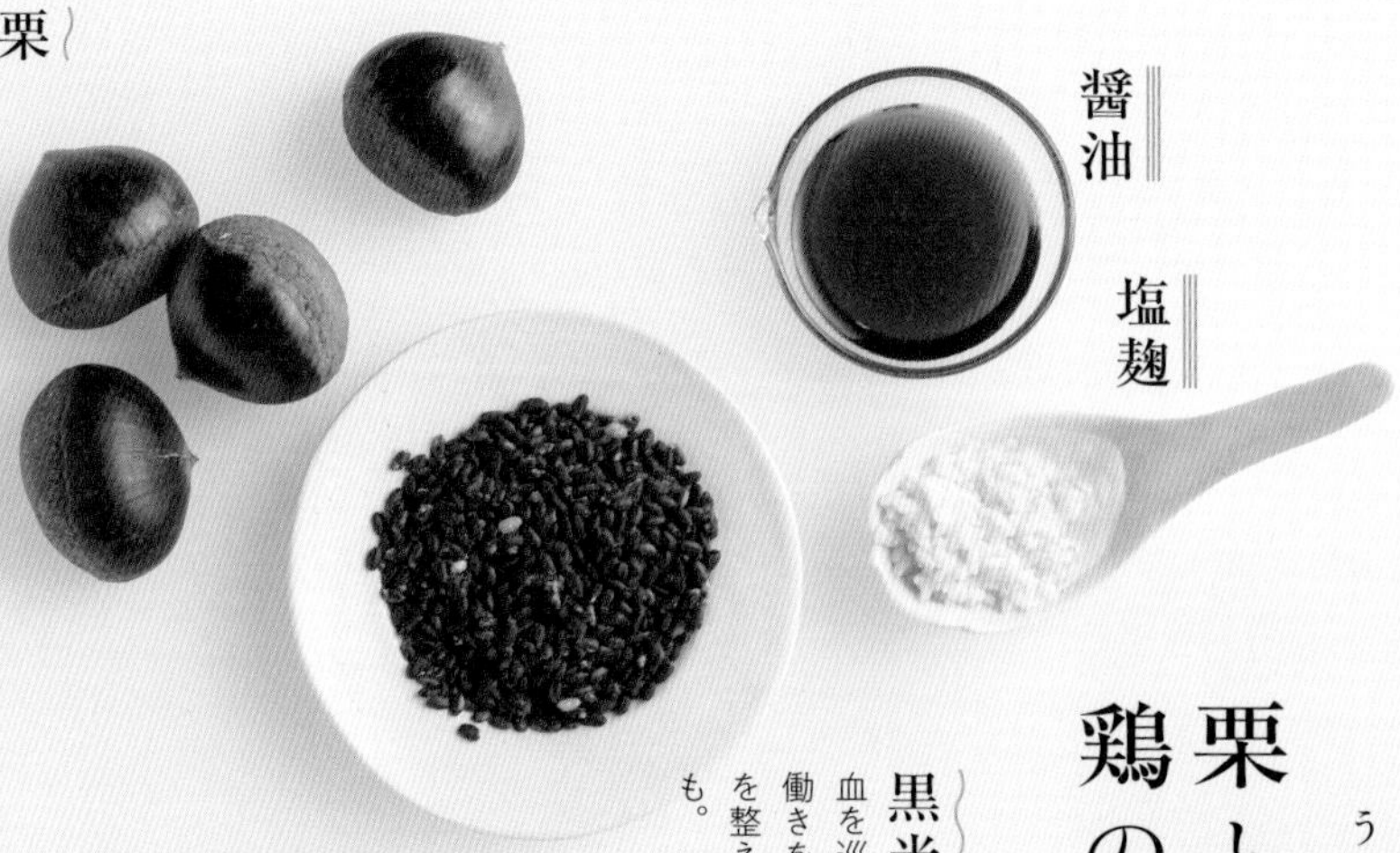

醤油

塩麹

黒米
血を巡らし、腎や肺の働きを補い、消化機能を整える。老化防止にも。

栗
血を巡らし、消化器を整え、腎を補い、咳を止め、脳を活性化し、足腰を強化する。

材料　2人分

栗……4個
黒米……大さじ3
米……1/2カップ
骨付き鶏もも肉……100g
しょうが……1/2片
塩麹……小さじ1
ごま油……大さじ1
熱湯……500mℓ～
塩・醤油……各少々

作り方

1 栗は鬼皮と薄皮をむいて水にさらす。黒米と米は洗ってざるにあげる。鶏肉は塩麹をまぶして15分おく。しょうがはせん切りにする。

2 厚手の鍋を中火にかけてごま油を入れ、鶏肉の皮目を下にして並べる。皮がパリッと焼けたら残りの1を加え、強火で炒める。油がなじんだら熱湯を入れてふたをし、沸いたら弱火にして30分ほど煮込み（途中水分がなくなってきたら熱湯を足す）、塩と醤油で味を調える。鶏肉を骨から外してほぐす。

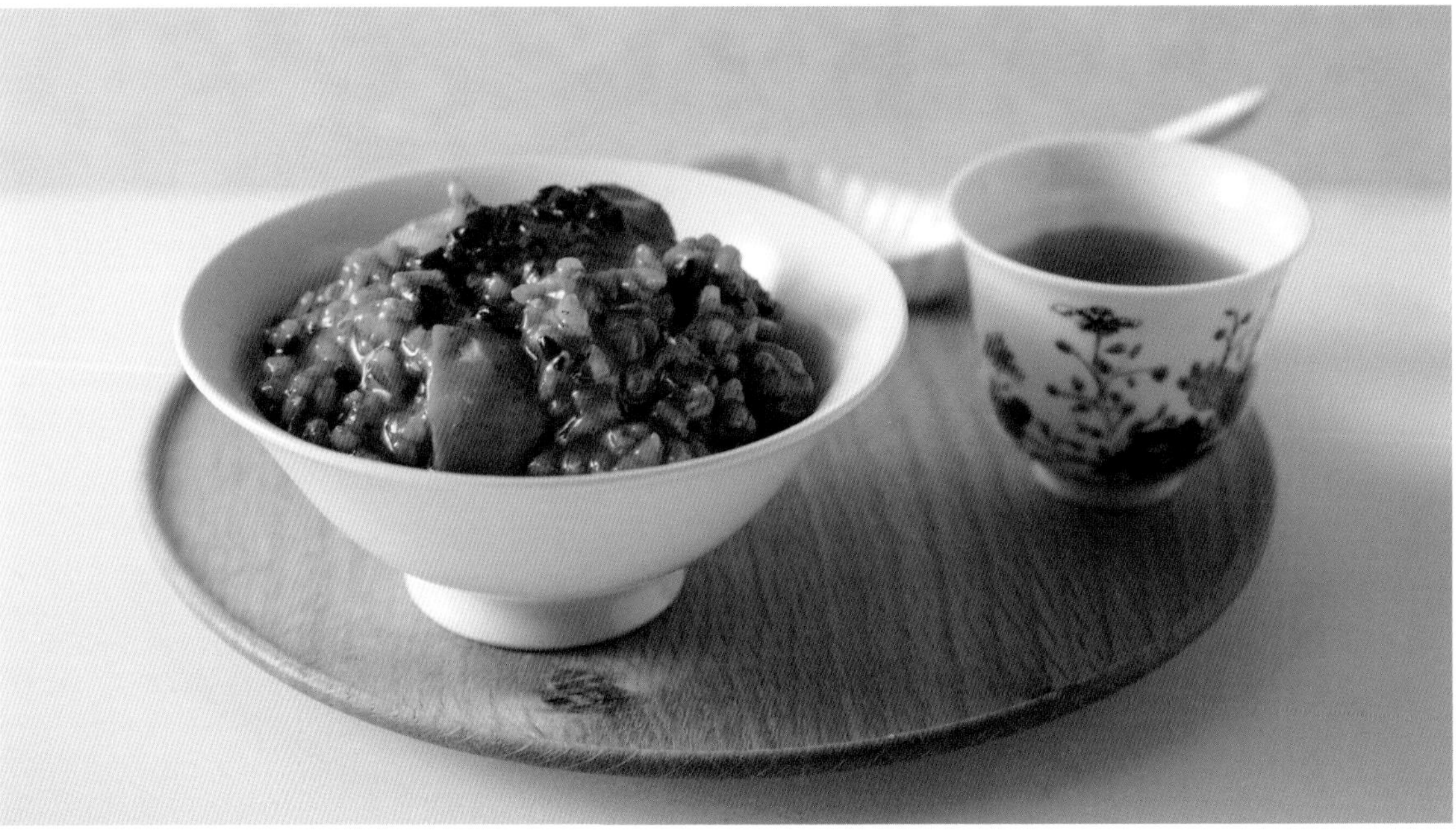

さわやかな香りが後を引く
ごはんのおとも

保存食［保存期間…冷蔵で２週間］

三つ葉味噌

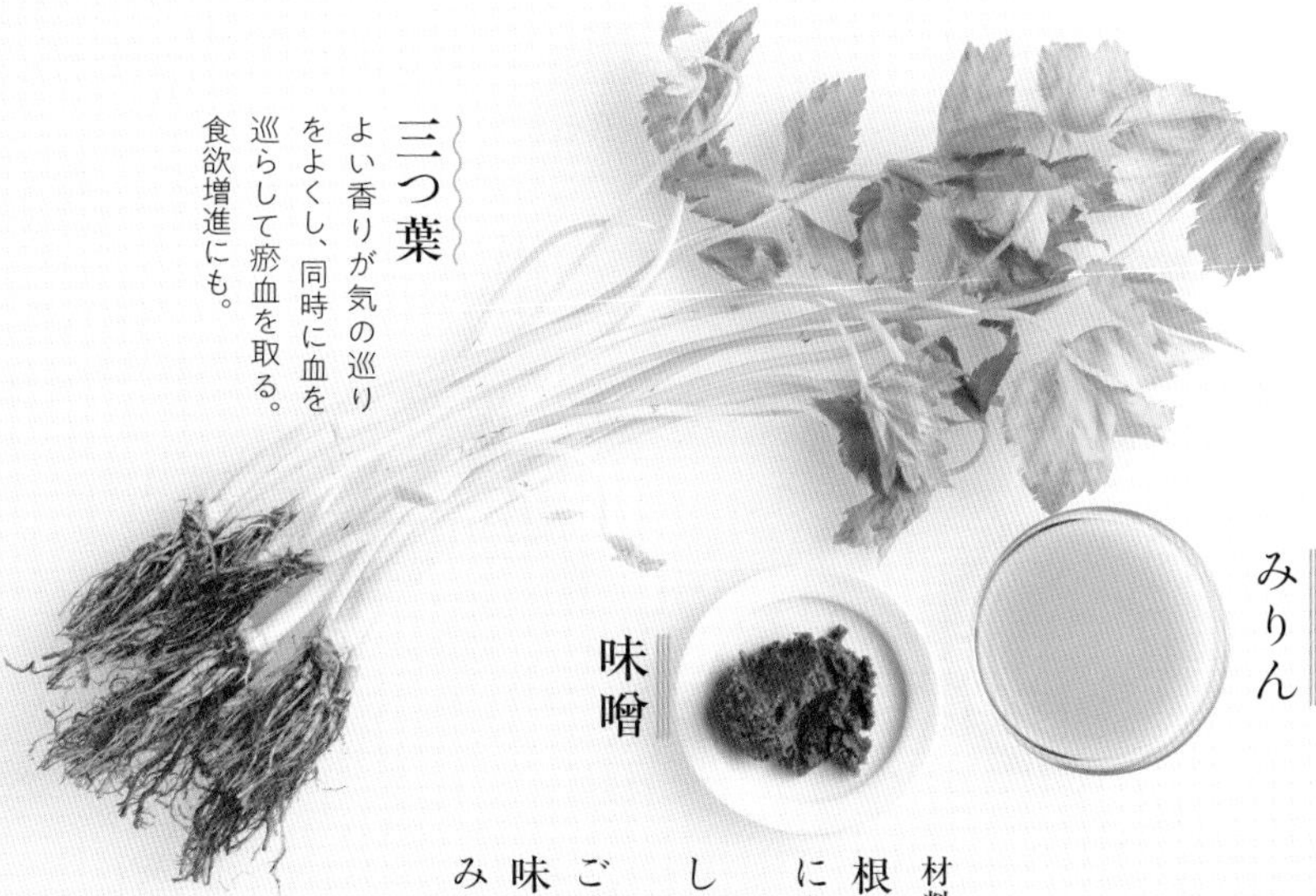
三つ葉
よい香りが気の巡りをよくし、同時に血を巡らして瘀血を取る。食欲増進にも。
みりん
味噌

材料　作りやすい分量

根三つ葉……1/2束
にんにく（すりおろし）……少々
しょうが（すりおろし）……少々
ごま油……適量
味噌……大さじ2
みりん……大さじ1

作り方

1 三つ葉は茎は小口切り、葉はみじん切りにする。

2 フライパンを中弱火にかけ、ごま油を入れて1とにんにく、しょうがを加えて炒める。しんなりしたら味噌とみりんを加えて手早く混ぜ合わせる。煮沸消毒した保存容器に移す。

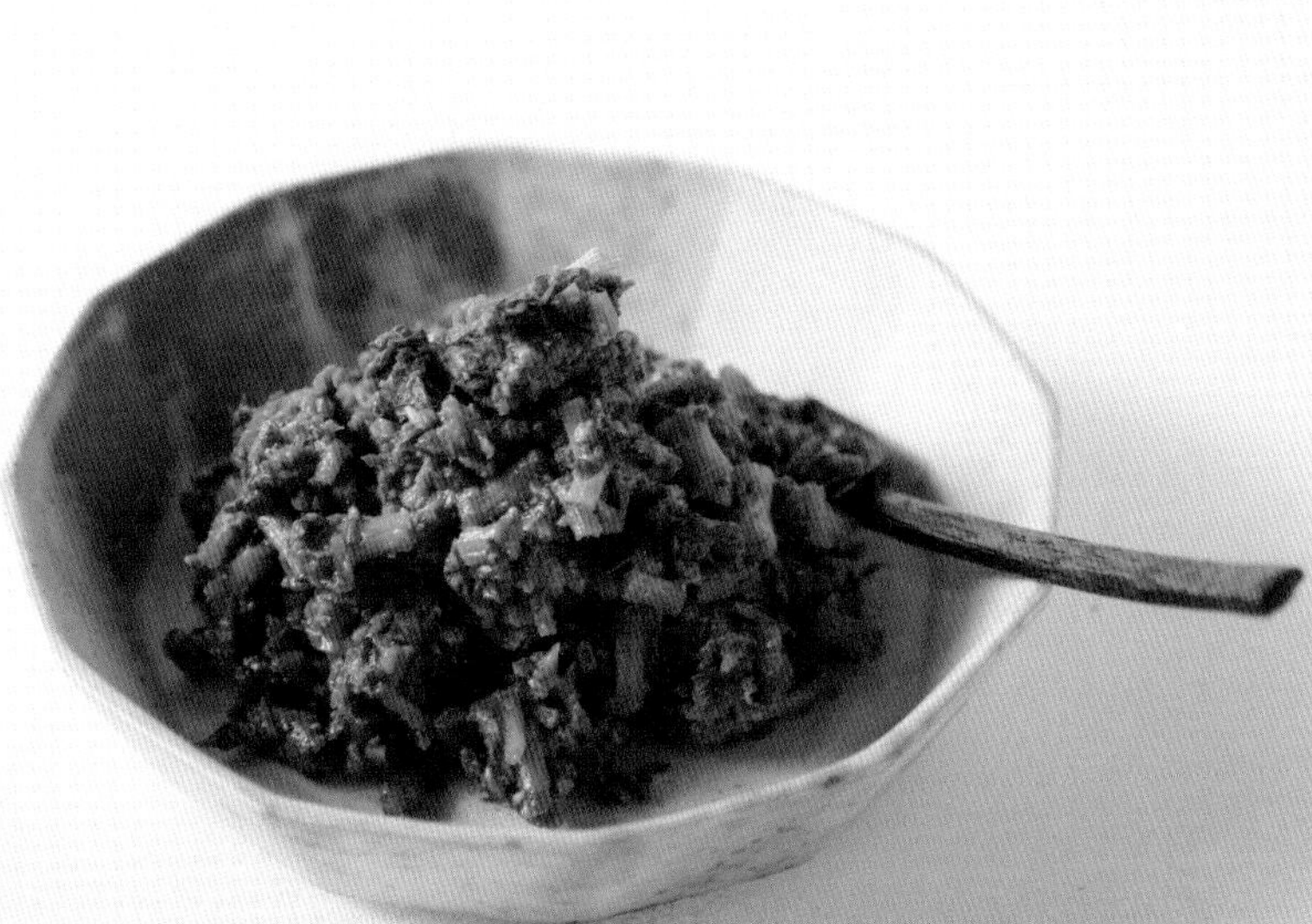

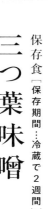

水を巡らす

体は60%が水分といわれるように、リンパ液や唾液、汗や尿などたくさんの体液を含みます。こうした体内のあらゆる水分のことを中医学では水《すい》＝津液《しんえき》といいます。津液は肌やのどを潤したり、熱を冷ましたり、関節を滑らかにするなどの働きがあります。

体にとって不可欠な水ですが、湿度の高い環境で暮らす日本人は、余分な水分を溜め込みやすい人が多いのです。その結果、冷えやむくみ、足のつり、頭痛や肩こり、腰痛などを起こしやすくなります。また、過剰な水分は胃腸の働きを悪くするため、消化吸収力が低下し、食欲不振や消化不良などの一因に。水のたまりやすい人は、右のリストにあるような、できるだけ水を巡らして排泄する食材をとるようにしましょう。水を巡らす食材には体を冷やすものが多いのですが、発酵調味料を上手に使うことで、バランスをとることができます。

代表的な食材

大麦
玄米
はとむぎ
春雨
小豆
緑豆
黒豆
そらまめ
かぼちゃの種
落花生
アスパラガス
いんげん
枝豆
きゅうり
グリーンピース
クレソン
香菜
白瓜
セロリ
せり
ぜんまい
高菜
冬瓜
とうもろこし
なす
白菜
もやし
レタス
わさび
スイカ
すもも
ぶどう
マンゴー
メロン
あおさ
昆布
海苔
わかめ
あさり
はまぐり
あゆ
鯉
白魚
すずき
鯛
はも
烏龍茶
紅茶
ココア
コーヒー
プーアール茶
など

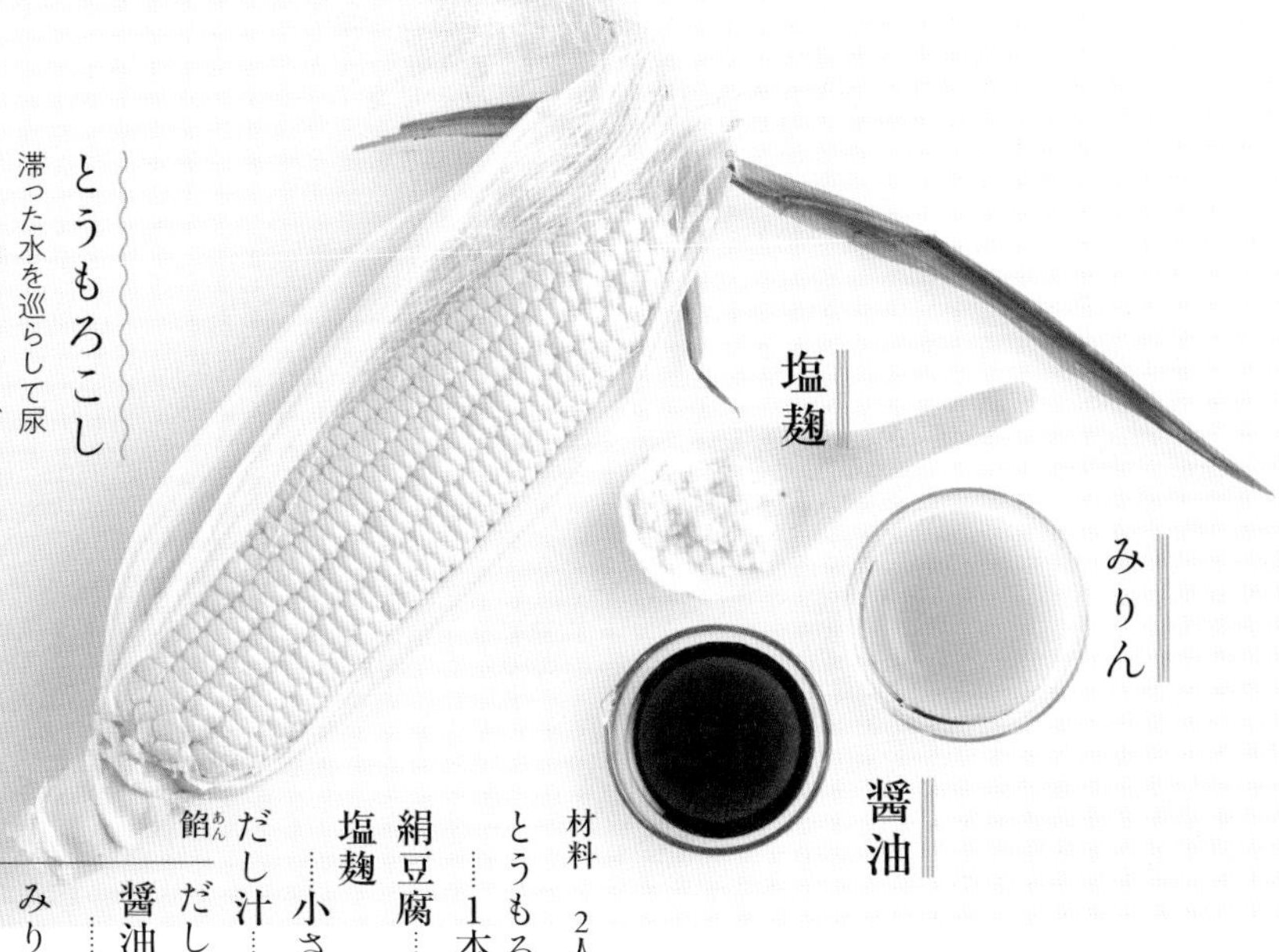

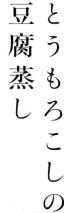

シンプルな味つけでも
塩麹が素材の甘味を引き立てる

とうもろこしの豆腐蒸し

材料　2人分

とうもろこし……1本
絹豆腐……100g
塩麹……小さじ1と1/2
だし汁……60mℓ
餡《あん》
　だし……80mℓ
　醤油……小さじ2
　みりん……小さじ2
片栗粉……小さじ1
（倍量の水で溶く）

作り方

1 とうもろこしは塩ゆでして実を削ぐ。
2 1と豆腐、塩麹、だし汁を合わせてミキサーにかける（飾り用に実を少し取っておく）。
3 耐熱容器に2を注ぎ、蒸気の上がった蒸し器にかけて中火で5〜6分蒸す。
4 餡《あん》の材料を中火にかけ、沸いたら水溶き片栗粉を加える。
5 3に4の餡をかけ、とうもろこしの実を飾る。

とうもろこし
滞った水を巡らして尿として排出する。ひげは漢方薬なので、ぜひ料理やお茶に。冷やしも温めもしない平性。

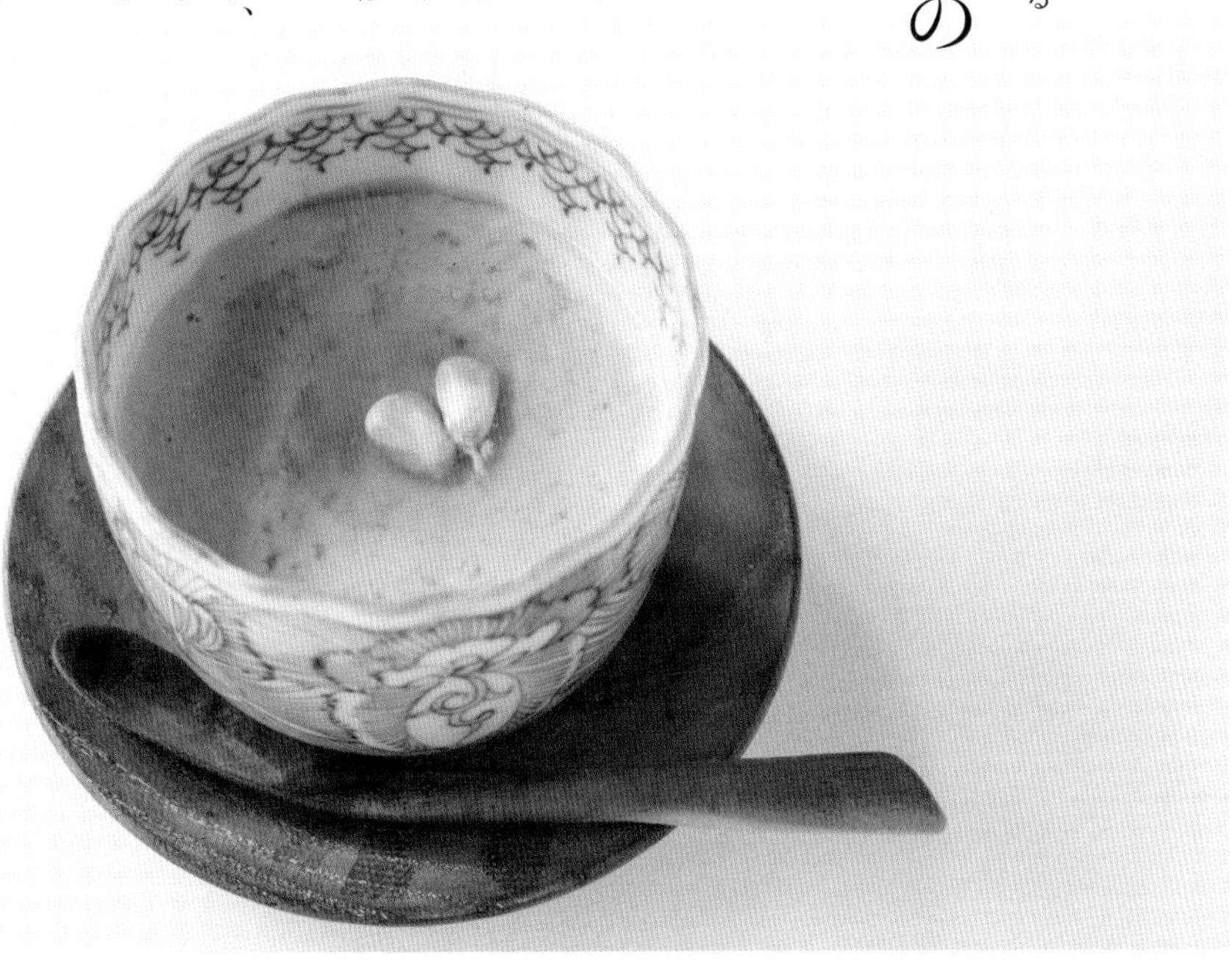

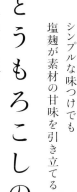

体を冷やす冬瓜は
発酵調味料としょうがで温める

冬《とう》瓜《がん》のエスニックスープ

材料　2〜3人分
冬瓜……400g
春雨……20g
しょうが……5g程度
黒きくらげ（大）……1枚
豚薄切り肉……70g
ごま油……適量
だし汁……300mℓ
A　塩……少々
　黒酢……小さじ2
　ナンプラー……小さじ2

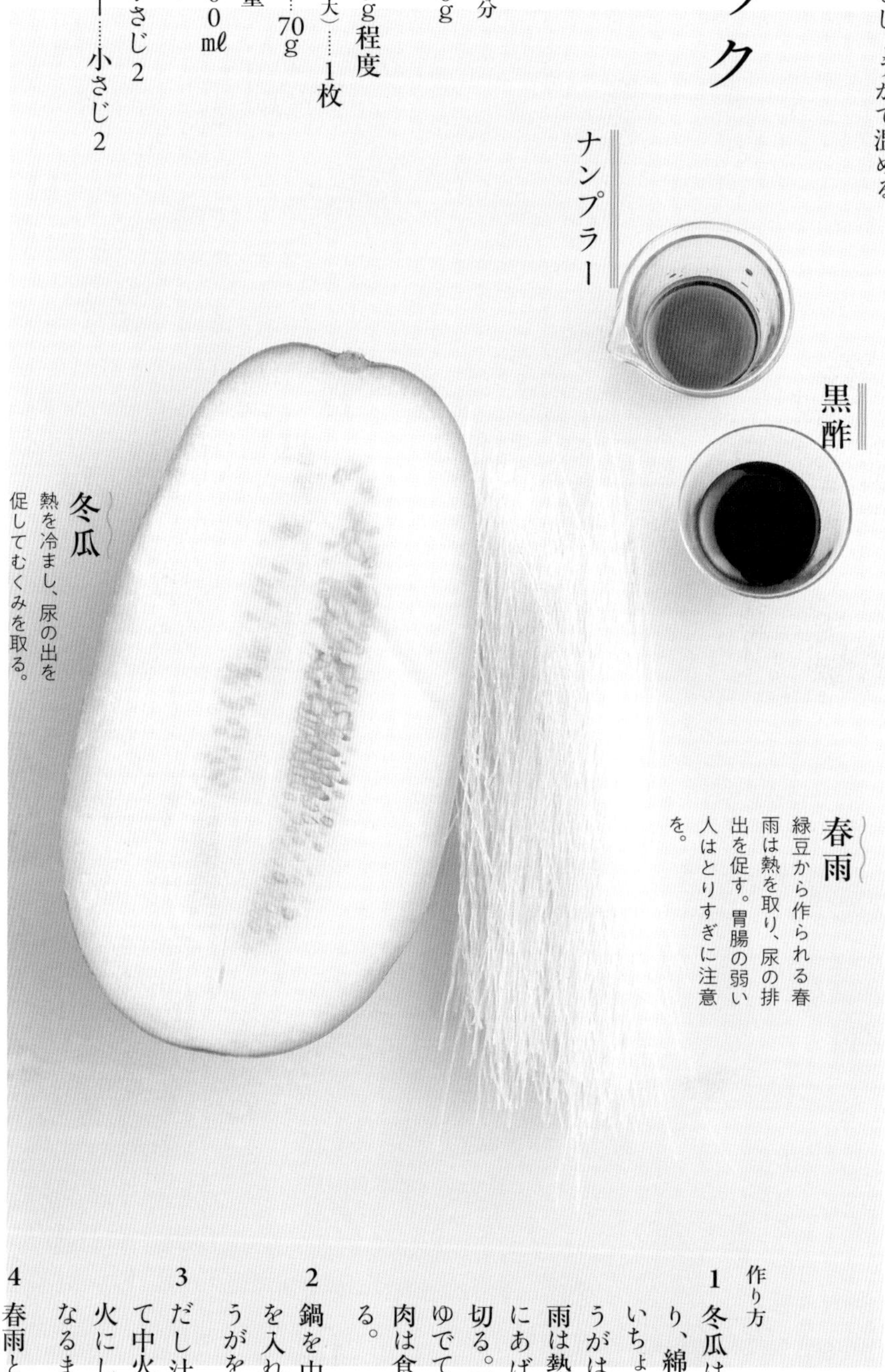

ナンプラー

黒酢

冬瓜
熱を冷まし、尿の出を促してむくみを取る。体を冷やすので温め食材とともに。

春雨
緑豆から作られる春雨は熱を取り、尿の排出を促す。胃腸の弱い人はとりすぎに注意を。

作り方

1 冬瓜は皮をむいて種を取り、綿ごと厚さ1㎝程度のいちょう切りにする。しょうがはせん切りにする。春雨は熱湯で2分ゆでてざるにあげ、食べやすい長さに切る。黒きくらげはさっとゆでてざく切りにする。豚肉は食べやすい大きさに切る。

2 鍋を中火にかけてごま油を入れ、豚肉と冬瓜、しょうがを炒める。

3 だし汁を加えてふたをして中火にかけ、沸いたら弱火にして冬瓜が柔らかくなるまで5〜6分煮る。

4 春雨と黒きくらげを加え、Aで味を調える。

※好みでパクチーを散らす。

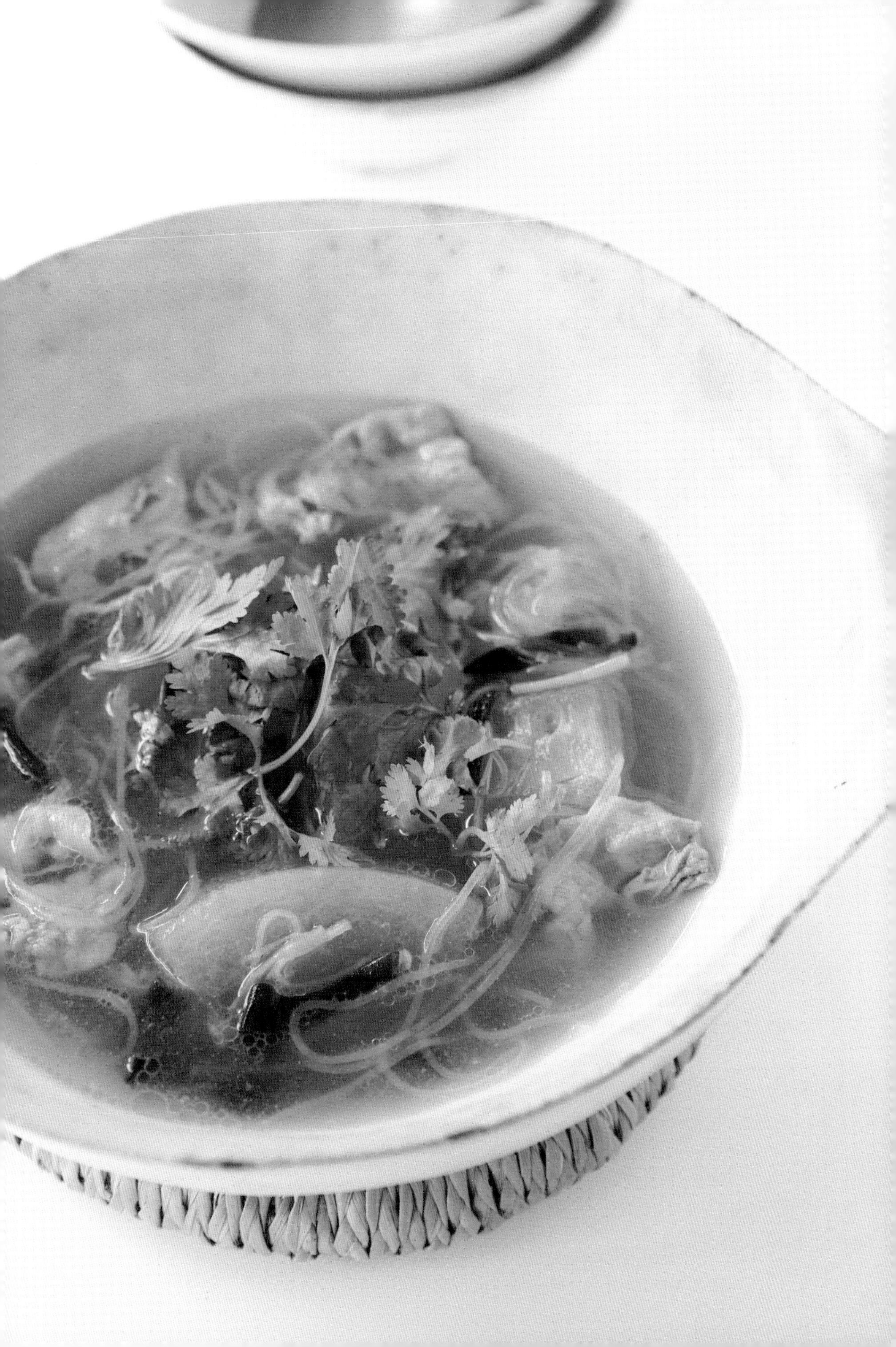

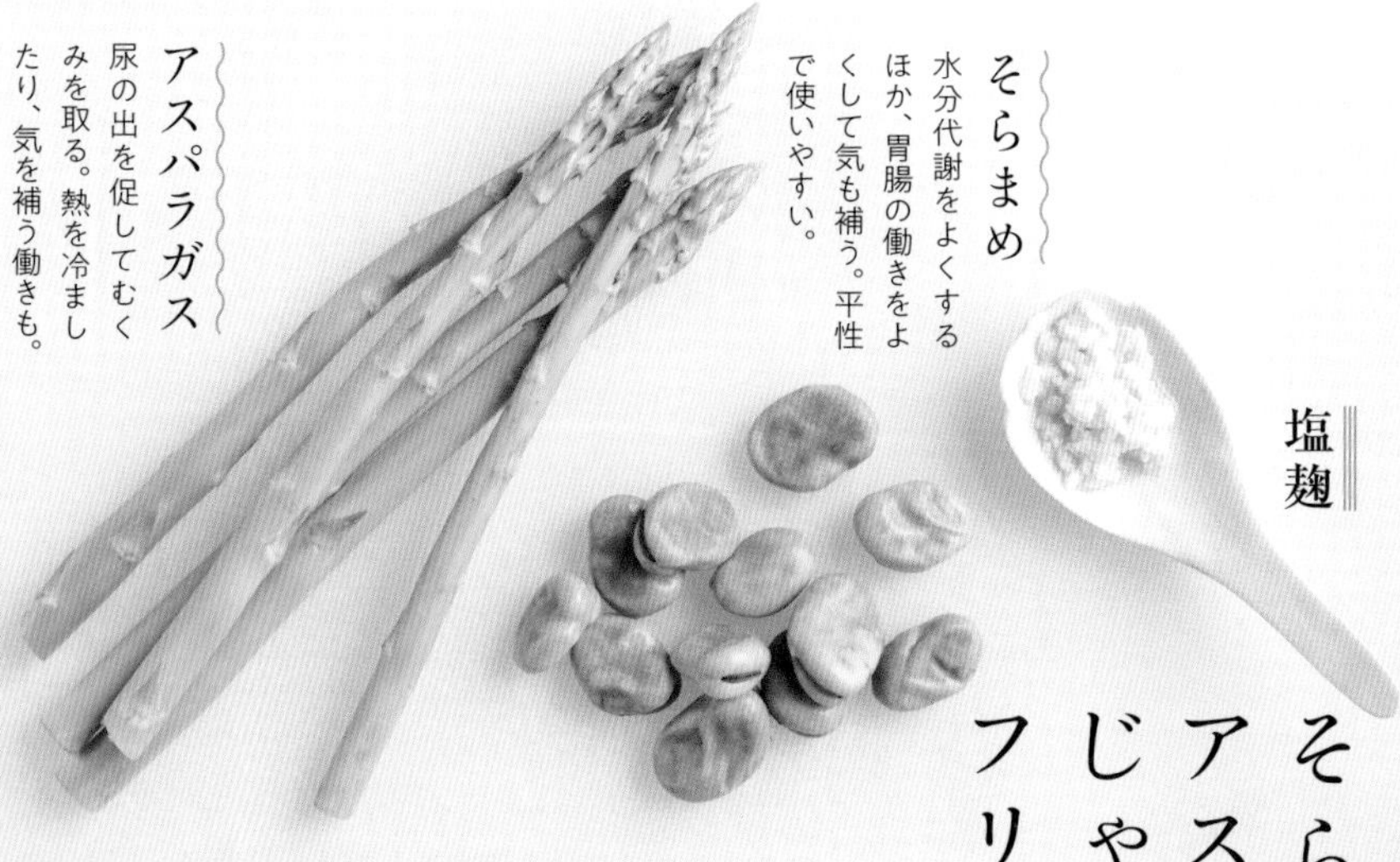

発酵食材のチーズも加えて
塩麹がきいた洋風卵焼き

そらまめとアスパラガス、じゃがいものフリッタータ

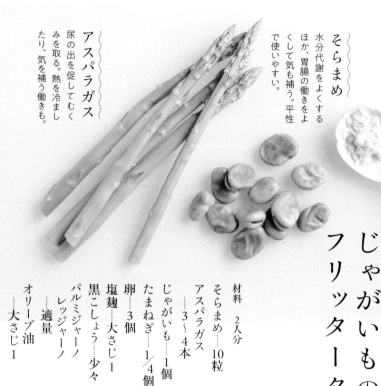

そらまめ
水分代謝をよくするほか、胃腸の働きをよくして気も補う。平性で使いやすい。

アスパラガス
尿の出を促してむくみを取る。熱を冷ましたり、気を補う働きも。

材料　2人分

- そらまめ……10粒
- アスパラガス……3～4本
- じゃがいも……1個
- たまねぎ……1/4個
- 卵……3個
- 塩麹……大さじ1
- 黒こしょう……少々
- パルミジャーノ・レッジャーノ……適量
- オリーブ油……大さじ1

作り方

1 じゃがいもは皮をむいて乱切りにし、そらまめ、長さを半分に切ったアスパラガスとともに固めに蒸す。たまねぎは薄切りにする。卵は溶いて塩麹と黒こしょう、チーズを加える。

2 フライパンを中火にかけ、オリーブ油を加えてたまねぎとじゃがいもを炒める。

3 たまねぎがしんなりしたら、卵液を流し入れて大きくかき混ぜる。さやから出したそらまめとアスパラガスを加えてふたをし、蒸し焼きにする。

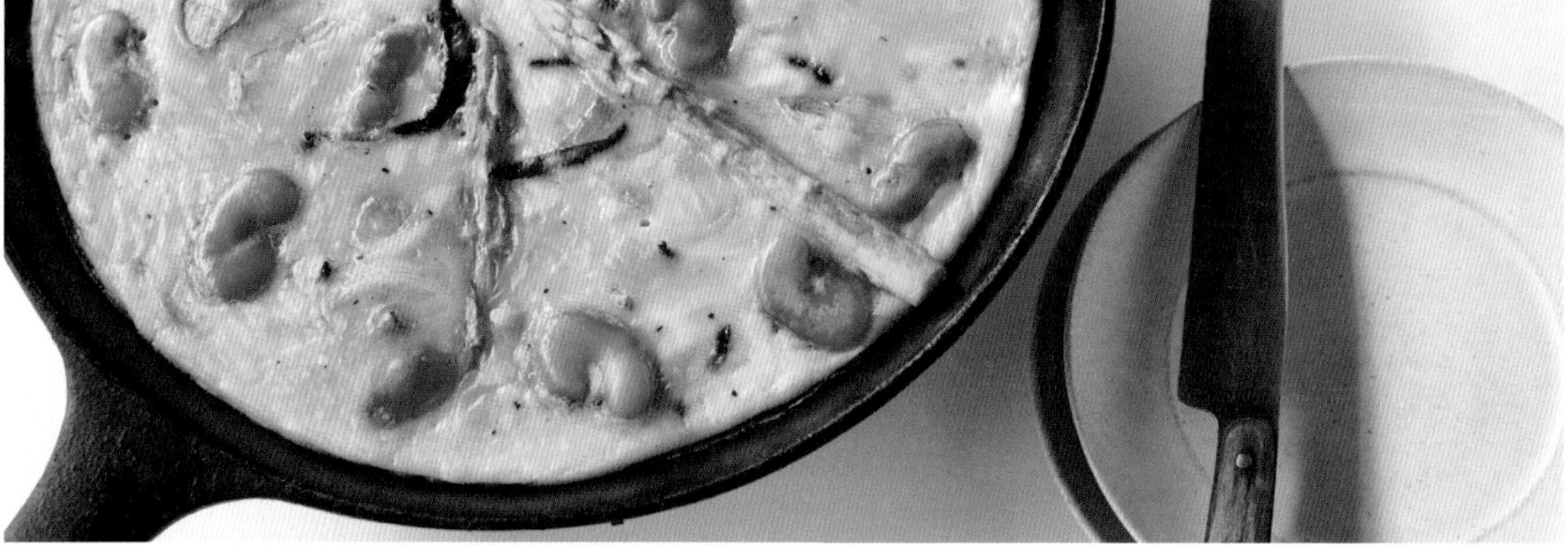

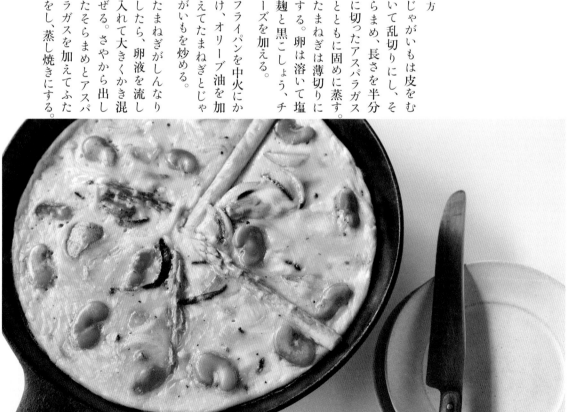

鯛の唐揚げ 海苔あんかけ

しょうが風味の海苔あんで上品な仕上がりに

海苔
むくみや尿の出の悪い人に。咳や痰にも有効。冷やす性質。

鯛
水の巡りをよくするほか、消化機能を整えたり、成長発育に関わる腎を補う。

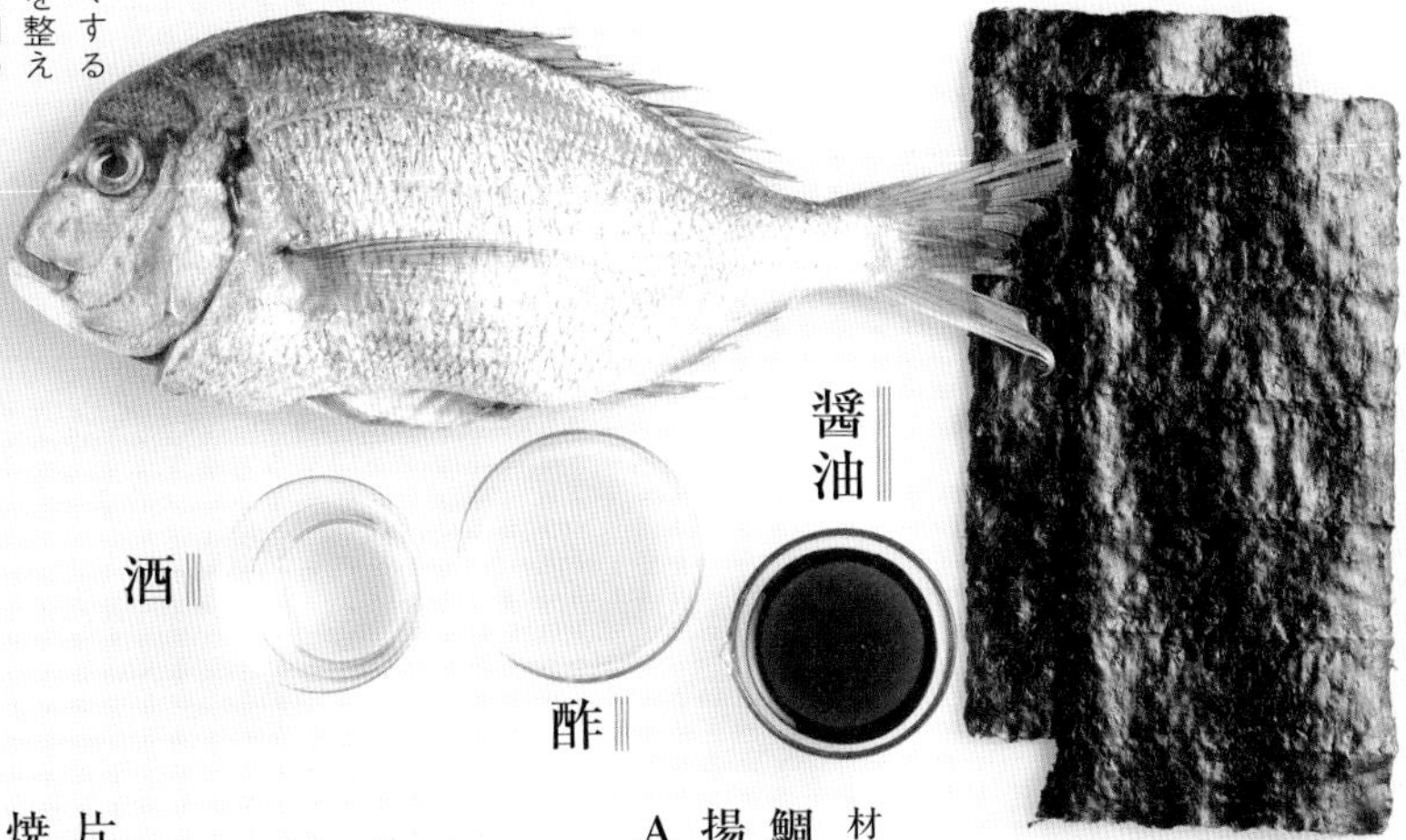

材料 2人分

鯛切り身……2枚
揚げ油……適量
A
だし汁……100㎖
酒……大さじ1
塩……少々
醤油……小さじ1
酢……小さじ1
しょうがのおろし汁……小さじ1

片栗粉……小さじ1
焼き海苔……全形の1/4枚
梅干し……1個

作り方

1 鯛は塩少々(分量外)をふって15分ほどおき、水気が出たら拭き取り、片栗粉適量(分量外)をまぶして170℃の油で揚げる。

2 鍋にAを入れて中火にかけ、沸いたら片栗粉を加えてとろみをつける。海苔を加え、ひと混ぜしたら火を止める。

3 1の鯛に2をかけ、種を取ってたたいた梅干しをのせる。

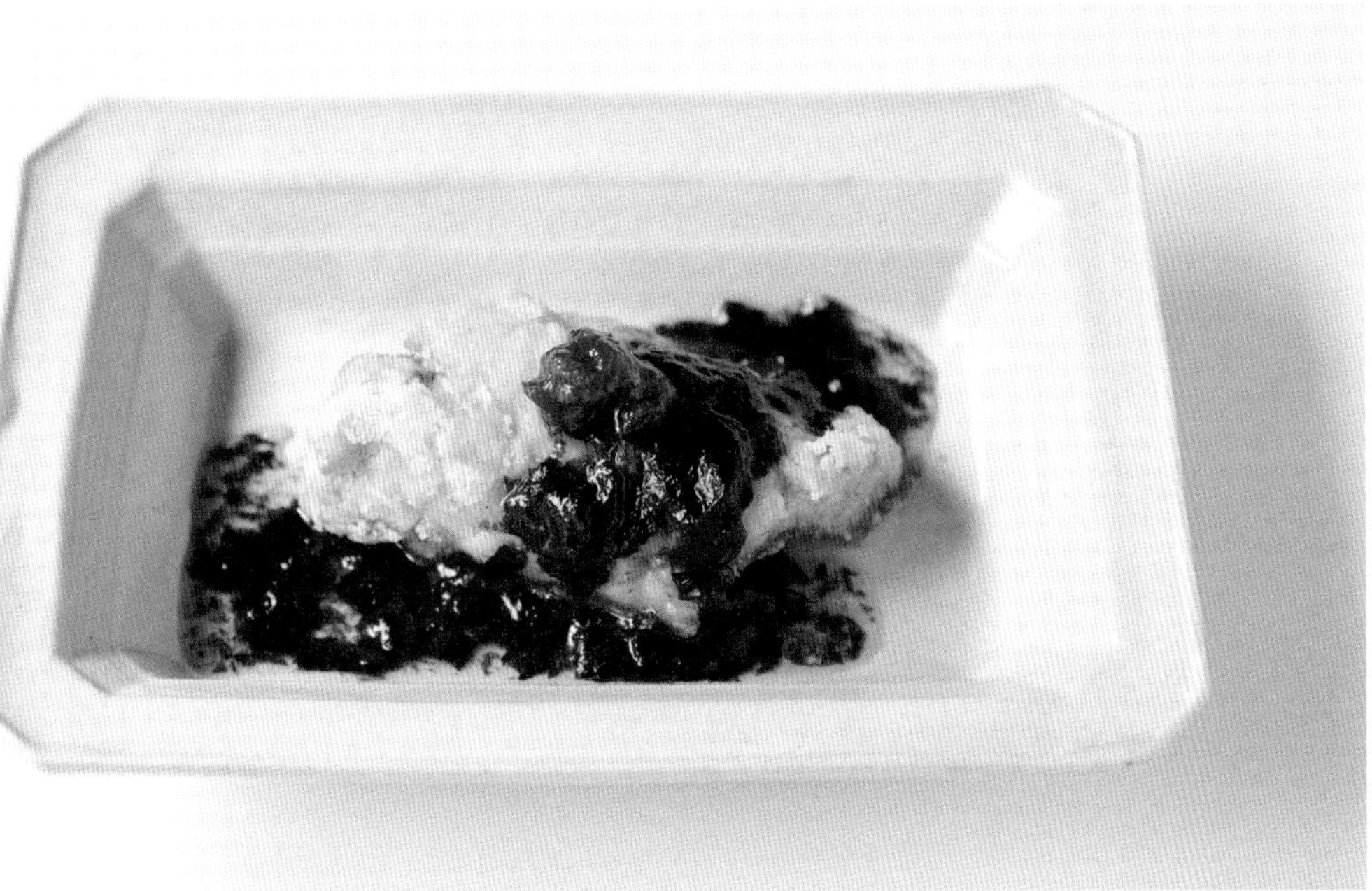

冷やす食材には温め調味料をプラス

もやしとわかめのピリ辛和え

材料　2人分

もやし……1/2袋
わかめ（乾）……2g
にんにく（すりおろし）……1/2片
ごま油……小さじ2
A 醤油……小さじ2
　みりん……小さじ1
　コチュジャン……小さじ1
　塩……少々
白炒りごま……少々

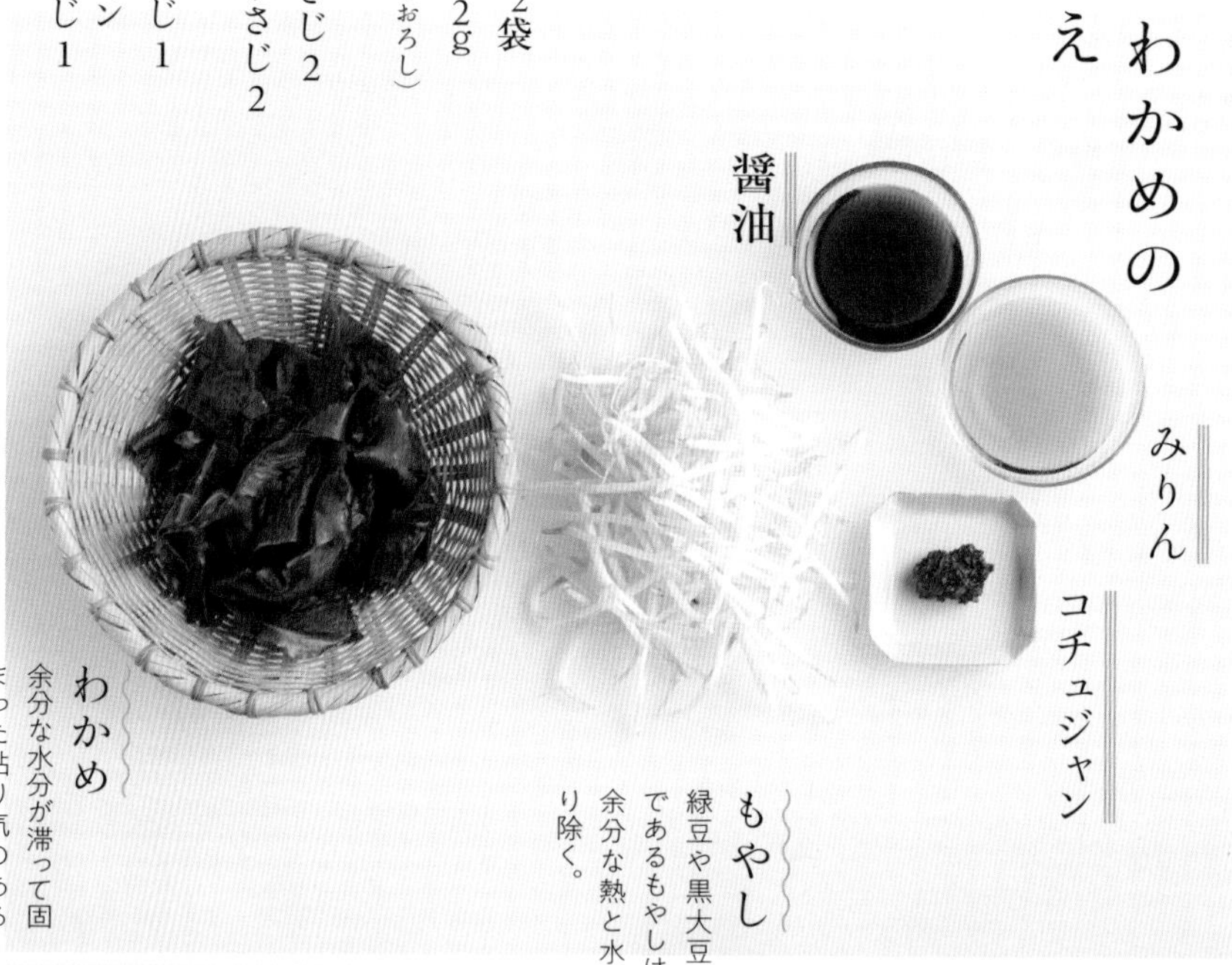
醤油
みりん
コチュジャン
もやし
緑豆や黒大豆の新芽であるもやしは、体の余分な熱と水分を取り除く。
わかめ
余分な水分が滞って固まった粘り気のある物質を取り除く働きに優れる。

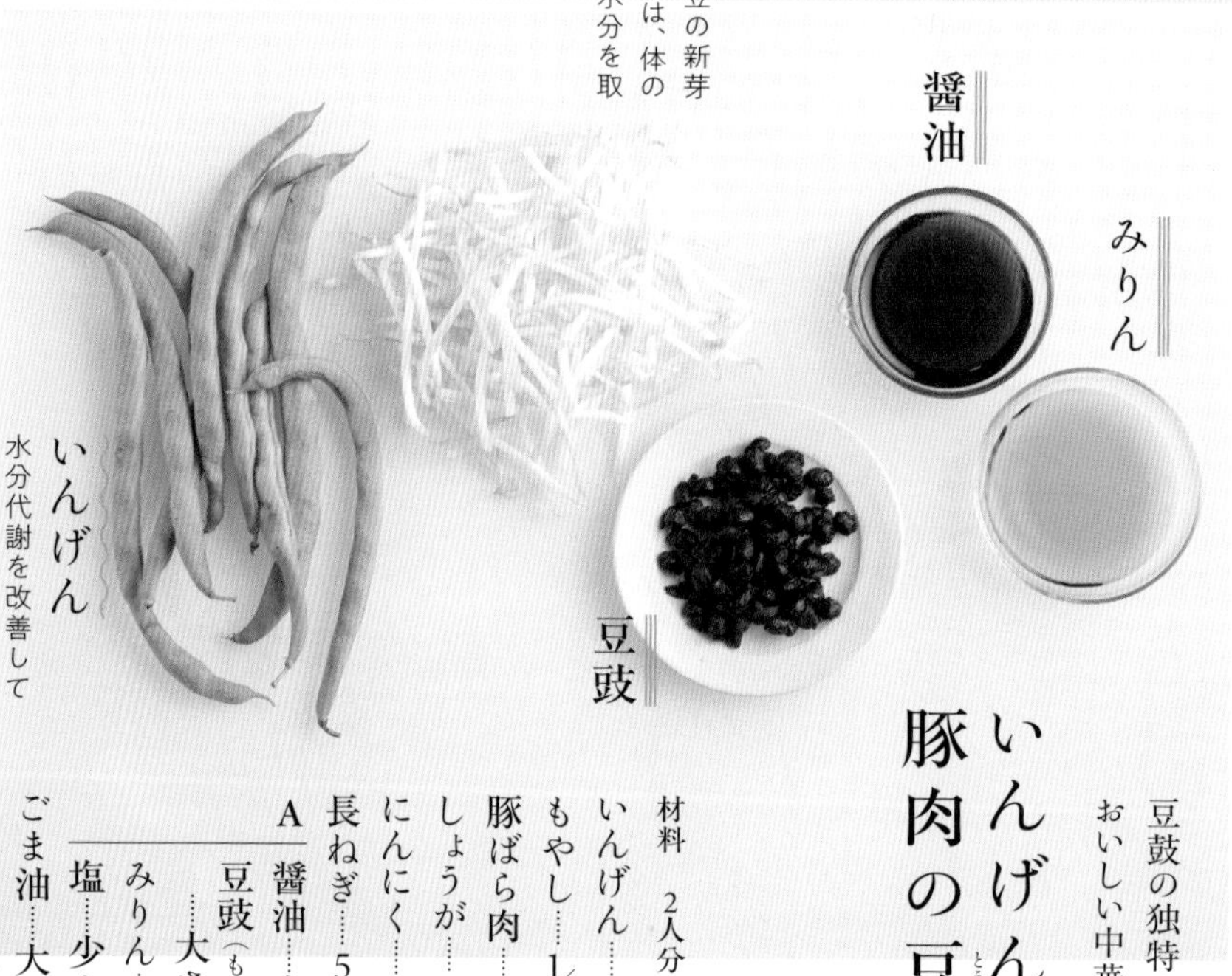
醤油
みりん
豆豉
いんげん
水分代謝を改善して余分な水を出す。胃の働きを整えたり、夏バテにも。

豆豉の独特のうまみと塩味がおいしい中華風炒め物

いんげんともやし、豚肉の豆《とう》豉《ち》炒め

材料　2人分

いんげん……8〜10本程度
もやし……1/3袋
豚ばら肉……100g
しょうが……1/2片
にんにく……1片
長ねぎ……5cm長さ程度
A 醤油……大さじ1/2
　豆豉（もしくは醤油麹）……大さじ1/2
　みりん……大さじ1/2
　塩……少々
ごま油……大さじ1
片栗粉……小さじ1（倍量の水で溶く）

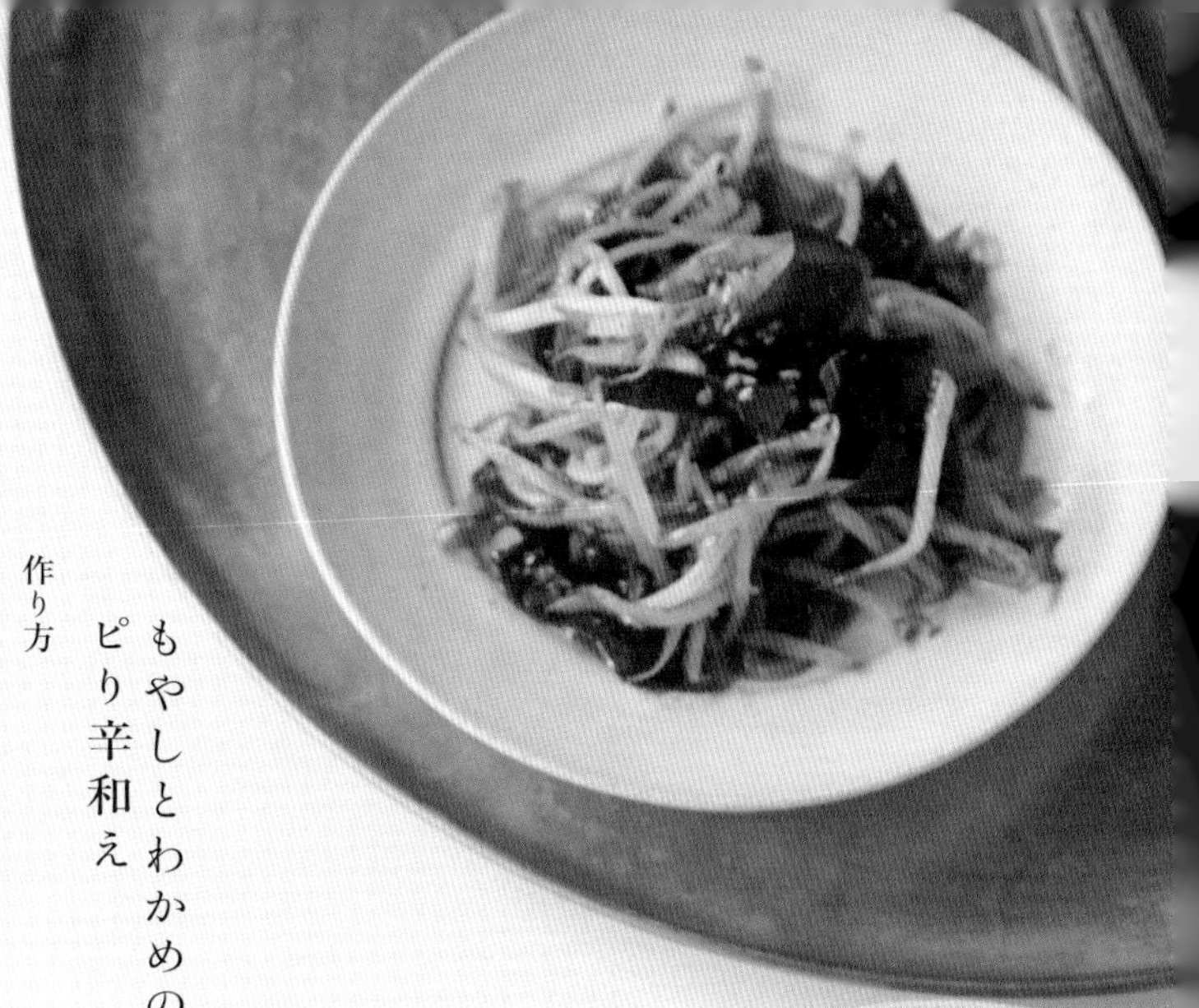

もやしとわかめのピリ辛和え

作り方

1 わかめは水で戻し、熱湯でさっとゆでて食べやすい大きさに切る。

2 フライパンにもやしを入れてごま油を加え、まんべんなく混ぜる。油が全体に回ったら、中火にかけてもやしを1分炒める。にんにくとわかめ、Aを加えて手早く炒め合わせる。器に盛って炒りごまをふる。

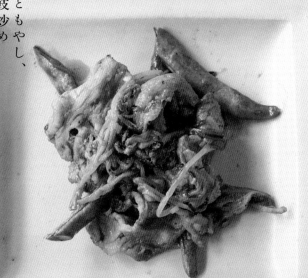

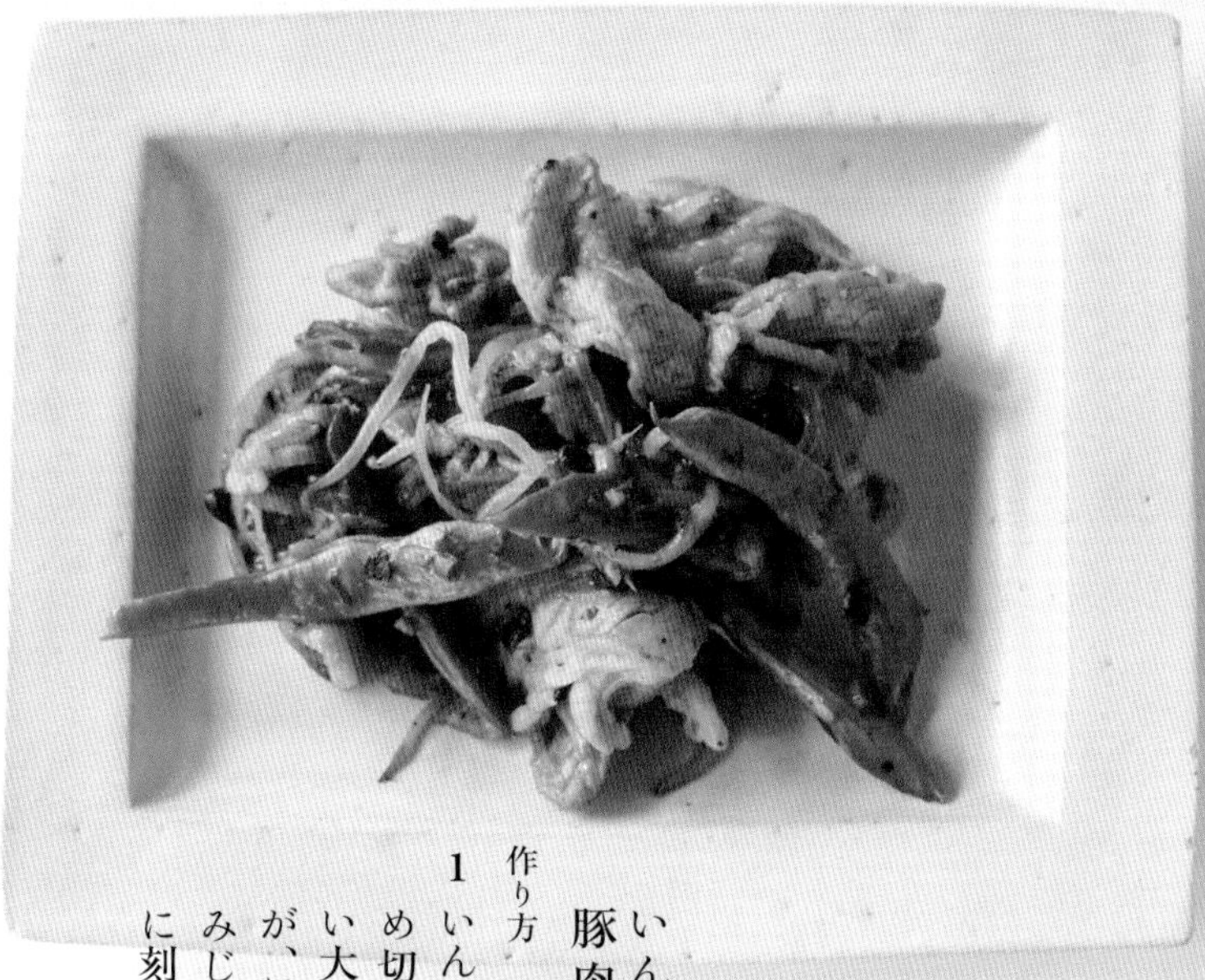

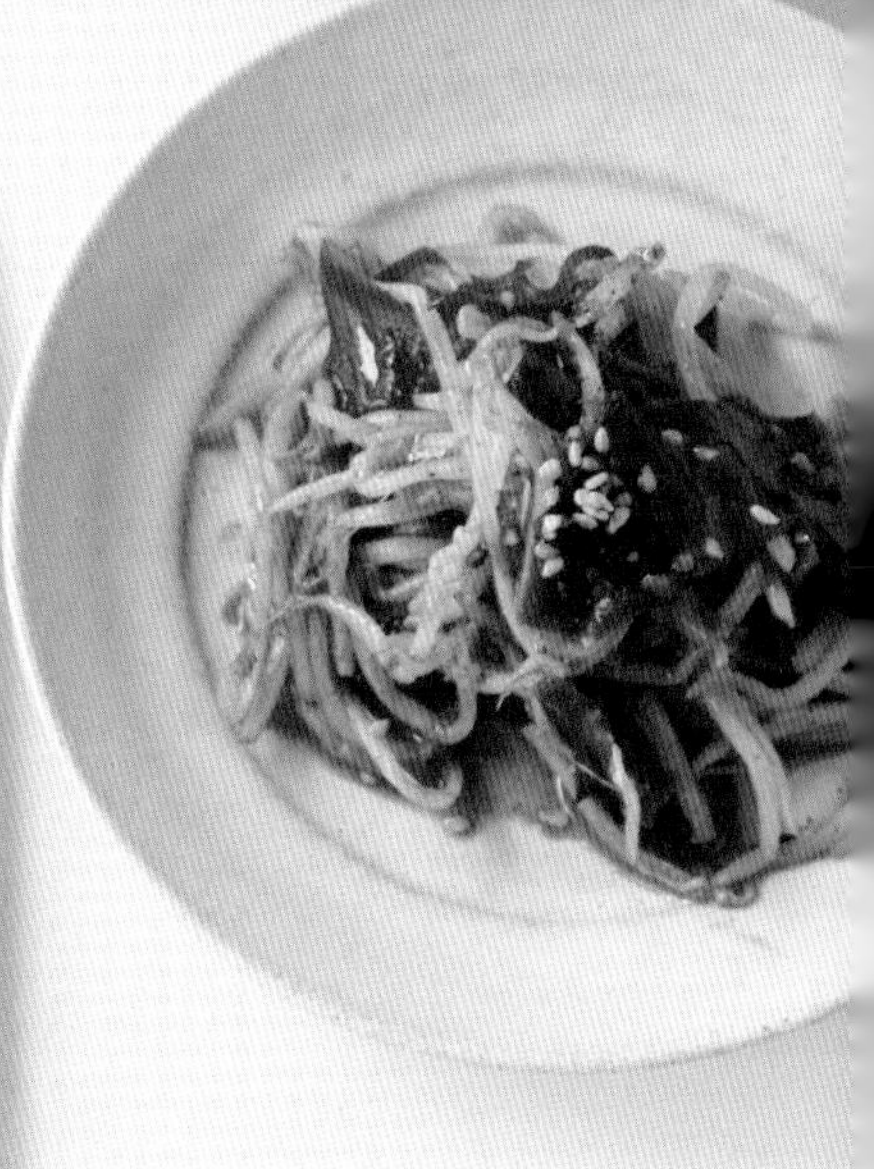

いんげんともやし、豚肉の豆豉炒め

作り方

1 いんげんは4cm長さの斜め切り、豚肉は食べやすい大きさに切る。しょうが、にんにく、長ねぎはみじん切り、豆豉は粗めに刻む。

2 フライパンを中火にかけ、ごま油を入れていんげんともやしを炒め、1の豚肉と薬味を加える。

3 Aを加えて炒め、水溶き片栗粉を加えてとろみをつける。

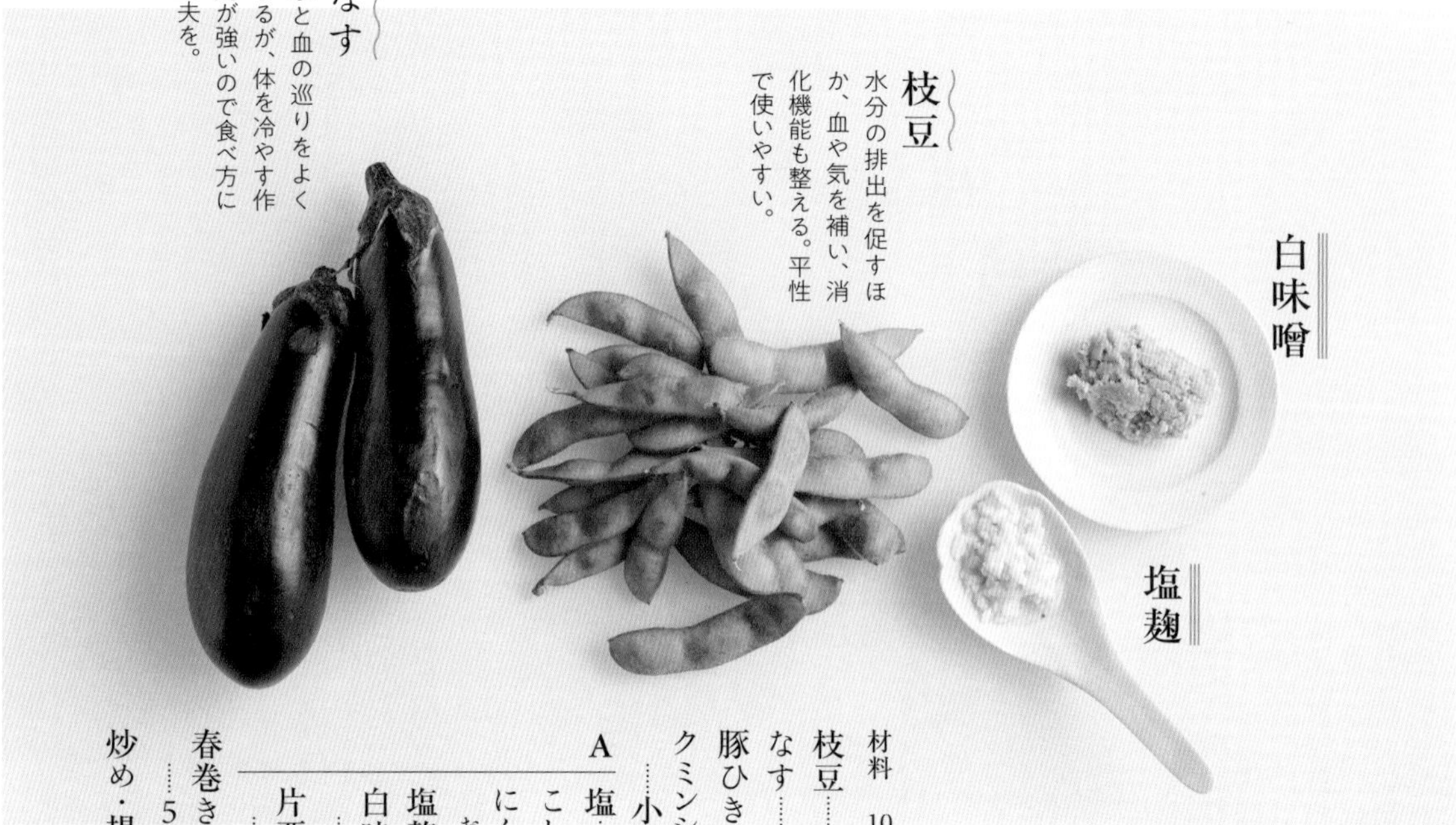
なす
水と血の巡りをよくするが、体を冷やす作用が強いので食べ方に工夫を。
枝豆
水分の排出を促すほか、血や気を補い、消化機能も整える。平性で使いやすい。
白味噌
塩麹

味噌と塩麹で
インドの定番料理を和風に

枝豆となすのサモサ

材料　10個（2〜3人分）

- 枝豆……10さや程度
- なす……2本
- 豚ひき肉……120g
- クミンシード……小さじ1
- A
  - 塩……少々
  - こしょう……少々
  - にんにく（すりおろし）……1片
  - 塩麹……小さじ1
  - 白味噌……小さじ1
  - 片栗粉……大さじ1/2
- 春巻きの皮……5枚程度
- 炒め・揚げ油……適量

作り方

1. 枝豆は固めにゆでて、さやから出す。なすは焼いて皮をむき、包丁で叩く。
2. フライパンを中火にかけ、油を入れてクミンシードを炒め、ひき肉を炒める。
3. 1と2、Aをよく混ぜ合わせ、10等分にする。
4. 半分に切った春巻きの皮に3をのせて三角に包み、端を水で留める。
5. 180℃に熱した油で揚げる。

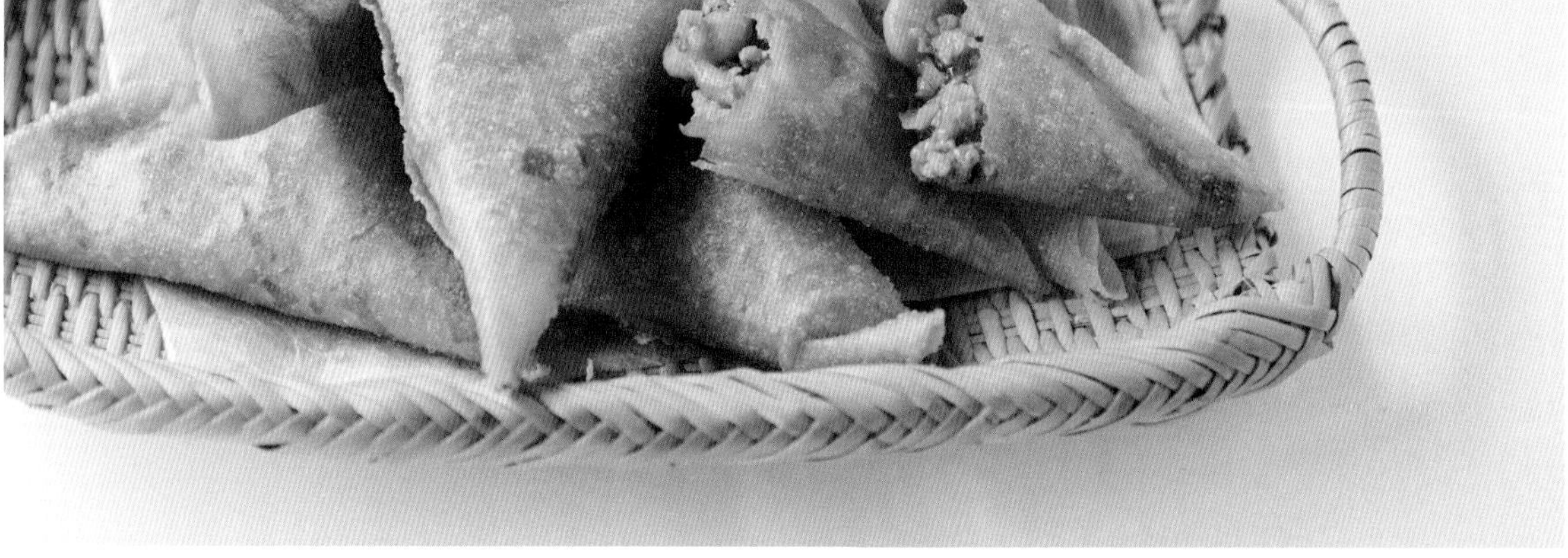

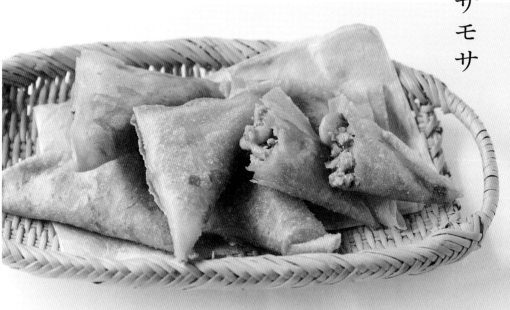

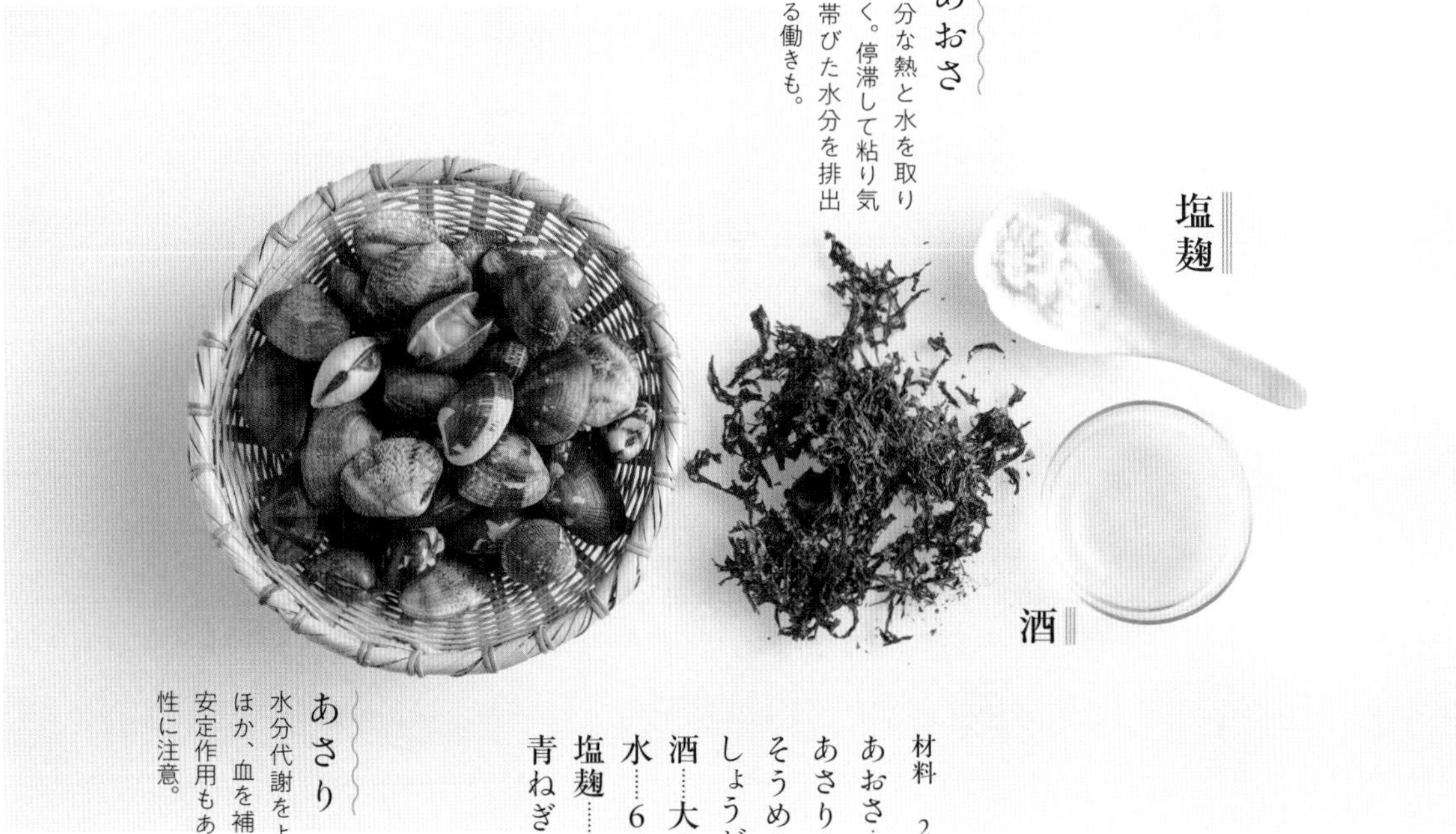

あおさ
余分な熱と水を取り除く。停滞して粘り気を帯びた水分を排出する働きも。

あさり
水分代謝をよくするほか、血を補い、精神安定作用もあるが、寒性に注意。

うまみたっぷり。
海の香りのする汁でさっぱりと

あおさとあさりのにゅうめん

材料　2人分

- あおさ……3g
- あさり……200g
- そうめん……2束
- しょうが……1/3片
- 酒……大さじ1
- 水……600mℓ
- 塩麹……大さじ1
- 青ねぎ……適量

作り方

1. あさりは砂抜きして（49ページ参照）殻をこすり洗いし、鍋に入れる。酒を加えてふたをし、中火で蒸し煮にする。しょうがはせん切りにする。
2. あさりの殻が開いたら、いったん取り出し、水を加える。
3. 沸いたらあさりを戻し、しょうがを加え、塩麹で味を調えたら、あおさを加えて火を止める。
4. ゆでたそうめんを器に盛り、3をかけて青ねぎをのせる。

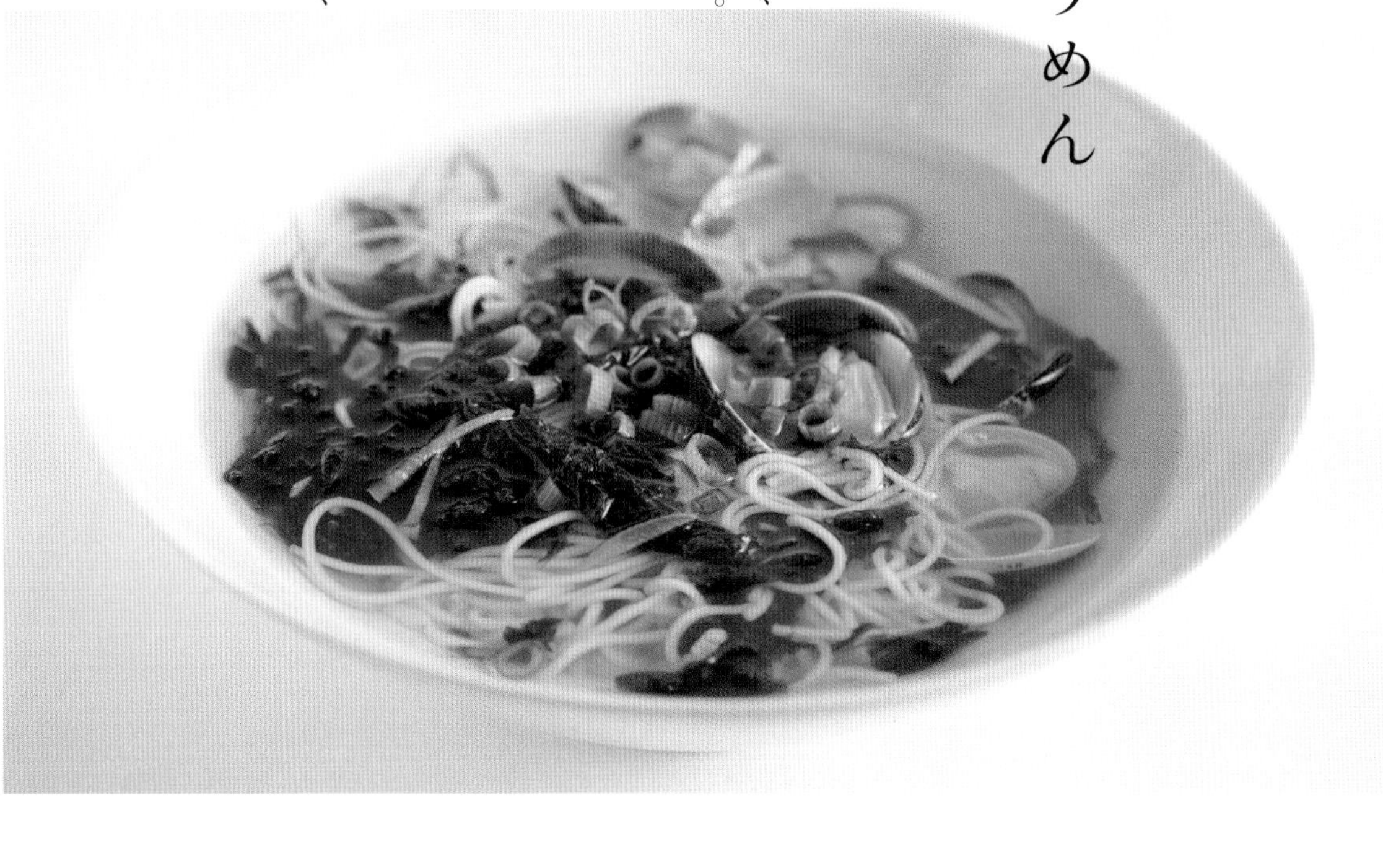

干すことでうま味が増し、調味料がよくしみ込む

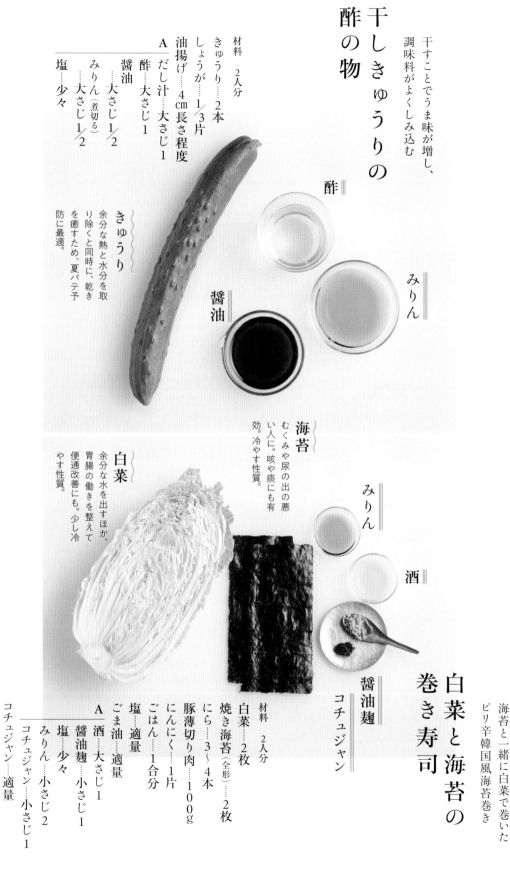

干しきゅうりの酢の物

材料　2人分
- きゅうり……2本
- しょうが……1/3片
- 油揚げ……4cm長さ程度
- **A**
  - だし汁…大さじ1
  - 酢…大さじ1
  - 醤油…大さじ1/2
  - みりん（煮切る）…大さじ1/2
- 塩…少々

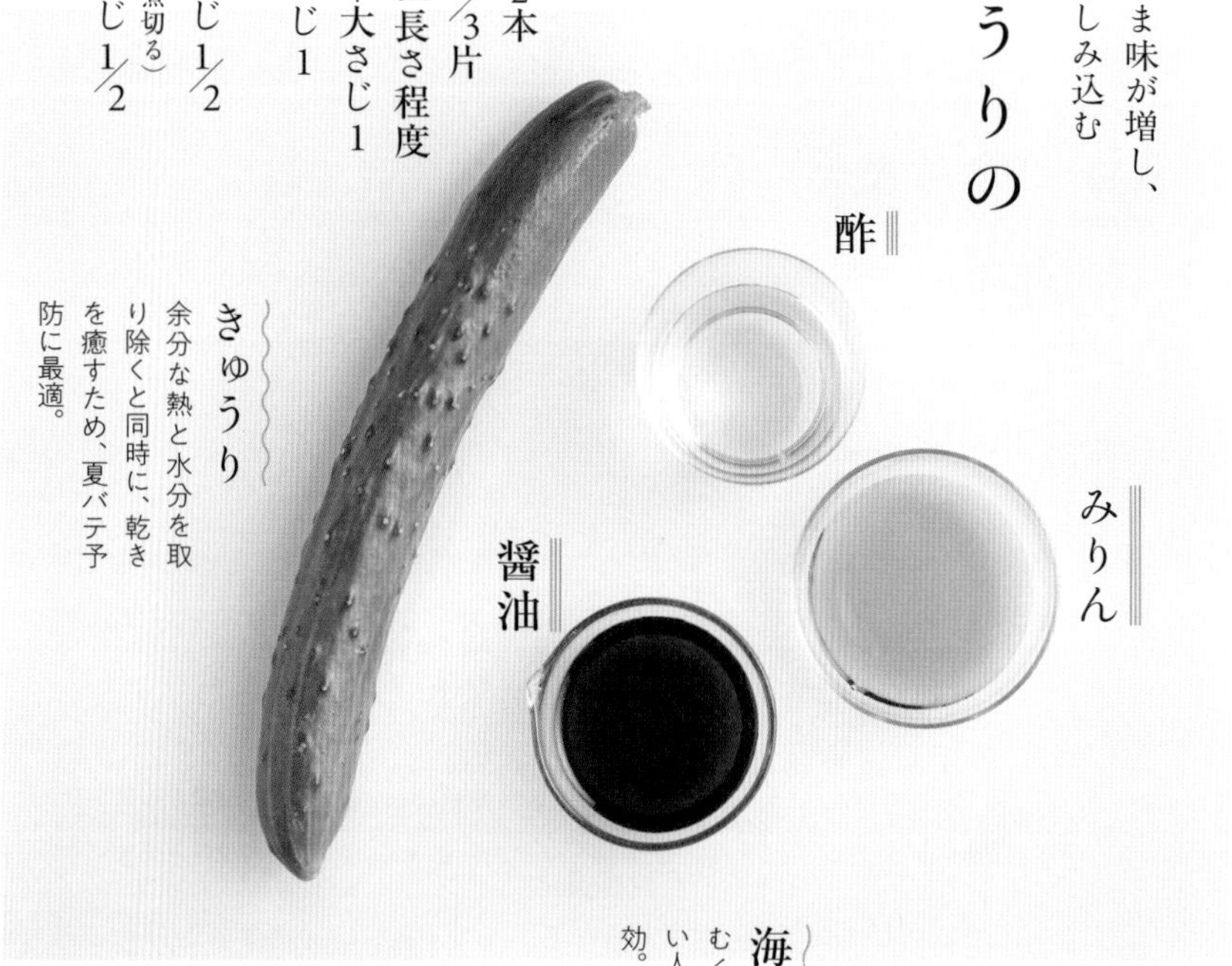

きゅうり
余分な熱と水分を取り除くと同時に、乾きを癒すため、夏バテ予防に最適。

海苔
むくみや尿の出の悪い人に。咳や痰にも有効。冷やす性質。

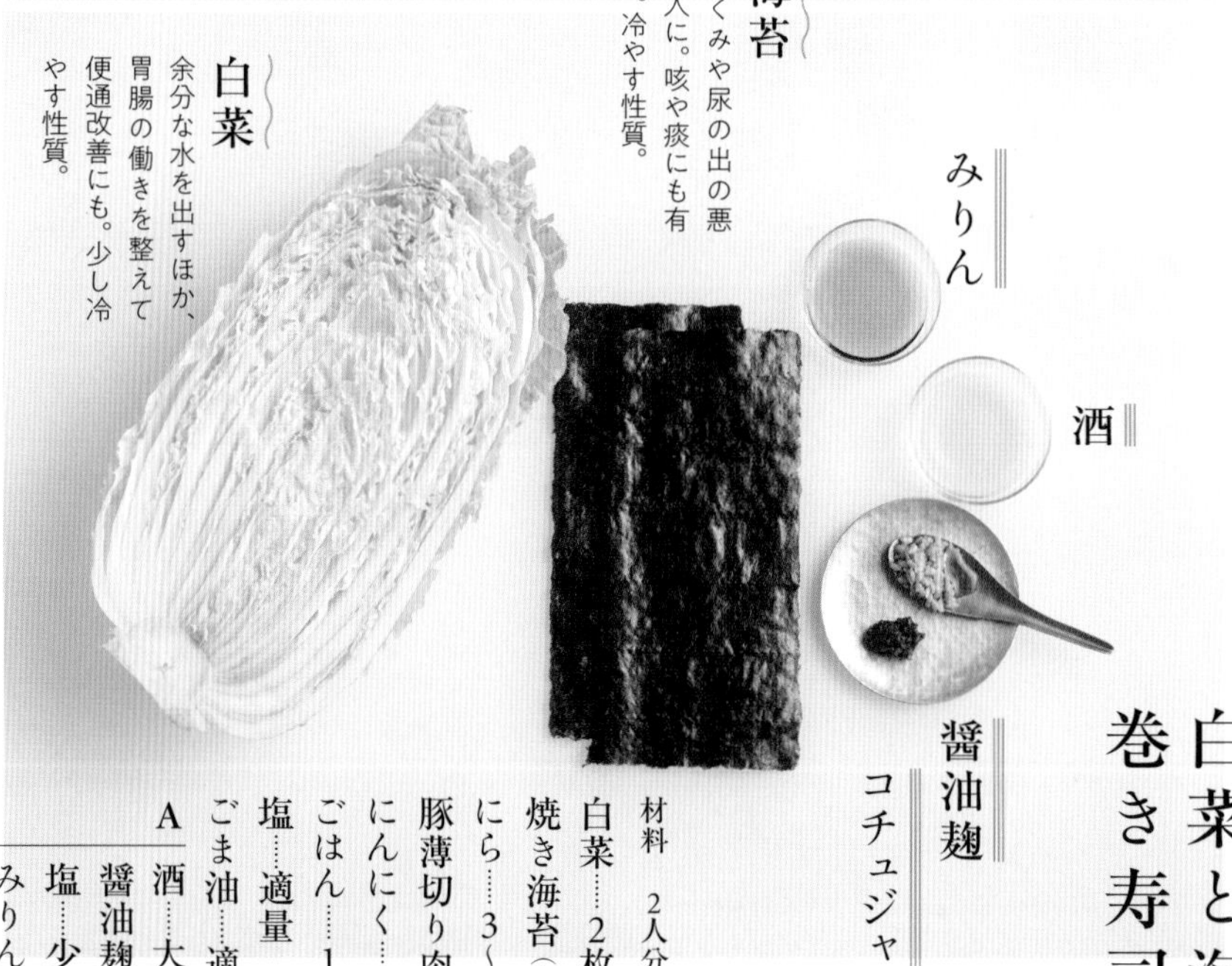

白菜
余分な水を出すほか、胃腸の働きを整えて便通改善にも。少し冷やす性質。

海苔と一緒に白菜で巻いたピリ辛韓国風海苔巻き

白菜と海苔の巻き寿司

材料　2人分
- 白菜……2枚
- 焼き海苔（全形）……2枚
- にら……3〜4本
- 豚薄切り肉……100g
- にんにく……1片
- ごはん……1合分
- 塩…適量
- ごま油…適量
- **A**
  - 酒…大さじ1
  - 醤油麹…小さじ1
  - 塩…少々
  - みりん…小さじ2
  - コチュジャン…小さじ1
- コチュジャン……適量

干しきゅうりの酢の物

作り方

1 きゅうりは大きめの拍子木に切り、2時間～半日ほど天日に干す。

2 しょうがはせん切りにする。油揚げはせん切りにしてフライパンで乾煎りする。

3 ボウルに**A**を入れ、**1**と**2**を加えて混ぜ合わせ、30分ほど漬ける。

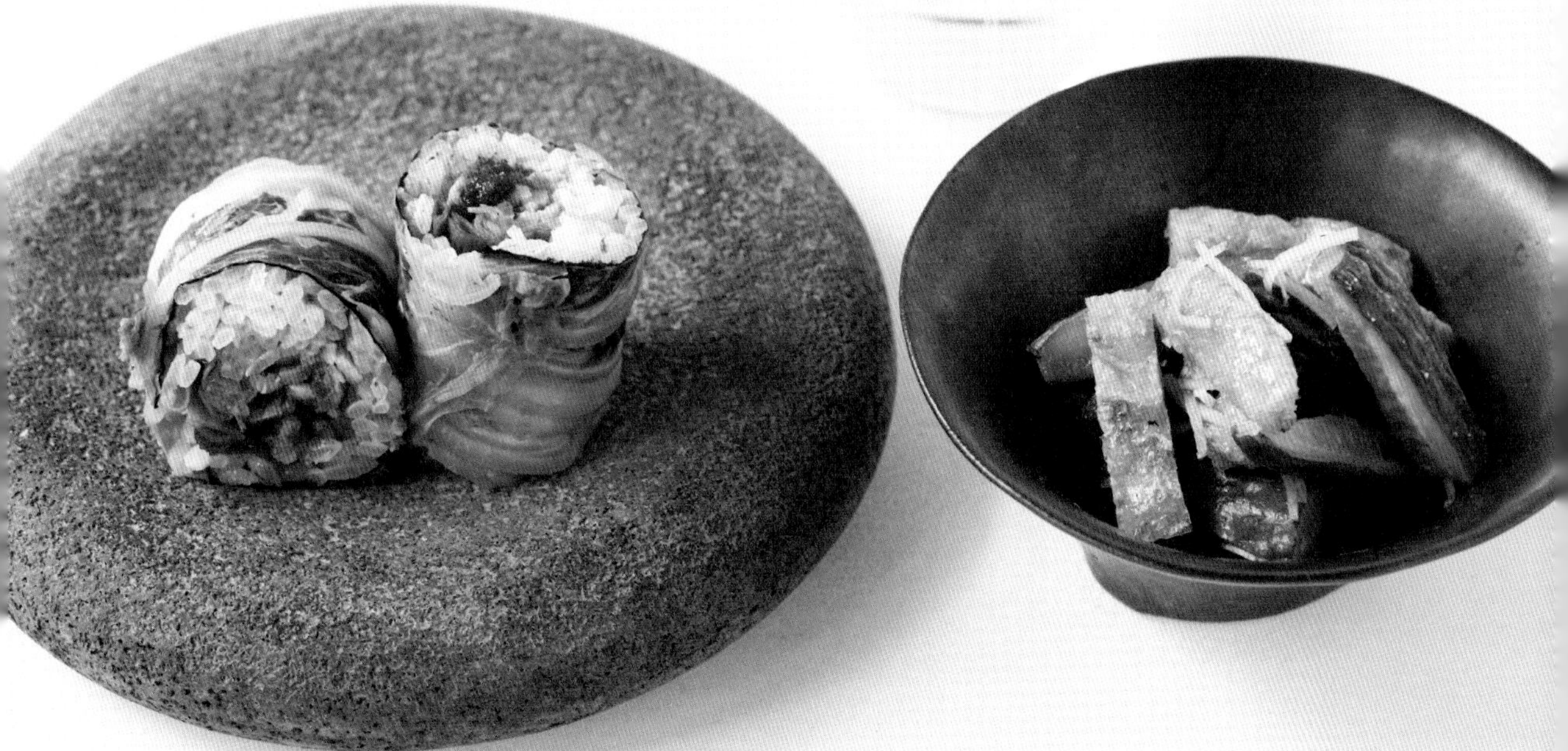

白菜と海苔の巻き寿司

作り方

1 ごはんに塩少々とごま油小さじ**1**を混ぜる。海苔は半分、にらは海苔の幅に合わせて、豚肉は食べやすい長さに切る。にんにくはみじん切りにする。

2 白菜は少なめの湯でふたをして2～3分蒸しゆでにしてざるにあげ、塩少々をふる。

3 フライパンを中火にかけ、ごま油を入れて豚肉とにんにくを炒める。**A**を加えて汁気がなくなるまで炒める。

4 巻き簀に水気をふいた白菜を広げ、海苔、ごはん、**3**、にらをのせ、コチュジャンをまぶして手前からくるくる巻く。半分に切って皿に盛る。

せりと厚揚げの小鍋

せりのしゃきしゃきの歯ごたえ、
苦味が季節感のある一品

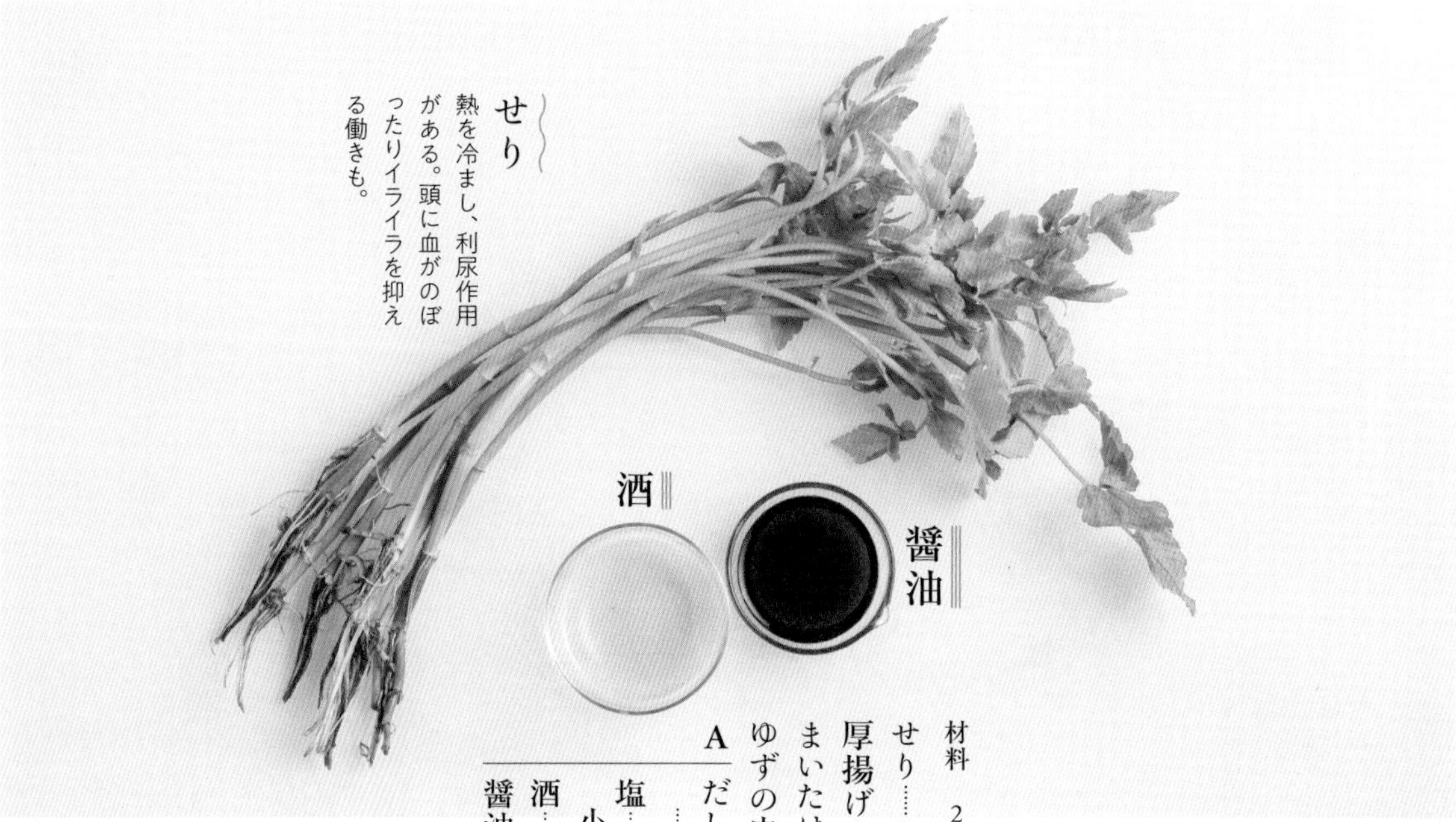

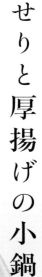

せり
熱を冷まし、利尿作用がある。頭に血がのぼったりイライラを抑える働きも。

材料　2〜3人分
せり……1把
厚揚げ……1/2枚
まいたけ……70g
ゆずの皮……少々
A だし汁……1カップ
塩……小さじ1/2弱
酒……大さじ1
醤油……小さじ2

作り方
1 厚揚げは熱湯をかけて油抜きし、食べやすい大きさに切る。せりは根をよく洗って泥を落とし、5㎝長さに切る。まいたけは石づきを除いてほぐす。ゆずの皮は小さく切る。
2 鍋にAを入れて温め、厚揚げとまいたけを入れて2〜3分煮る。
3 せりの根と茎を加えてふたをし、1分したらせりの葉を加えて火を止める。ゆずの皮を散らす。

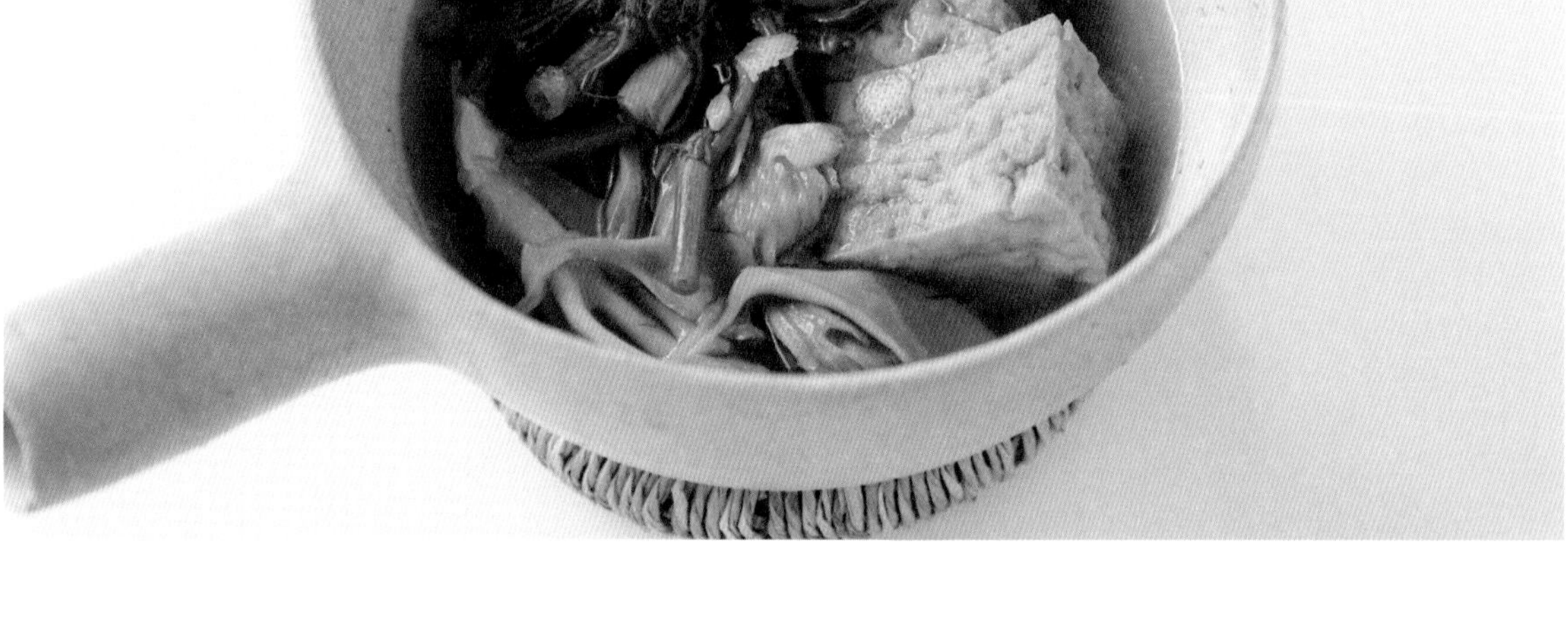

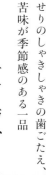

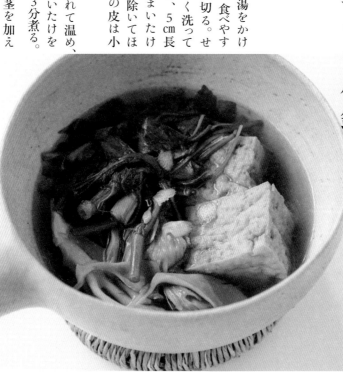

パンはもちろん
和え物にも合う和風味

保存食［保存期間…冷蔵で1か月］

ピーナッツ味噌バター

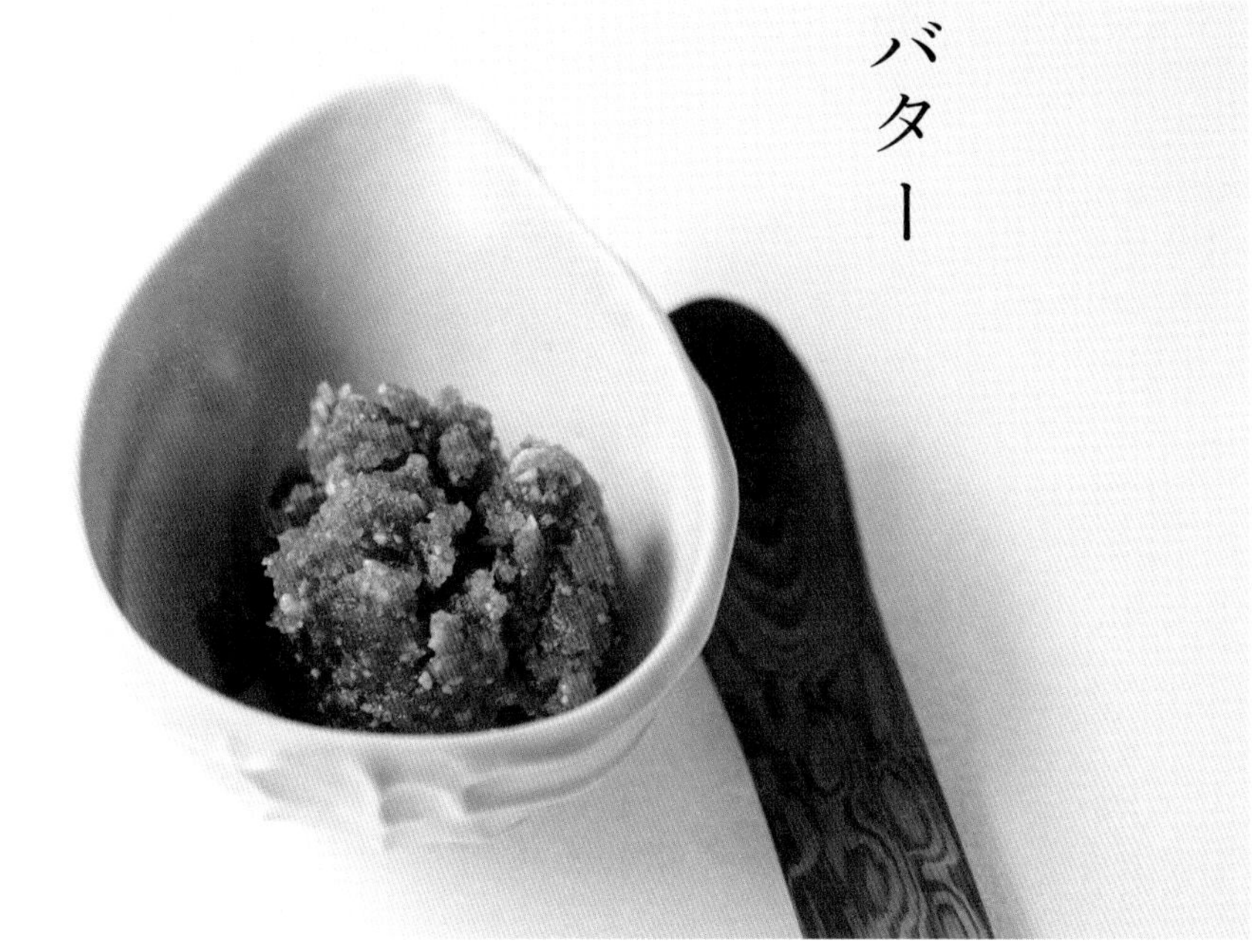

材料　作りやすい分量

落花生（素焼き）
……200g
白味噌……大さじ1
みりん……大さじ2
なたね油……大さじ1と1/2

作り方

1 フライパンに落花生を入れて弱火で5〜6分乾煎りする。粗熱が取れたら薄皮をむく。

2 フードプロセッサーにすべての材料とむいた薄皮を1/3ほど入れ、好みの固さになるまで攪拌する。煮沸消毒した保存容器に移す。

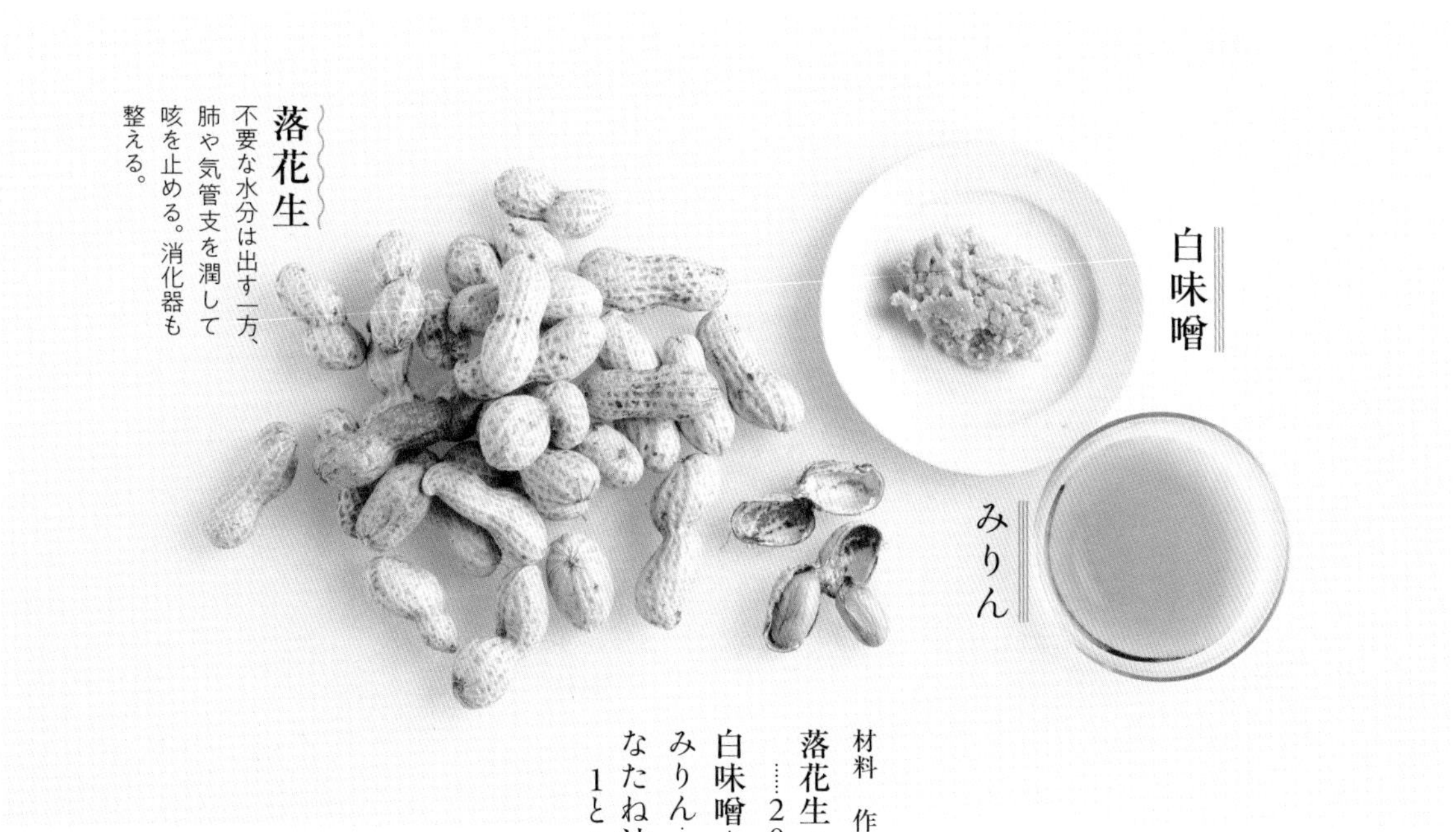

落花生
不要な水分は出す一方、肺や気管支を潤して咳を止める。消化器も整える。

気を補う

生命エネルギーである気は、目には見えないけれど、私たちが活動するために不可欠なもの。五臓や各器官がスムーズに働くように促したり、体温を保ったり、体の表面をバリアのように覆ってウイルスや細菌、乾燥などから身を守ったりと、さまざまな働きを担っています。

気が全身に満ち満ちている人は、生命力にあふれ、体も丈夫で若々しく、気力も充実しています。免疫力も気が十分にあってこそ発揮されるのです。一方、加齢や過労、ストレス、睡眠不足、食生活の不摂生などで気が消耗すると、やる気や元気がなくなったり、免疫力が下がって病気にかかりやすく、また治りにくくなります。老化も早まります。そうと知ったら、すぐにでも気を補う食材をとりましょう。ふだん主食や主菜となるような食材が多いので十分にとりやすいはずです。

代表的な食材

米
玄米
裸麦
ひえ
もち米
大豆
枝豆
グリンピース
いんげん豆
そらまめ
銀杏
カカオ
さつまいも
じゃがいも
八つ頭(里芋)
山芋(長芋)
アスパラガス
あさつき
エシャロット
かぼちゃ
椎茸
とうもろこし
にんにく
舞茸
三つ葉
アボカド
なつめ
ココナッツ
さくらんぼ
桃
ぶどう
穴子
いわし
うなぎ
えび
かつお
鮭
鯖
白魚
タコ
たら
飛魚
ヒラメ
ぶり
まぐろ
牛肉
鶏肉
羊肉
豚肉
甘酒
酒粕
など

にんにく
胃腸を活性化して元気をつける食材。食欲不振や体力低下に。

豆腐（大豆）
胃の消化吸収を助け、気のエネルギーを作り出す。乾燥を止めたり熱を冷ます作用も。

椎茸
生のものも干したものも気を増やす。胃を養い消化吸収力を高める。

舞茸
五臓すべての働きを高めて気を作る。疲労回復、滋養強壮、足腰や脳の働きも強化。

たら
気と血を補う。体力増強に。うま味成分が豊富で脂質が少ない。

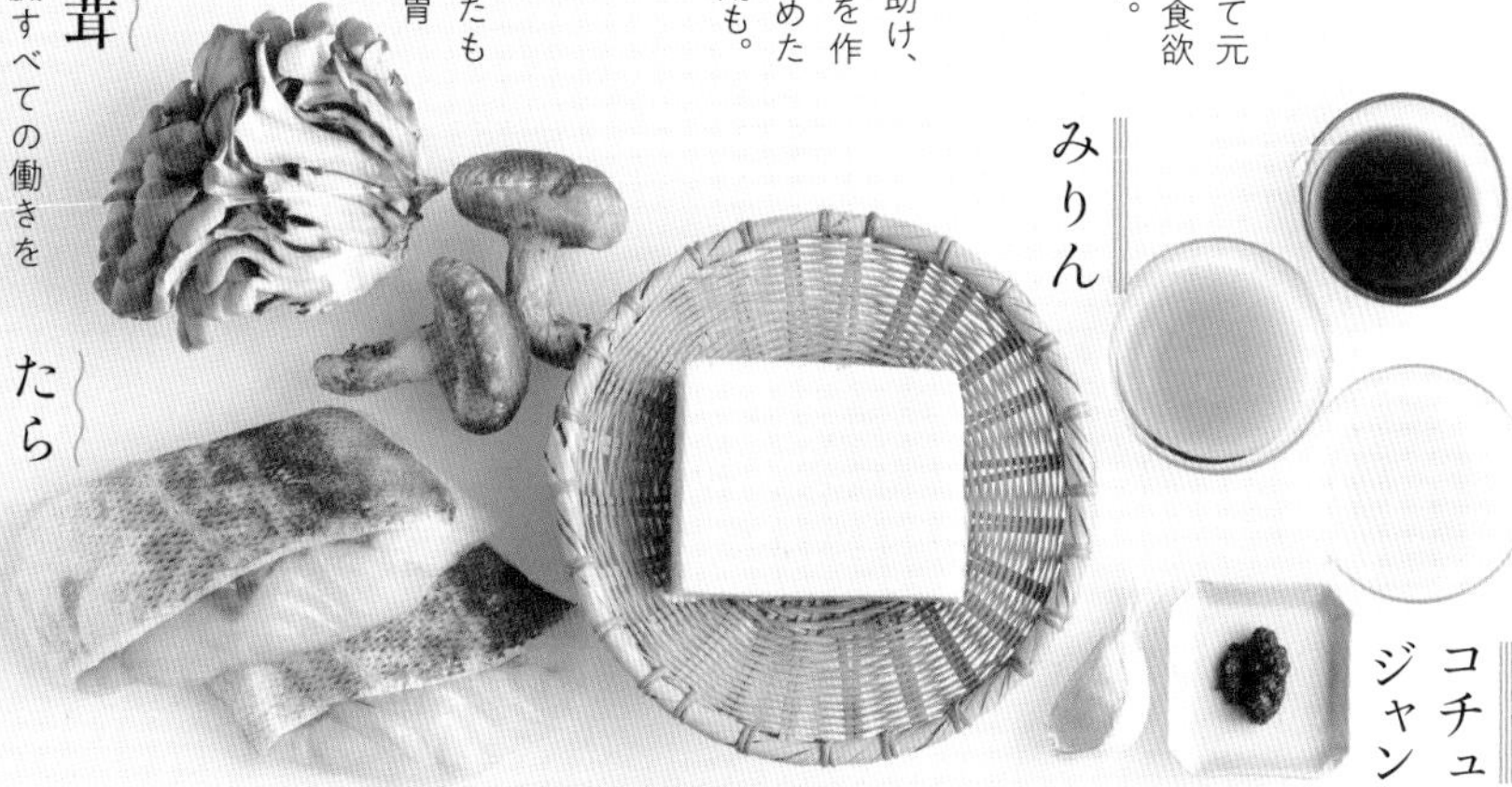

気を補う食材が
一度にたっぷりとれる鍋

豆腐ときのことたらのチゲ

材料　2〜3人分
木綿豆腐……1丁
椎茸……2枚
舞茸……1パック
たら……2切れ
キムチ……100g
しょうが……1/3片
にんにく……1片
ごま油……大さじ1
コチュジャン……小さじ2
煮干し出汁……400㎖
A
醤油……大さじ1
酒……大さじ1
みりん……大さじ1

作り方
1 豆腐、たらは食べやすい大きさに切る。きのこは石づきを取り、食べやすくほぐすか切る。しょうがはせん切り、にんにくは薄切りにする。

2 鍋を中火にかけてごま油を入れ、コチュジャン、キムチ、しょうが、にんにくを炒める。香りが立ったら、きのこを加えてさっと炒め、煮干し出汁と豆腐を入れてふたをする。

3 沸いたらたらを加えて3〜4分加熱し、Aを加えて味を調える。

※好みで斜め切りにした青ねぎや一味唐辛子を加える。

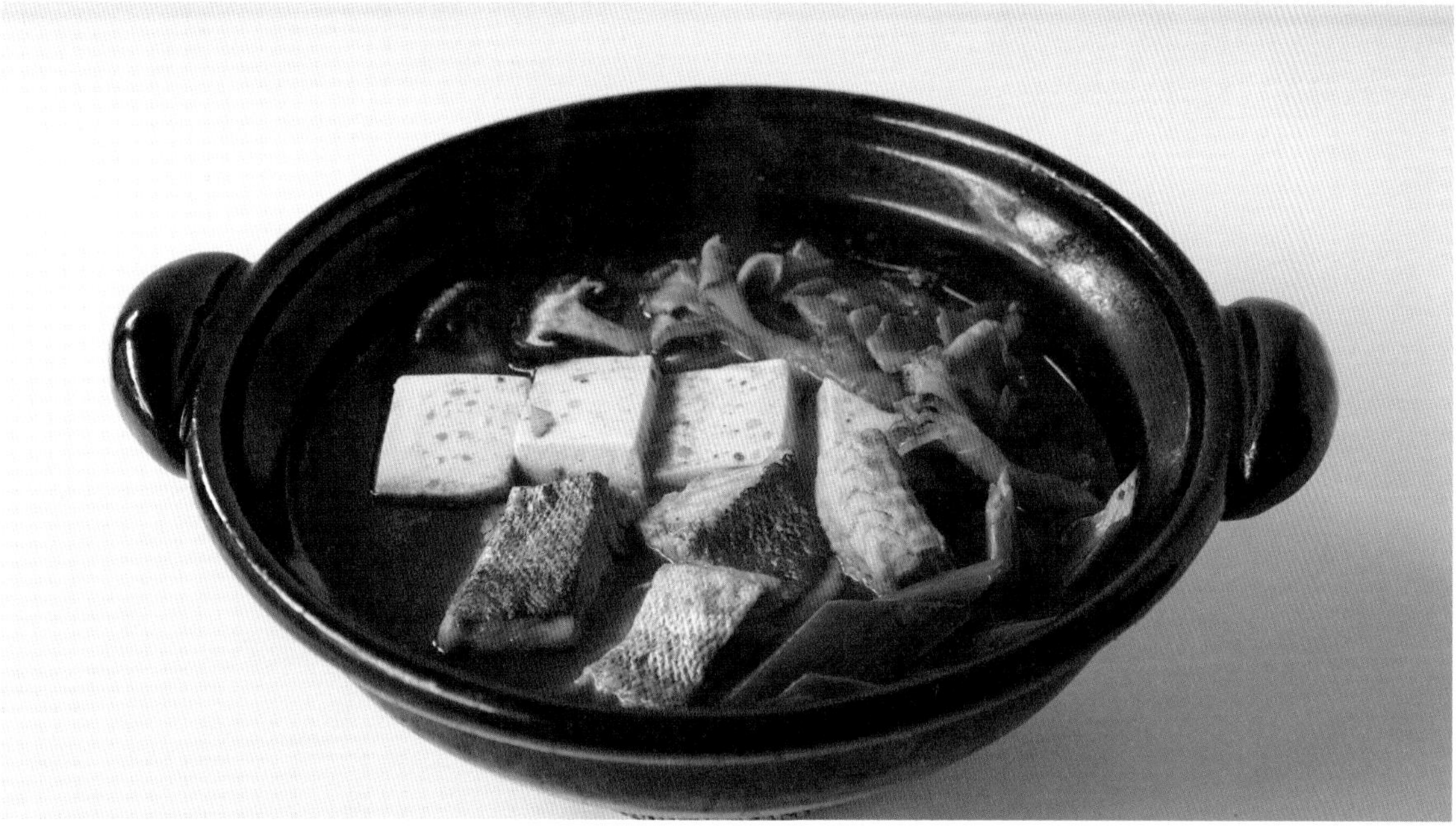

ココナッツの甘い香りと
清々しい柚子胡椒がよく合う

さつまいもと鶏のココナッツミルク煮

材料　2人分
- さつまいも……1本
- 鶏もも肉……1枚（200g）
- たまねぎ……1/2個
- しょうが……1片
- ココナッツミルク……150mℓ
- 塩麹……大さじ1
- 炒め油……大さじ1
- コリアンダーパウダー……小さじ1
- 水……100mℓ
- 塩……ひとつまみ
- 柚子胡椒……適量

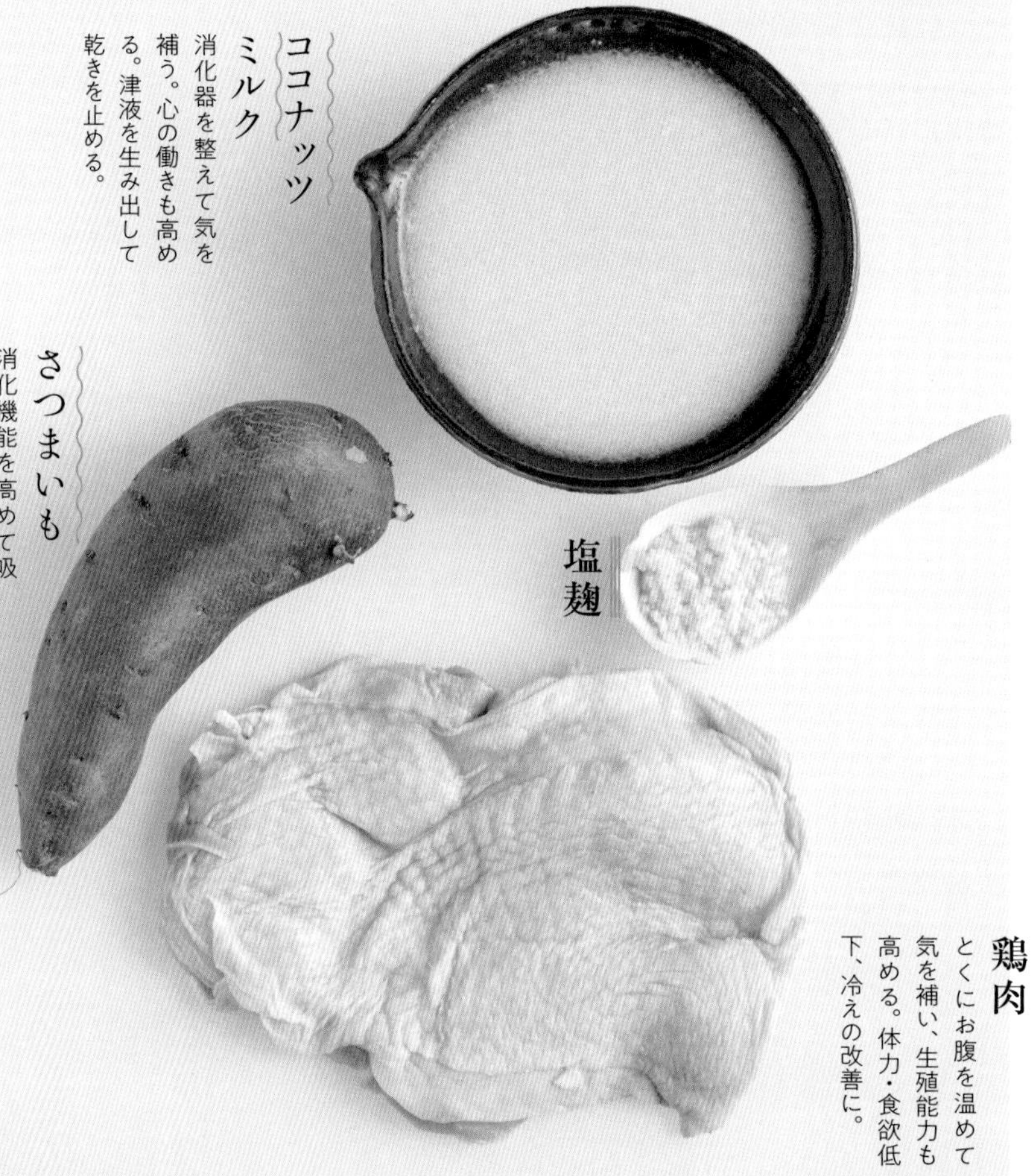

ココナッツミルク
消化器を整えて気を補う。心の働きも高める。津液を生み出して乾きを止める。

さつまいも
消化機能を高めて吸収をよくし、気を補う。平性で体質に関係なく食べやすい。

塩麹

鶏肉
とくにお腹を温めて気を補い、生殖能力も高める。体力・食欲低下、冷えの改善に。

作り方

1 さつまいもは1cm厚さの輪切りにする。鶏肉は食べやすい大きさに切り、塩麹をまぶして20分ほどおく。たまねぎは薄切り、しょうがはみじん切りにする。

2 鍋を中火にかけて油を入れ、鶏肉の皮目から焼く。焼き色がついたら裏返し、たまねぎとしょうがを加えて炒める。

3 たまねぎがしんなりしたら、さつまいもとコリアンダーパウダーを加えてさらに炒める。

4 ココナッツミルクと水を加えてふたをし、沸いたら弱火にして15分ほど煮る。塩で味を調え、器に盛って柚子胡椒を添える。

※好みでパクチーを添える。

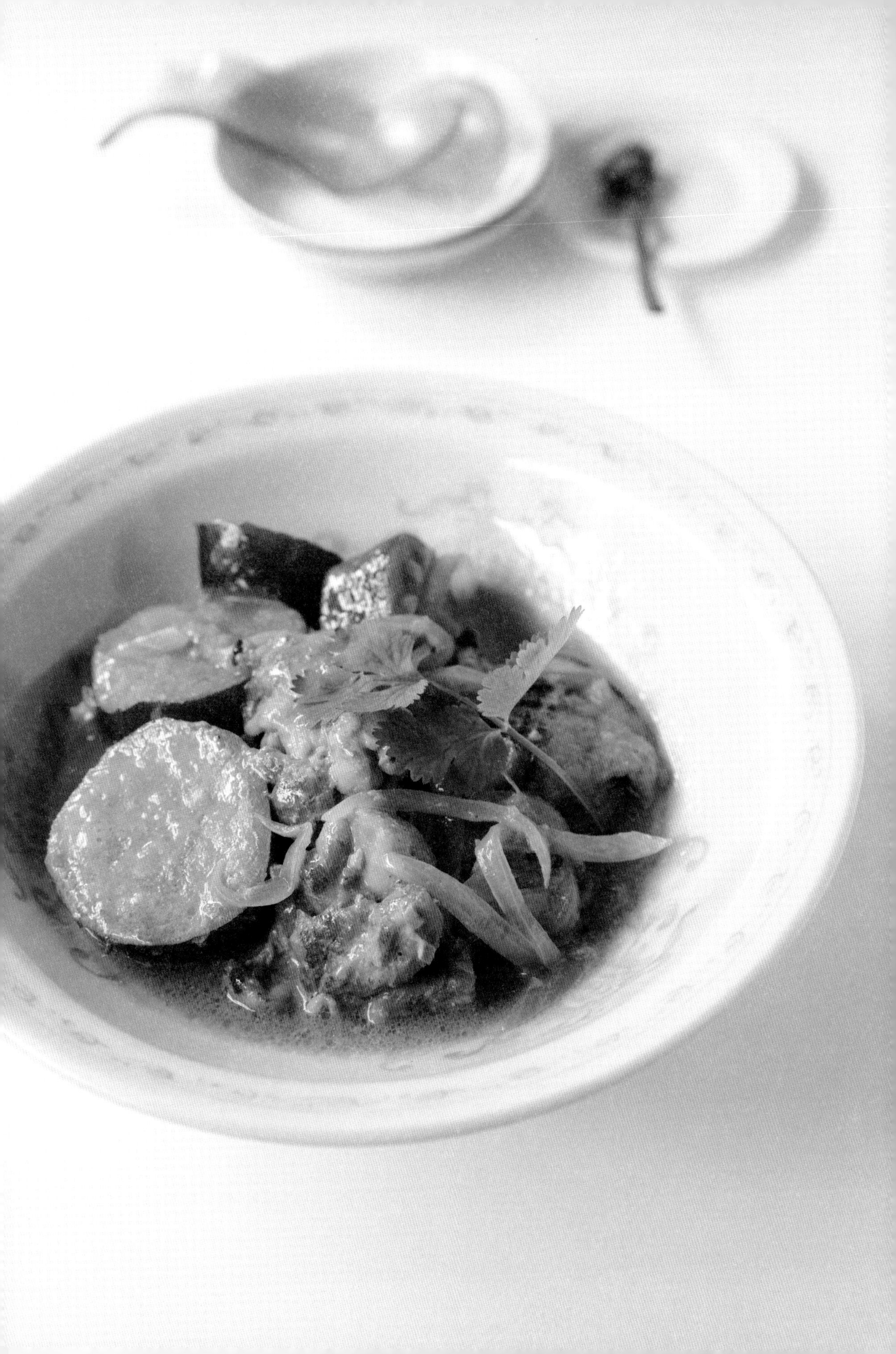

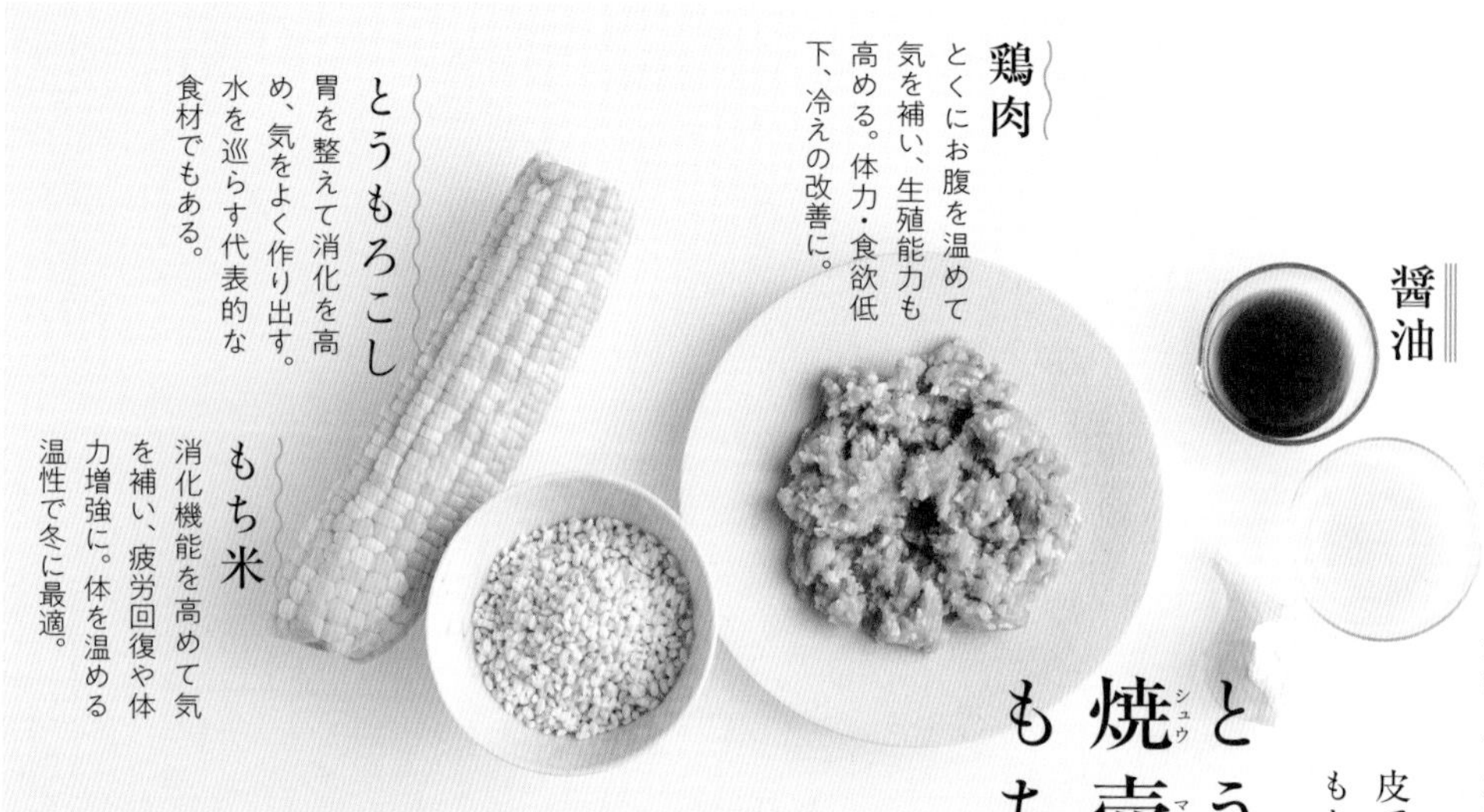
醤油
酒
にんにく
胃腸を活性化して元気をつける食材。食欲不振や体力低下に。
鶏肉
とくにお腹を温めて気を補い、生殖能力も高める。体力・食欲低下、冷えの改善に。
とうもろこし
胃を整えて消化を高め、気をよく作り出す。水を巡らす代表的な食材でもある。
もち米
消化機能を高めて気を補い、疲労回復や体力増強に。体を温める温性で冬に最適。

皮で包むより手軽。
もちもちで食べごたえ満点

とうもろこし焼《シュウ》売《マイ》 もち米の衣で

材料　2～3人分

- とうもろこし……1/2本
- 鶏ひき肉……100g
- たまねぎ……1/4個
- にんにく……1片
- もち米……1/2合
- A
  - 酒…小さじ1
  - 醤油…小さじ1
  - 塩…少々
  - 片栗粉……大さじ1
- ごま油……大さじ1/3

作り方

1 とうもろこしは実を削ぎ落とす。ひげがあればみじん切りにする。たまねぎ、にんにくはみじん切りにする。

2 もち米は洗ってざるにあげ、たっぷりの水に3時間浸けておく（または40℃のぬるま湯に30分浸ける）。

3 ボウルに**1**とひき肉、**A**を入れて粘りが出るまでよく混ぜる。スプーンなどで丸め、水気を切ったもち米をまぶす。

4 蒸気のあがった蒸し器で10分ほど蒸す。

※好みで辛子と酢醤油をつけていただく。

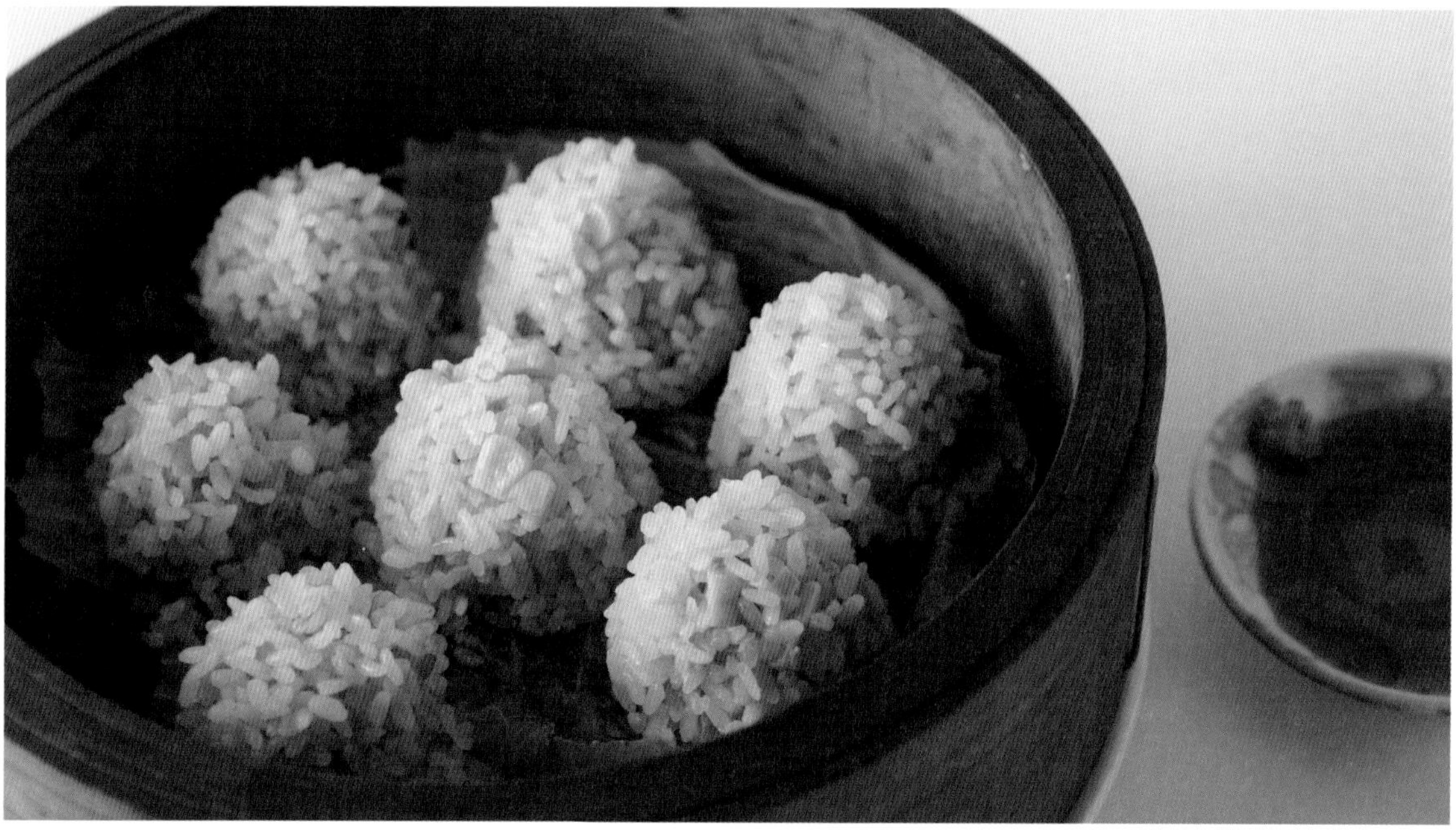

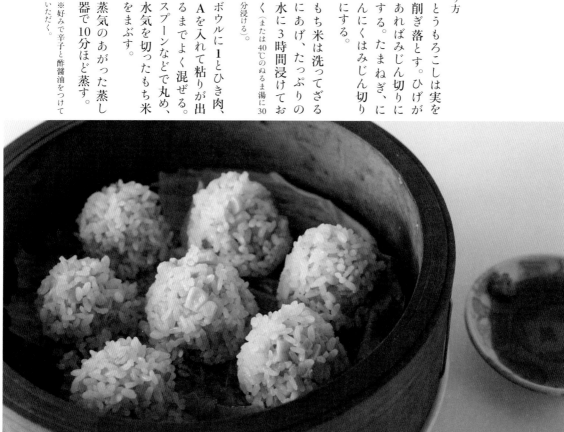

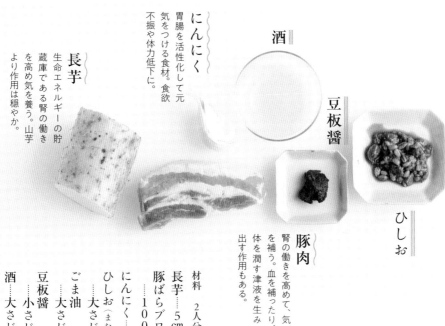

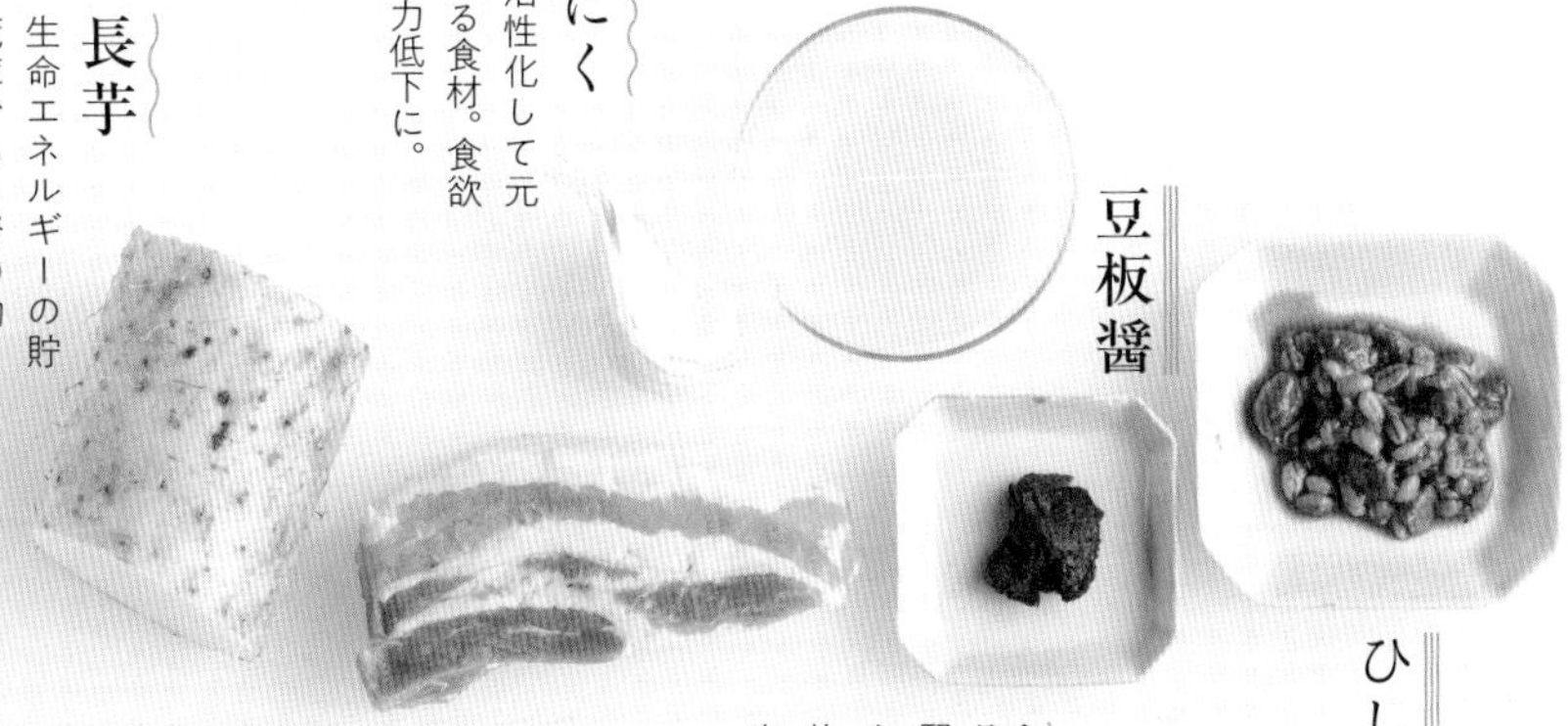

にんにく 胃腸を活性化して元気をつける食材。食欲不振や体力低下に。

長芋 生命エネルギーの貯蔵庫である腎の働きを高め気を養う。山芋より作用は穏やか。

豚肉 腎の働きを高めて、気を補う。血を補ったり、体を潤す津液を生み出す作用もある。

ひしおに漬けることで
ブロック肉もとろとろに

長芋と豚肉のピリ辛炒め

材料　2人分

長芋……5cm長さ程度
豚ばらブロック……100g
にんにく……1片
ひしお（または醤油麹）……大さじ1
ごま油……大さじ1/2
豆板醤……小さじ1/2
酒……大さじ1

作り方

1 豚肉と長芋は同じ大きさの拍子木切りにする。豚肉はひしおに15分ほど漬ける。にんにくはみじん切りにする。

2 フライパンを中火に熱し、ごま油を入れて豚肉とにんにく、豆板醤を炒める。

3 長芋を加えてさらに炒め、酒を加えて汁気がなくなり、とろりとするまで炒め合わせる。器に盛り、あれば糸唐辛子を飾る。

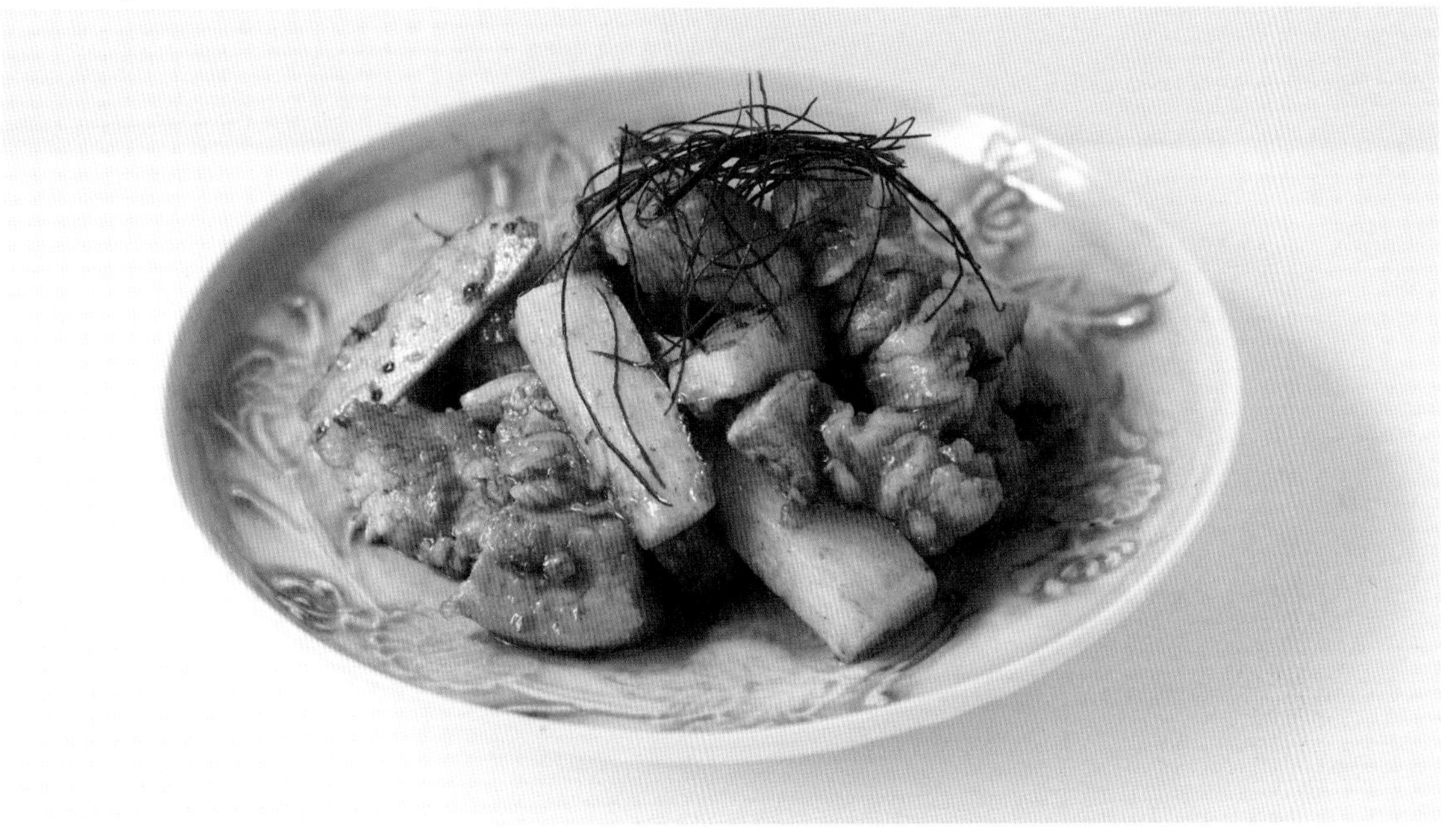

ぶどうの果汁がしみ込んだ
フルーティな味わい

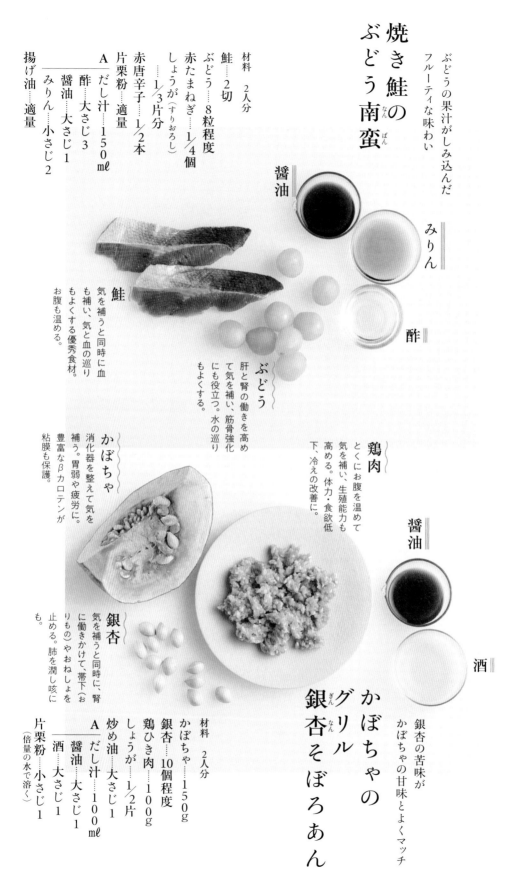

焼き鮭のぶどう南《なん》蛮《ばん》

材料　2人分
鮭……2切
ぶどう……8粒程度
赤たまねぎ……1/4個
しょうが（すりおろし）……1/3片分
赤唐辛子……1/2本
片栗粉……適量
A だし汁……150mℓ
酢……大さじ3
醤油……大さじ1
みりん……小さじ2
揚げ油……適量

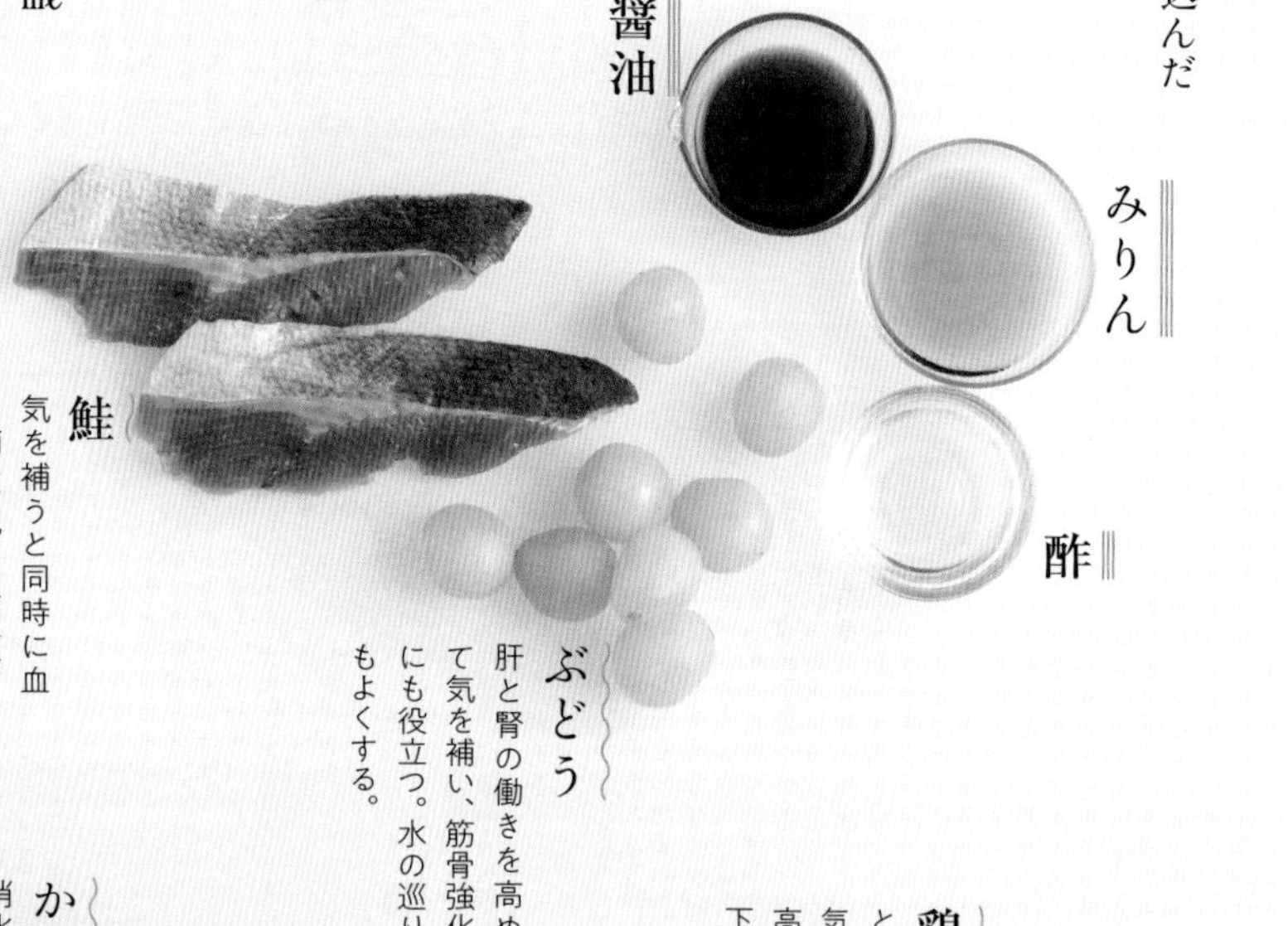

鮭
気を補うと同時に血も補い、気と血の巡りもよくする優秀食材。お腹も温める。

ぶどう
肝と腎の働きを高めて気を補い、筋骨強化にも役立つ。水の巡りもよくする。

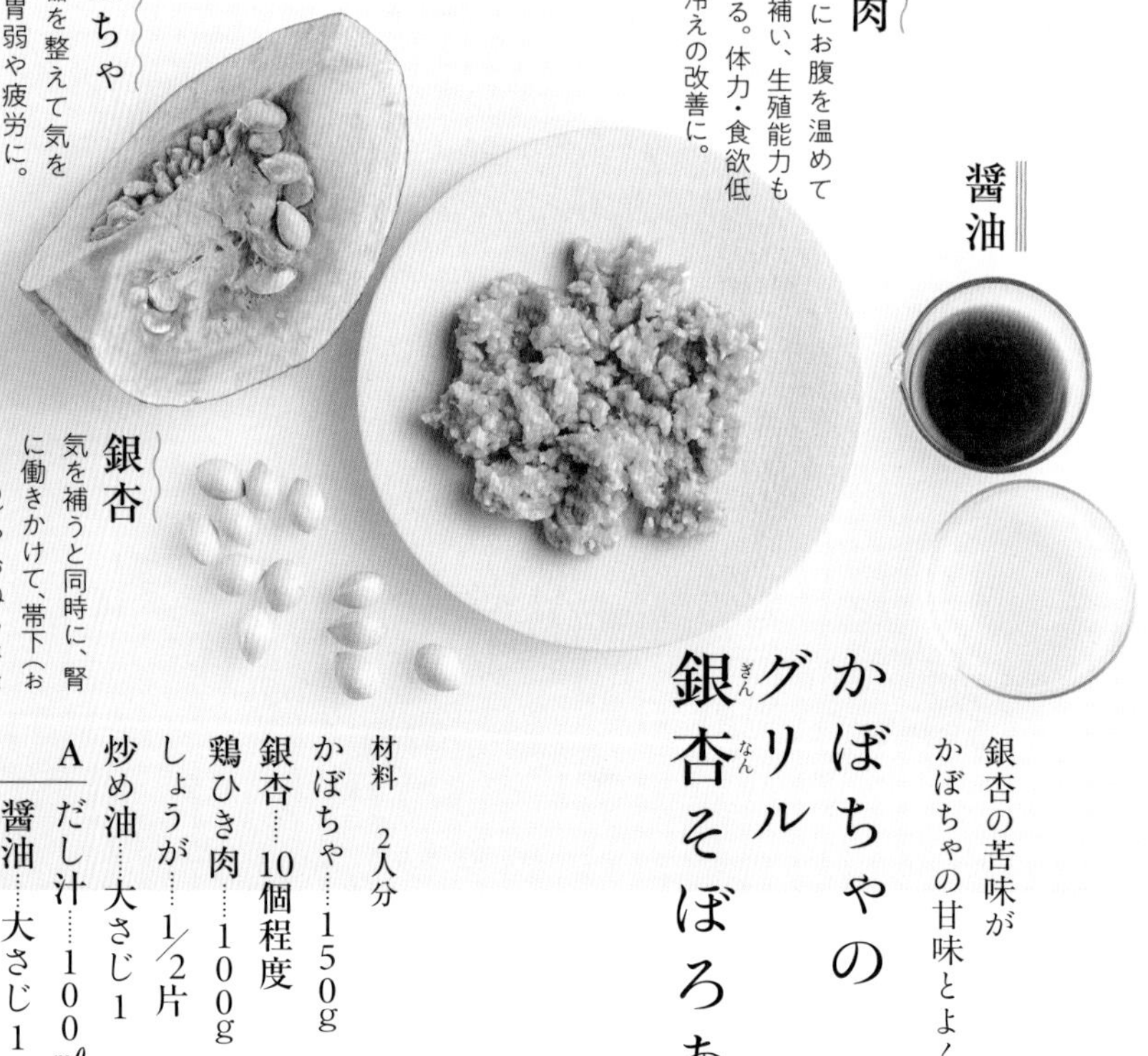

鶏肉
とくにお腹を温めて気を補い、生殖能力も高める。体力・食欲低下、冷えの改善に。

かぼちゃ
消化器を整えて気を補う。胃弱や疲労に。豊富なβカロテンが粘膜も保護。

銀杏
気を補うと同時に、腎に働きかけて、帯下（おりもの）やおねしょを止める。肺を潤し咳にも。

銀杏の苦味が
かぼちゃの甘味とよくマッチ

かぼちゃのグリル 銀《ぎん》杏《なん》そぼろあん

材料　2人分
かぼちゃ……150g
銀杏……10個程度
鶏ひき肉……100g
しょうが……1/2片
炒め油……大さじ1
A だし汁……100mℓ
醤油……大さじ1
酒……大さじ1
片栗粉……小さじ1（倍量の水で溶く）

焼き鮭の
ぶどう南蛮

作り方

1 鮭は塩少々(分量外)をふって30分ほどおき、水気を拭いて3〜4等分に切り、片栗粉を薄くまぶす。赤たまねぎは薄切りにする。赤唐辛子は種をとって小口切りにする。ぶどうは皮をむく。

2 バットに**A**を合わせ、ぶどう、赤たまねぎ、しょうが、赤唐辛子を加える。

3 フライパンに少なめの油を入れて170℃に熱し、鮭を加えて全体がカリッとなるように揚げ焼きにする。鮭の油を切って**2**の南蛮酢に漬ける。

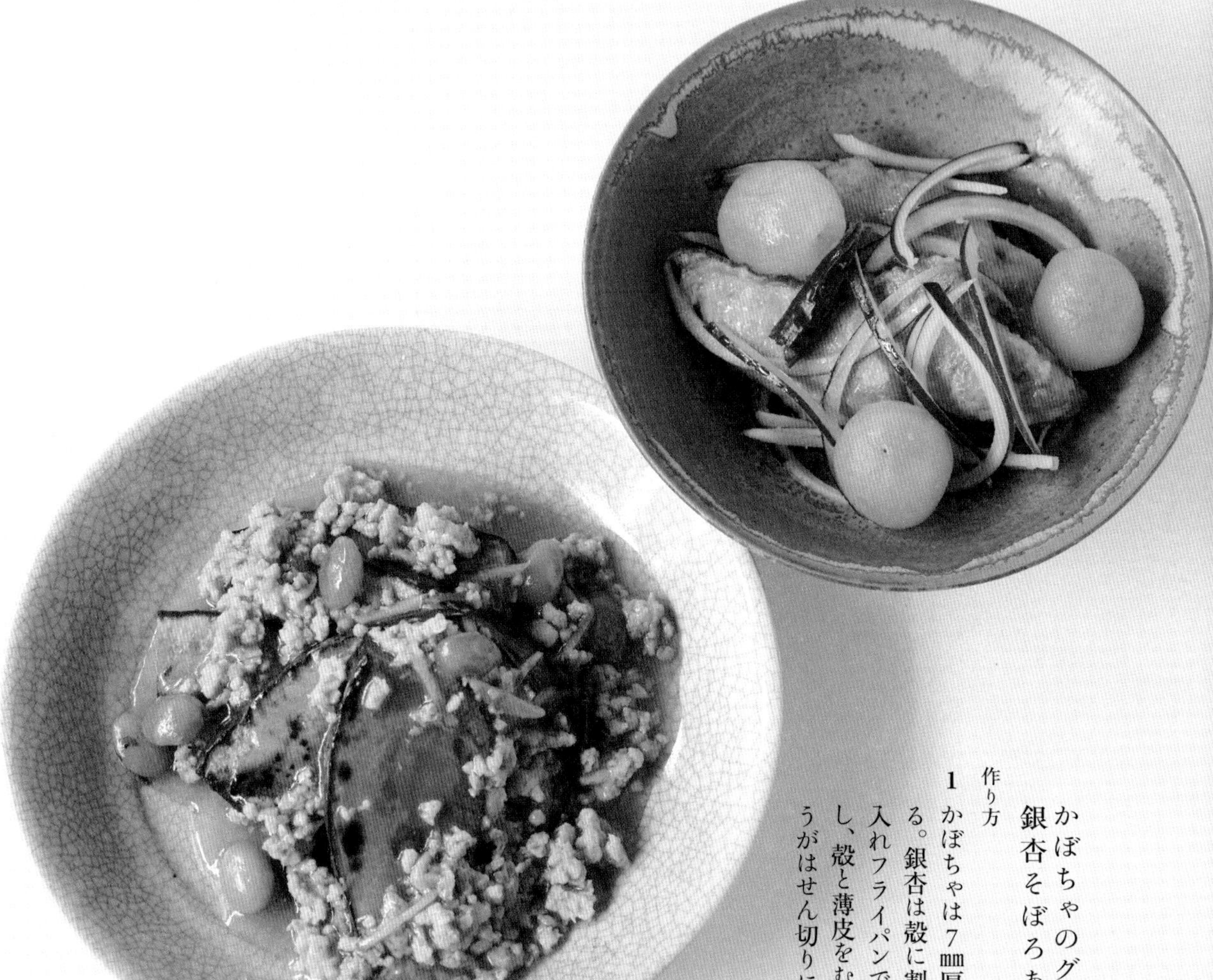

かぼちゃのグリル
銀杏そぼろあん

作り方

1 かぼちゃは7㎜厚さに切る。銀杏は殻に割れ目を入れフライパンで乾煎りし、殻と薄皮をむく。しょうがはせん切りにする。

2 フライパンを中火にかけて油を入れ、かぼちゃを並べてふたをする。両面焼き色がついて火が通ったら皿に取り出す。

3 同じフライパンにひき肉、しょうがを入れて炒め、肉の色が変わったら**A**と銀杏を加える。沸いたら水溶き片栗粉を加えてとろみをつけ、かぼちゃにかける。

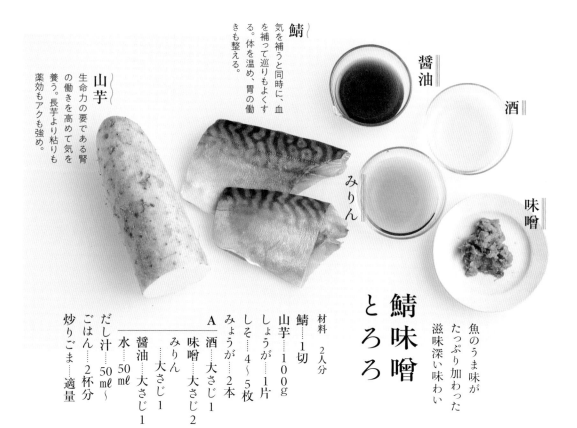

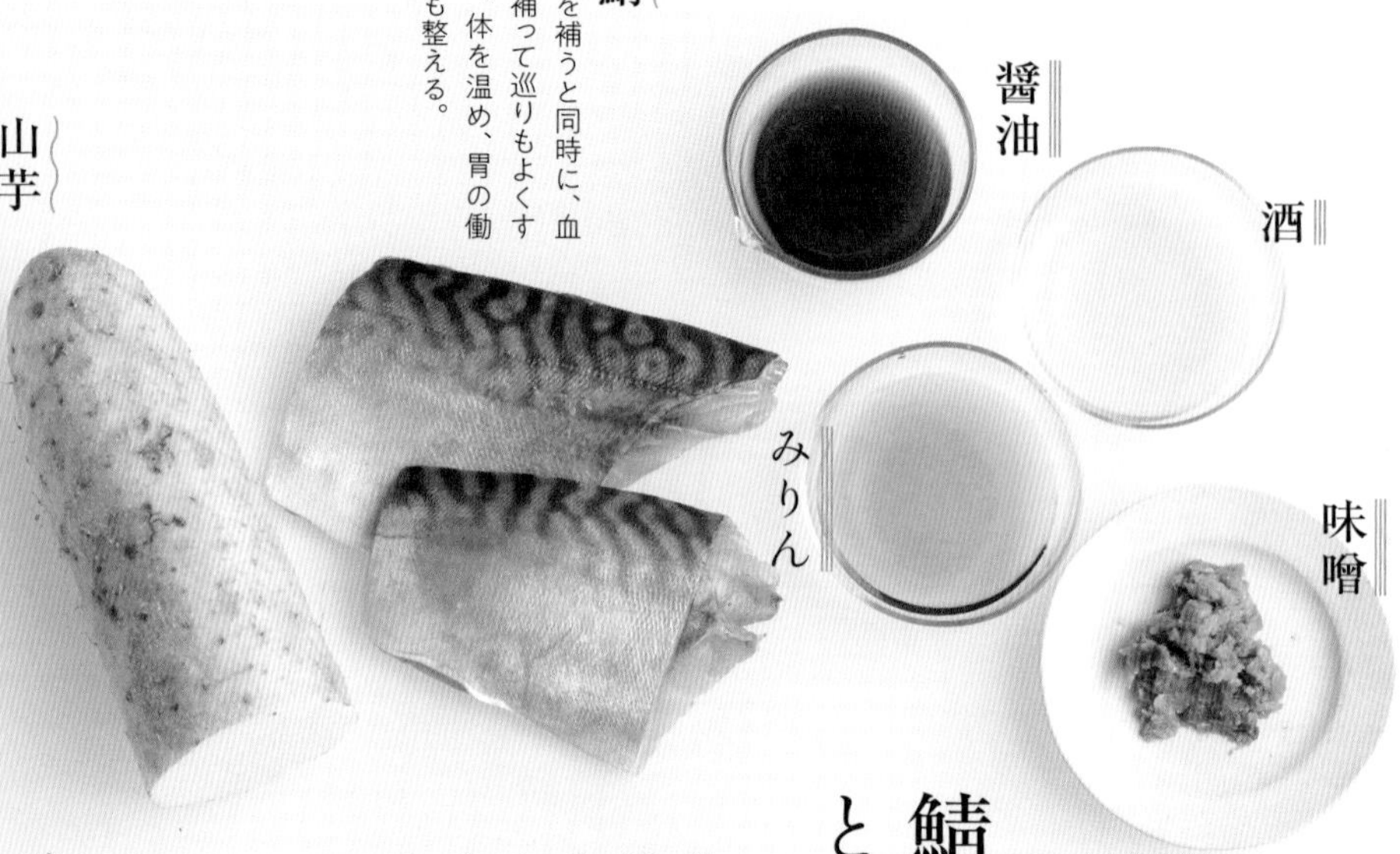

鯖
気を補うと同時に、血を補って巡りもよくする。体を温め、胃の働きも整える。

山芋
生命力の要である腎の働きを高めて気を養う。長芋より粘りも薬効もアクも強め。

鯖味噌とろ

魚のうま味がたっぷり加わった滋味深い味わい

材料　2人分

- 鯖……1切
- 山芋……100g
- しょうが……1片
- しそ……4～5枚
- みょうが……2本
- A
  - 酒……大さじ1
  - 味噌……大さじ2
  - みりん……大さじ1
  - 醤油……大さじ1
  - 水……50mℓ
- だし汁……50mℓ～
- ごはん……2杯分
- 炒りごま……適量

作り方

1 鯖は熱湯をかけて血合やぬめりを洗い落とす。しょうがは半量を薄切りにし、半量はせん切りにする。山芋は皮をむき、すりおろす。しそ、みょうがもせん切りにして水にさらす。

2 鍋を中火にかけてAとしょうがの薄切りを入れ、沸いてきたら火を弱めて鯖の皮目を上にして加え、汁気が少なくなるまで煮る。

3 2の粗熱が取れたら、すり鉢に煮汁ごと加えてすり、山芋も加えてさらにする。だし汁で好みの固さに伸ばす。ごはんにかけてしそ、みょうが、炒りごまをのせる。

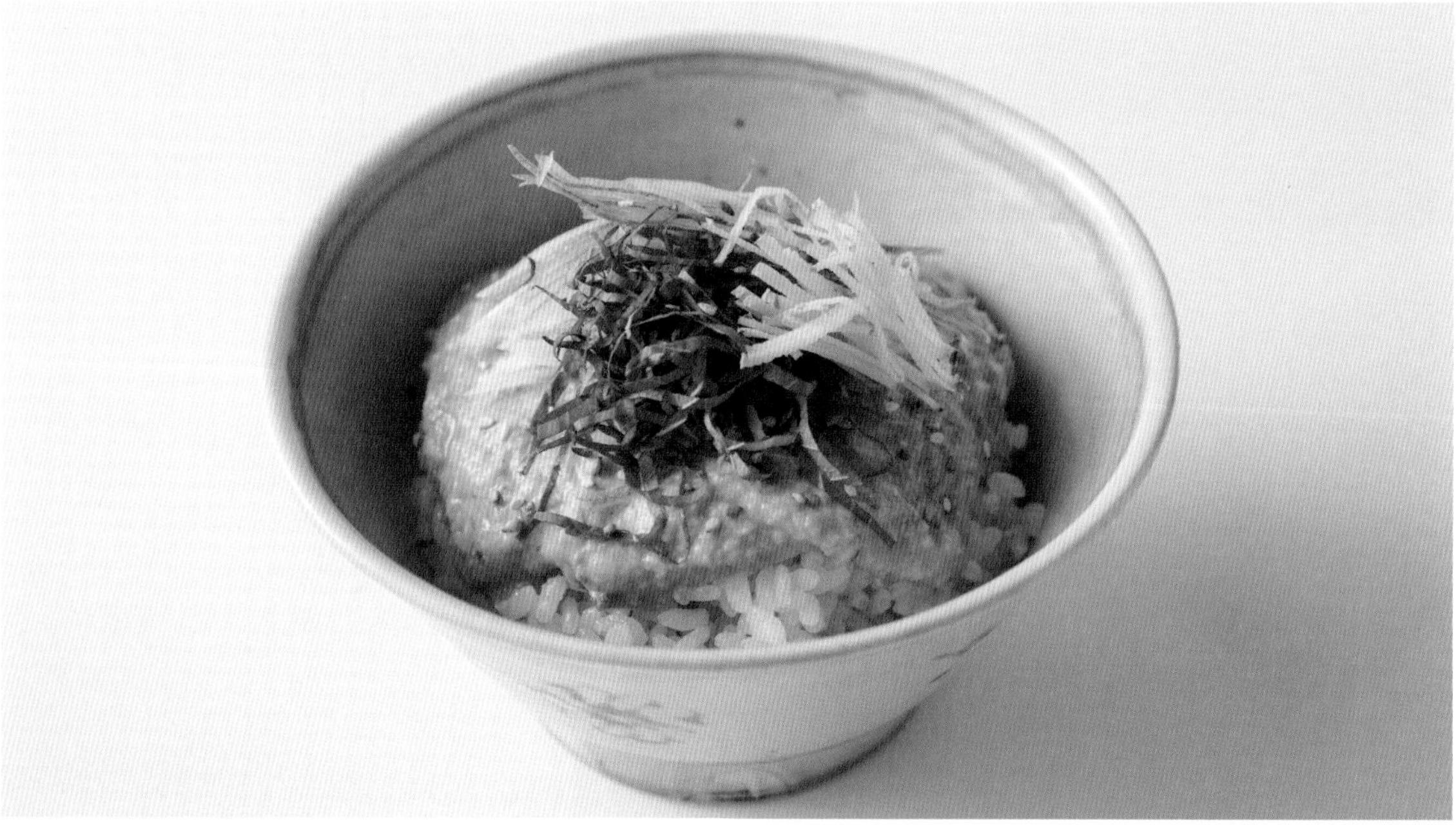

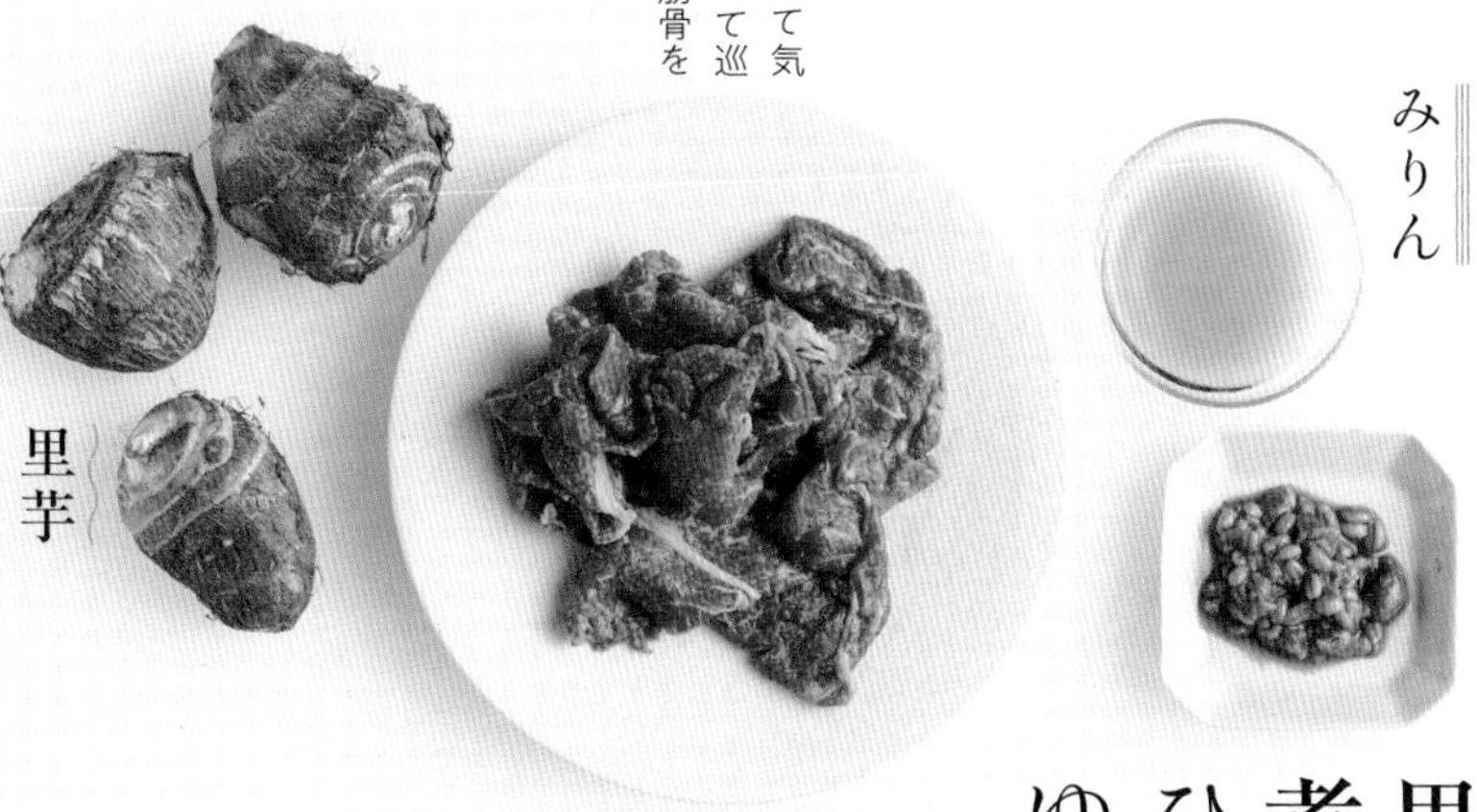
牛肉
胃を健やかにして気を作り、血を補って巡りをよくする。筋骨を強化する作用も。
みりん
ひしお
里芋
胃の働きを整えて消化を促進し、気を作る。解毒作用や腫れを鎮める働きも。

ひしお効果でうま味抜群！
ゆずが牛肉をさわやかに

里芋と牛肉の煮っころがし ひしおゆず風味

材料　2人分

- 里芋……6個
- 牛細切れ肉……100g
- ゆず……1/2個程度
- A
  - ひしお（または醤油麹）……大さじ2
  - みりん……大さじ1
- 炒め油……適量
- だし汁……100㎖

作り方

1. 里いもは皮をむいて大きいものは半分に切る。牛肉はAに15分ほど漬けておく。ゆずは果汁を絞り、皮は小さく切る。
2. フライパンを中火にかけて油を入れ、里いもを入れて焼き色がつくまで焼く。牛肉を加えて炒め合わせ、色が変わったらだし汁を加える。
3. 沸いたらアクを取って火を弱め、Aを加えてふたをし、15分ほど煮る。ゆず果汁と皮を加えてさっと混ぜ合わせる。

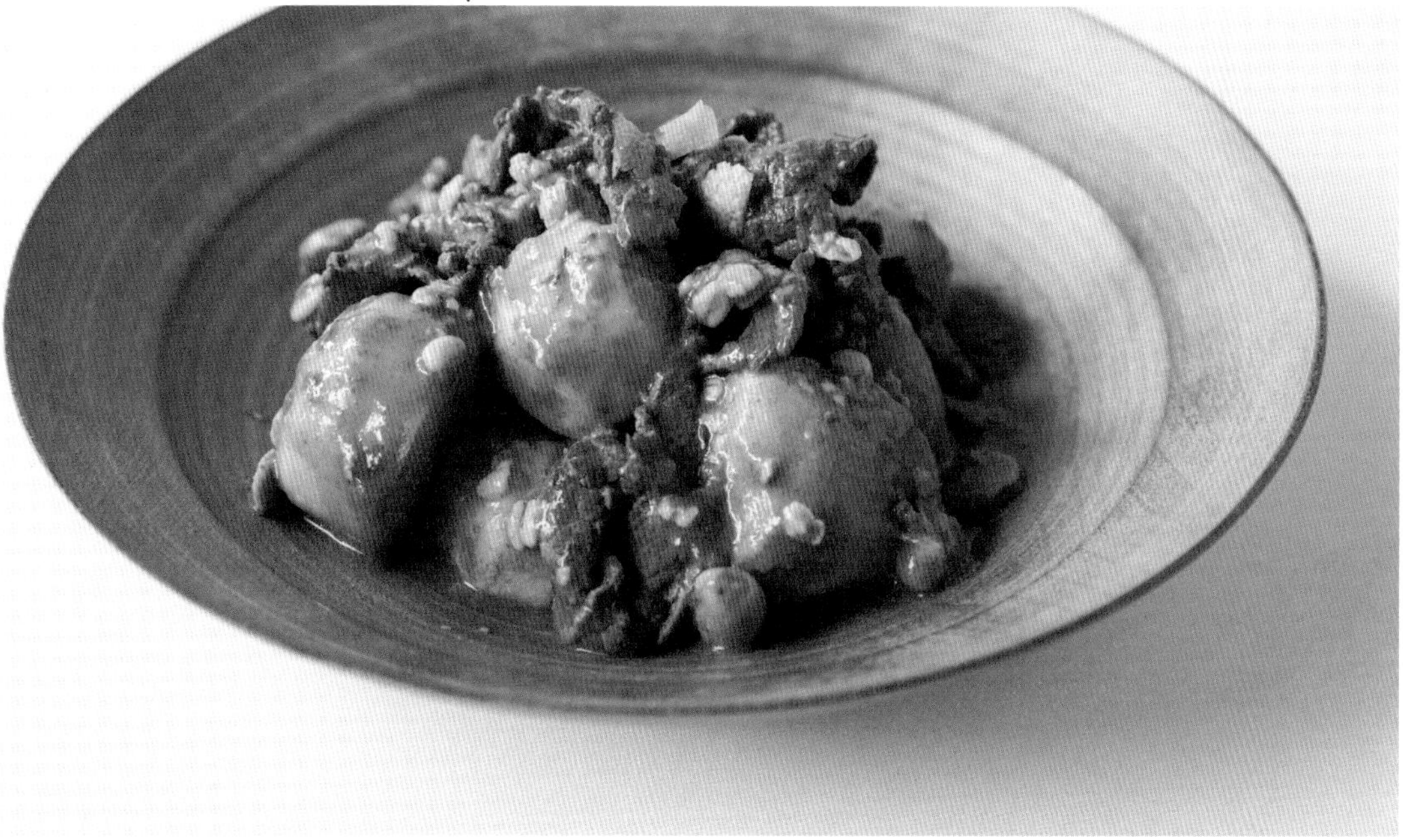

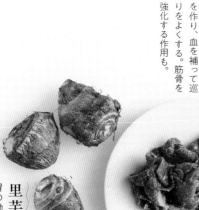

ブルーチーズ入りの
ひと味違う洋風白和え

そらまめのクリーム白和え

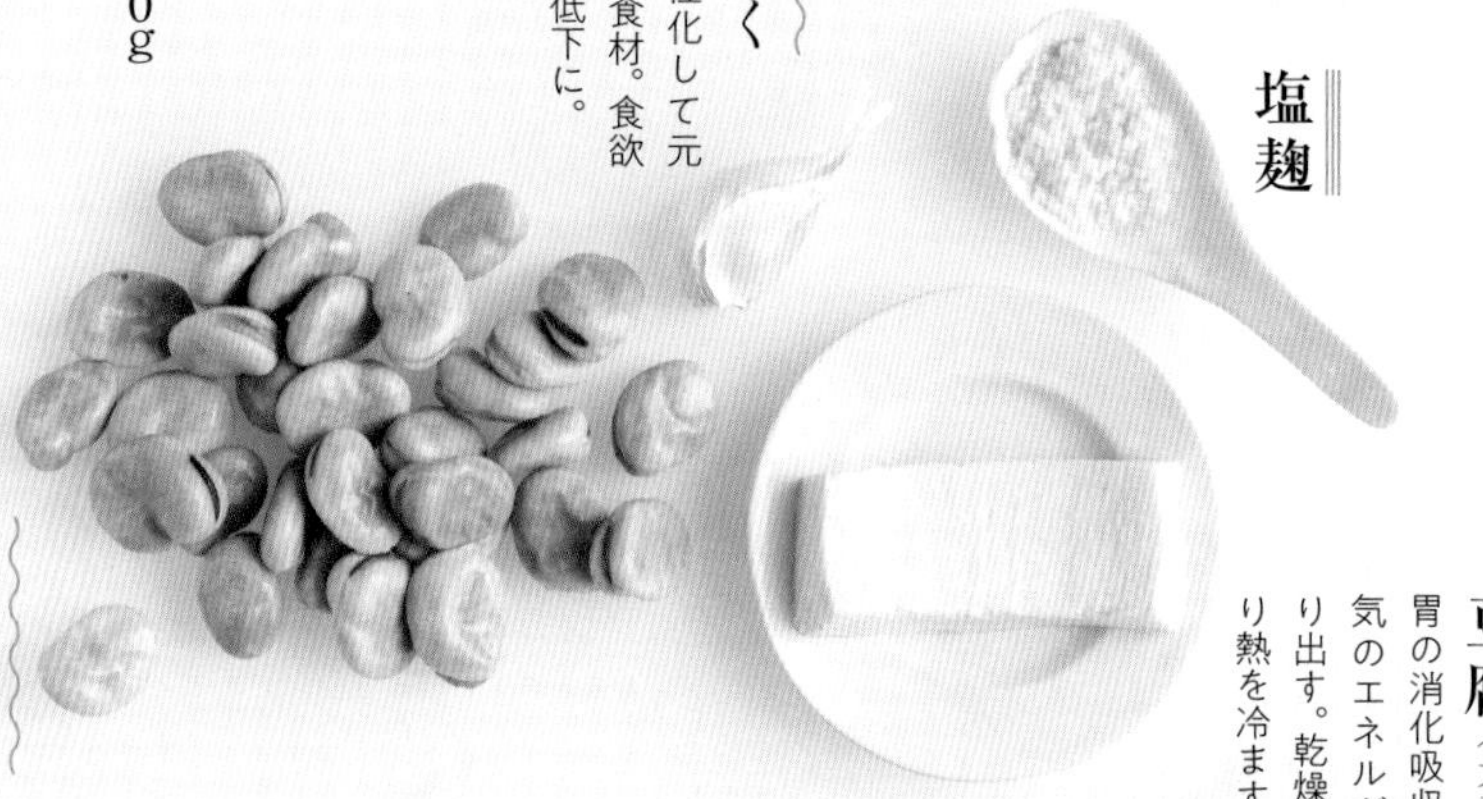

塩麹

豆腐（大豆）
胃の消化吸収を助け、気のエネルギーを作り出す。乾燥を止めたり熱を冷ます作用も。

にんにく
胃腸を活性化して元気をつける食材。食欲不振や体力低下に。

そらまめ
消化器の働きを整えて気を補う。余分な水を排出する作用にも優れる。

材料　2人分
そらまめ（薄皮つき）……170g
絹豆腐……30g
にんにく……1片
塩麹……小さじ1
ゴルゴンゾーラチーズ……25g
オリーブ油……大さじ1/2

アボカド
消化器を整えて気を作る。便通改善や肝と胆の働きを整える作用もある。

じゃがいも
消化器官の働きを高めて気をよく作り出す。気力・体力の低下、腹痛、便秘などに。

塩麹

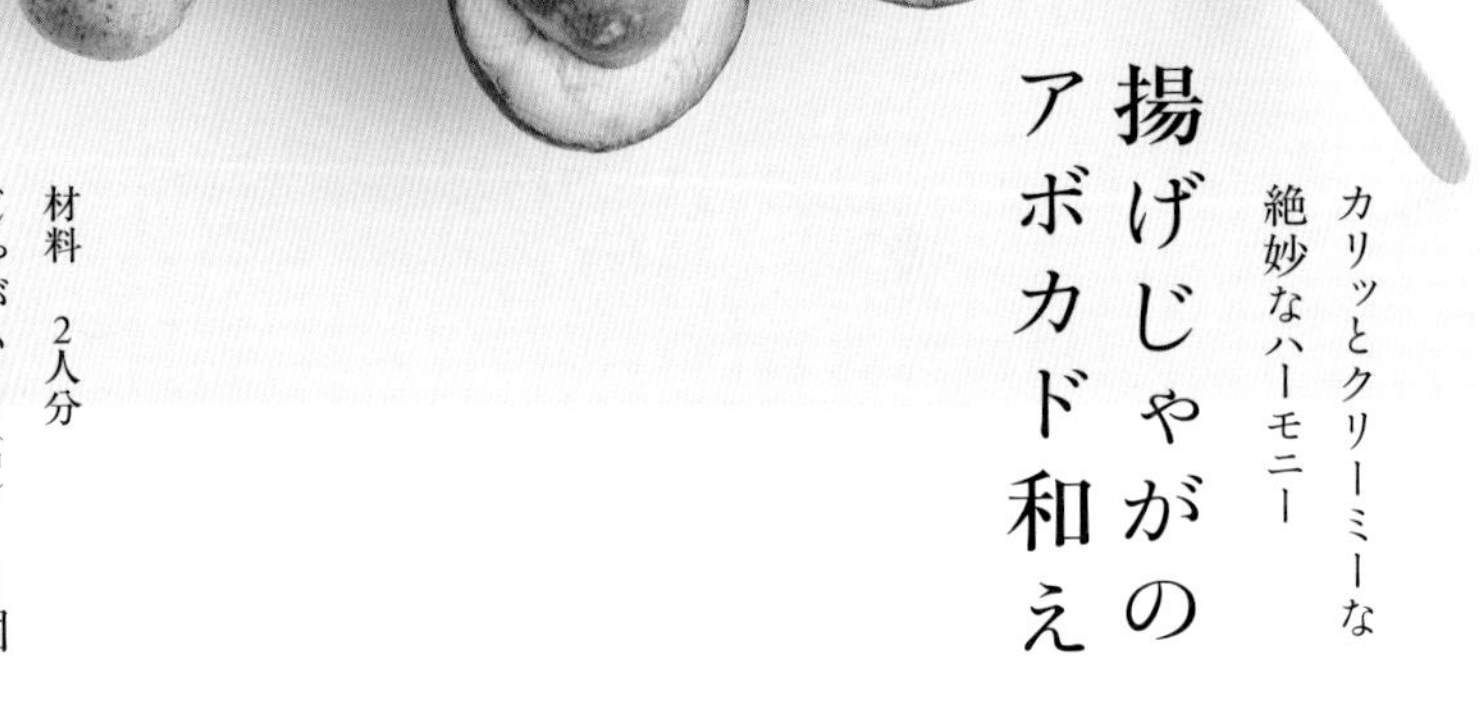

カリッとクリーミーな
絶妙なハーモニー

揚げじゃがのアボカド和え

材料　2人分
じゃがいも（中）……3個
アボカド……1/2個
水……大さじ1
塩麹……小さじ1
揚げ油……適量

そらまめのクリーム白和え

作り方

1 そらまめはさやから取り出し、熱湯で2～3分ゆでる。ざるにあげて薄皮をむく。にんにくはすりおろす。

2 フライパンを弱火にかけ、オリーブ油とにんにく、塩麹、ゴルゴンゾーラチーズを入れて溶かし混ぜ、とろみがつくまで煮て火を止める。

3 泡だて器でよく混ぜた豆腐を加えてなめらかになるまで混ぜ、そらまめを加えてさっと和える。

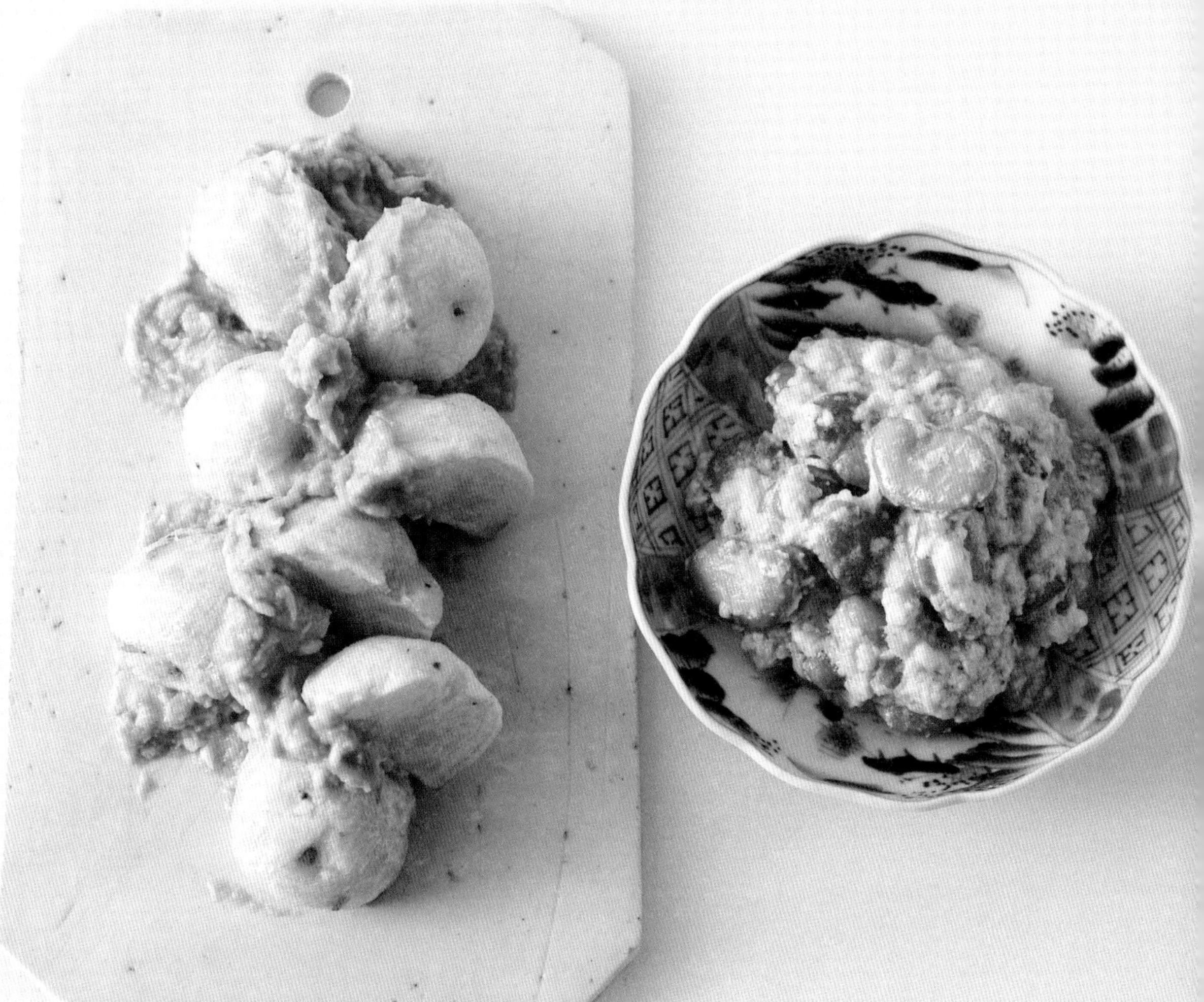

揚げじゃがのアボカド和え

作り方

1 じゃがいもは固めに蒸してから乱切りにする。アボカドは包丁で縦に切り込みを入れて割り、種を取り出して皮をむく。

2 ボウルにアボカドの実をざく切りにして加え、ゴムベラで粗くつぶす。

3 水を少しずつ加えながらよく混ぜ、塩麹で味を調える。

4 じゃがいもを170℃の油で揚げ、3のアボカドで和える。

ほんのり自然な甘味が
体にしみわたる

もち米と豆、ドライフルーツのデザート粥《がゆ》

材料　4～5人分

A
- もち米……1/2合
- 黒米……10g
- 黒豆……10g
- 白いんげん豆……10g

なつめ……2粒
干しぶどう……20粒
甘酒……大さじ2
塩……少々

作り方

1 Aを水で洗い、3カップ（分量外）でひと晩浸けておく。

2 鍋にドライフルーツと**1**を浸け水ごと加えて火にかけ、沸騰したら弱火にして柔らかくなるまで水を足しながら50分ぐらい炊く。甘酒と塩で味を調える。

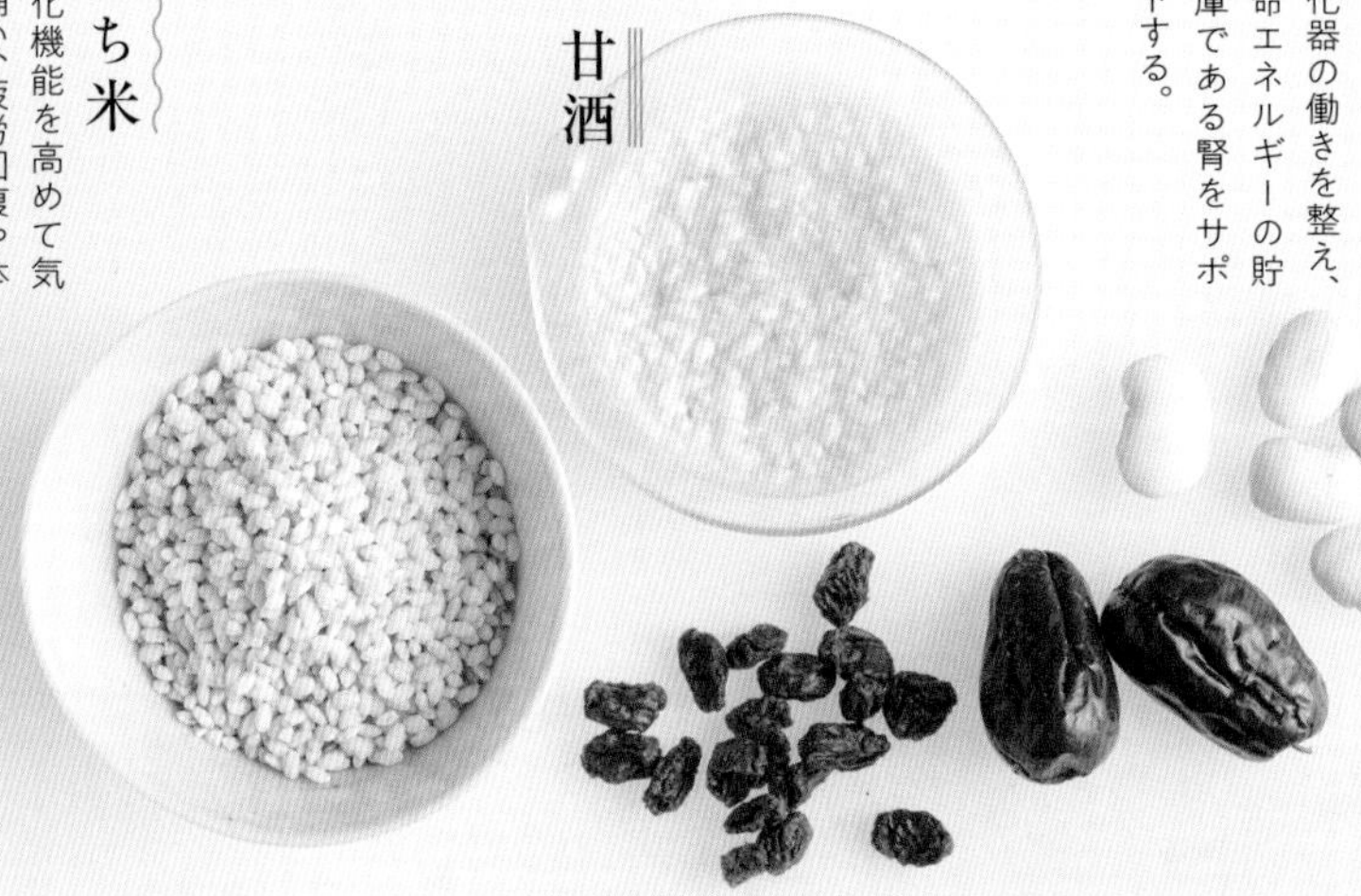

白いんげん豆
消化器の働きを整え、生命エネルギーの貯蔵庫である腎をサポートする。

なつめ
消化機能を高めて気や水を生み出す。痛みを鎮めるほか貧血予防にも有効。

甘酒

もち米
消化機能を高めて気を補い、疲労回復や体力増強に。体を温める温性で冬に最適。

ぶどう
肝と腎の働きを高めて気を補い、筋骨強化にも役立つ。水の巡りもよくする。

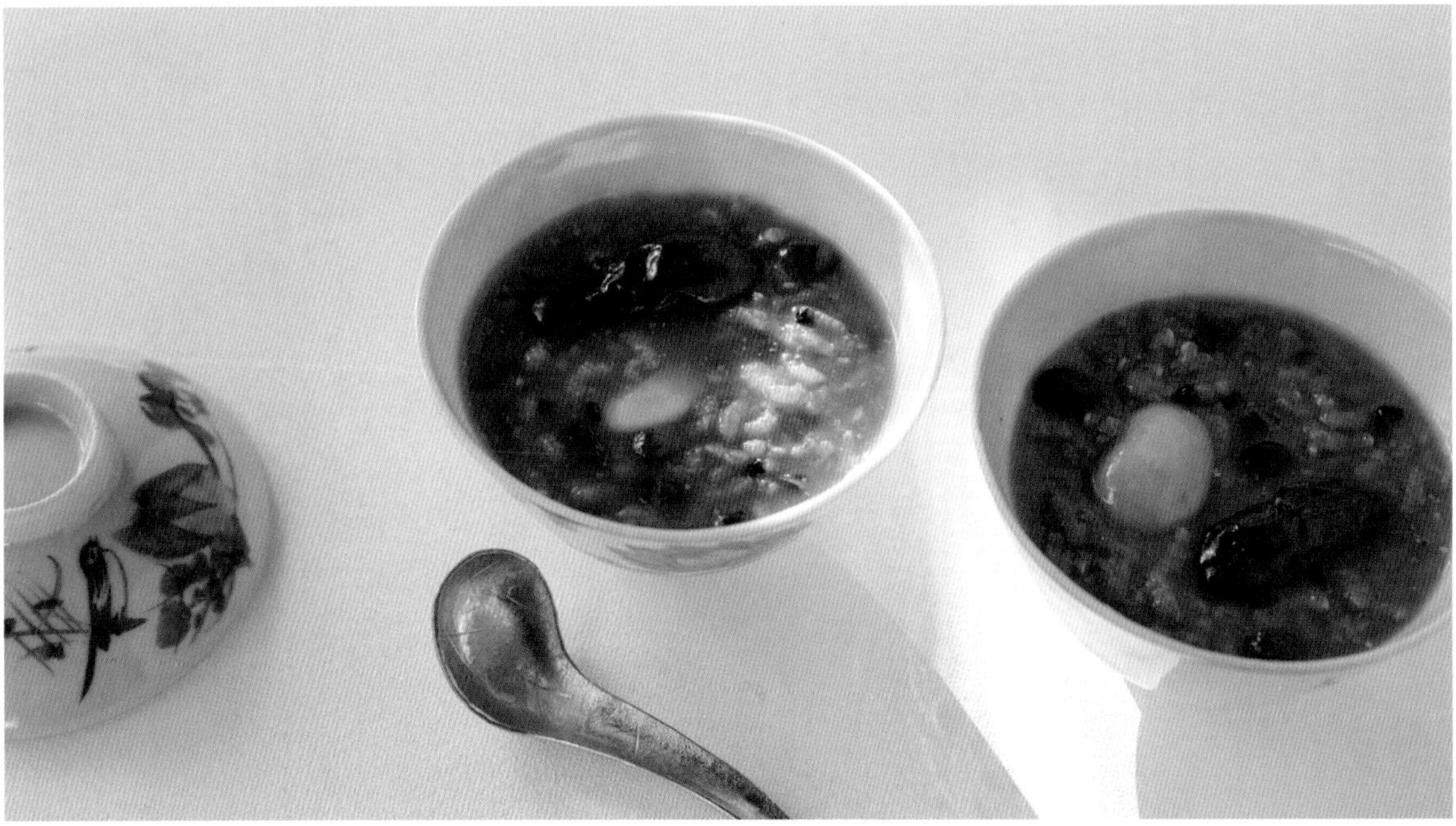

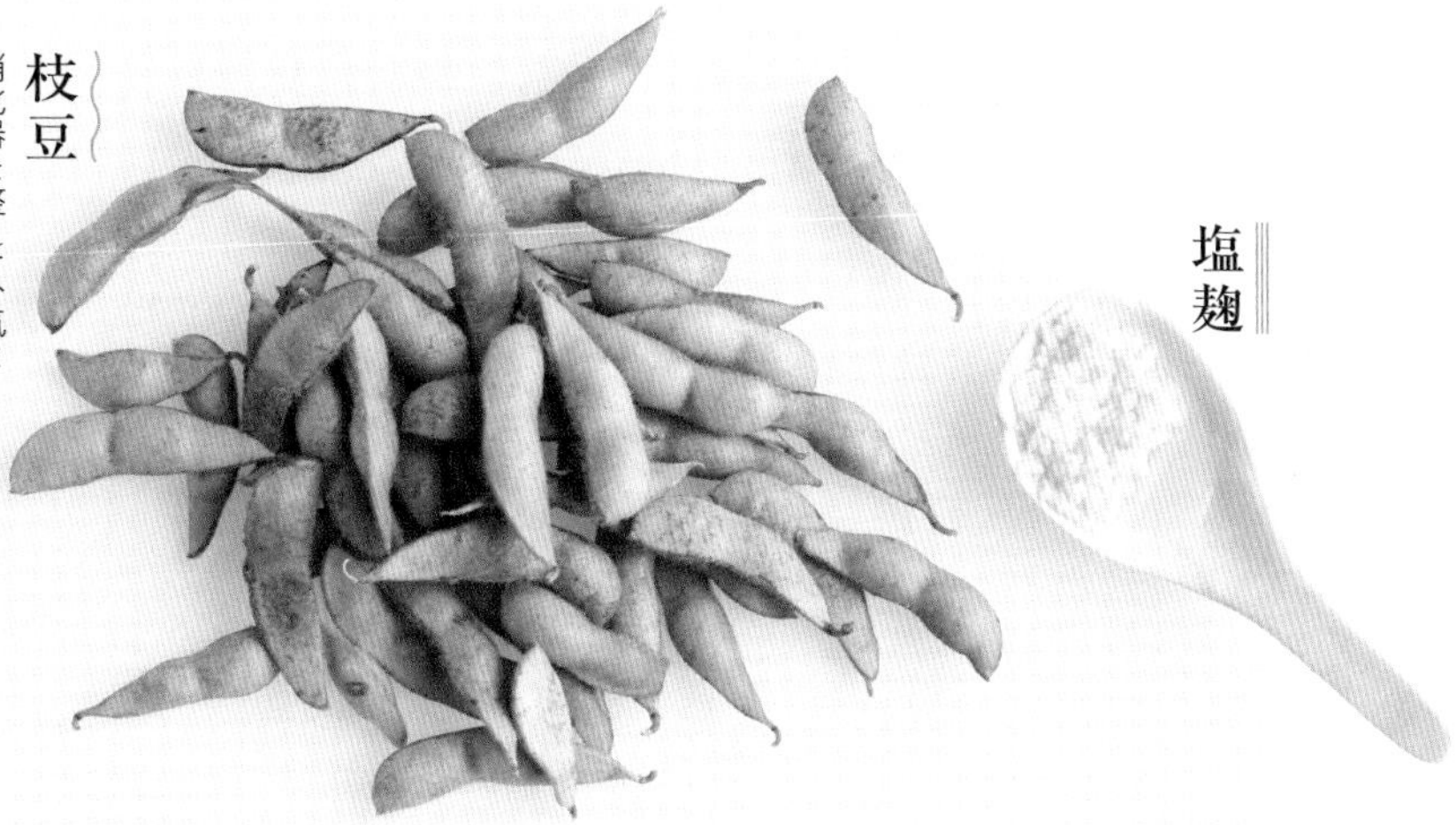

塩麹

枝豆
消化器を整えて、気と血を補う。腎機能を助け、水を巡らして排出する作用も。

パン、蒸し野菜に
ディップとして添えて

保存食［保存期間…冷蔵で1～2週間］

枝豆のフムス

材料　作りやすい分量

枝豆（さやつき）
…150g
白ごまペースト
…小さじ1と1/2
にんにく……1片
塩麹…小さじ2
クミンシード
…小さじ1/3
白こしょう…少々
オリーブ油
…大さじ1と1/2

作り方

1 熱湯に枝豆を入れて、4～5分ゆでる。

2 枝豆をざるにあげてさやをむき、冷めないうちにブレンダーに入れる。オリーブ油以外の材料を入れて、滑らかになるまで攪拌《かくはん》する。

3 オリーブ油を加えて、煮沸消毒した保存容器に移す。

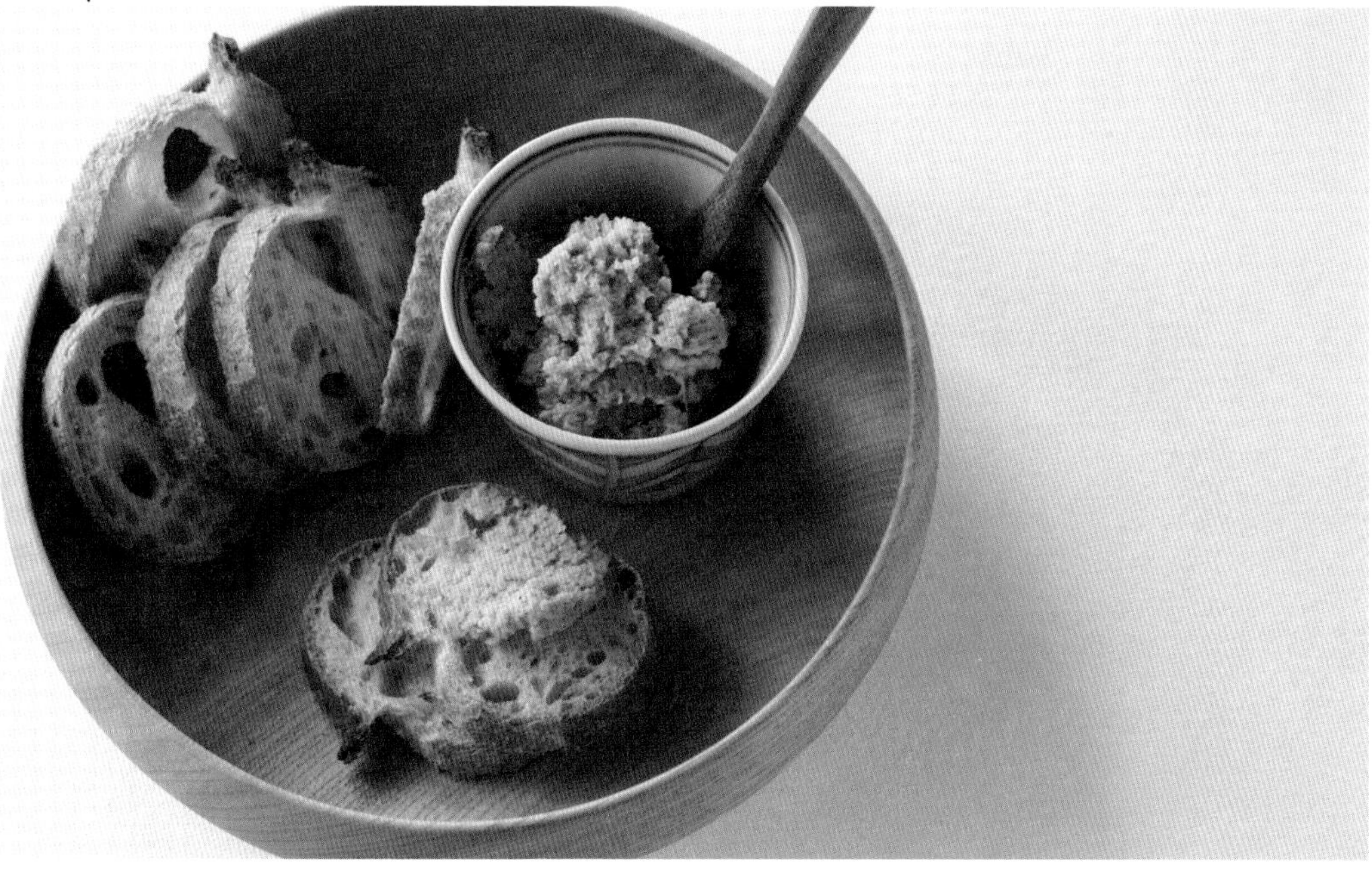

代表的な食材

あさり
穴子
イカ
うなぎ
牡蠣
かつお
鮭
鯖
しじみ
すずき
タコ
たら
ニシン
はた
ふな
ぶり
まぐろ
ひじき
レバー
豚肉
牛肉
鶏肉
鶏卵
など

黒豆
アーモンド
カシューナッツ
黒ごま
松の実
枝豆
黒きくらげ
しめじ
松茸
ぜんまい
にんじん
パセリ
ほうれん草
よもぎ
レタス
桑の実
プルーン
桃
ライチ

血を補う

全身の細胞に酸素や栄養素を届ける血が不足すると、いわゆる貧血の状態に。毎月、生理のある女性は、そもそも男性よりも血が不足しがちですが、とくに食生活に偏りがある人は、血のもととなる栄養がとれず、血が不足しやすくなります。また、胃腸の弱い人も消化吸収が悪く、しっかり食べていても血がうまく作れていない可能性もあります。

血が不足すると、体の末端には栄養が届きにくくなり、爪や頭部などにトラブルが出やすくなります。爪が割れやすい、抜け毛や白髪が多い、顔色が悪い、頭がボーッとする、ふらつく、目がかすむ、ドライアイになる、手足がしびれるなどです。また、精神的な安定もよい血があってこそ。血が十分にないと不安感が強くなったり、夢を見やすく眠りが浅くなったりします。色の黒いものや赤いもの、紫色のものは血を補う食材が多いので、意識してとりましょう。

シンプルな具も
スパイスの香りでリッチに

たらとひじきのスパイス春巻き

材料　7本分

たら……2切
ひじき（乾）……2g
長芋……80g
たまねぎ……1/4個
A
おろしにんにく……1/2片分
クミンシード……小さじ1
コリアンダーパウダー……少々
ナンプラー……小さじ2
塩麹……小さじ1
春巻きの皮……7枚
小麦粉……大さじ1（同量の水で溶く）
揚げ油……適量

作り方

1 長芋は乱切りにしてすり鉢などに入れ、粗めに叩く（ビニール袋に入れてめん棒で叩いても）。たらはひと口大に切る。たまねぎはみじん切りにする。ひじきは水で戻しておく。

2 1にAを加えてよく混ぜ合わせ、春巻きの皮で包んで、水溶き小麦粉で留める。

3 揚げ油を170℃に熱して2を入れ、きつね色になるまで揚げる。

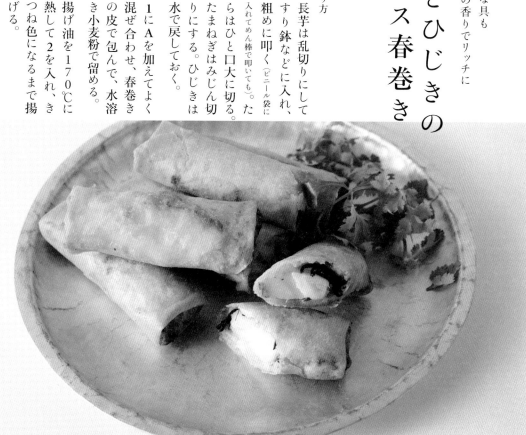

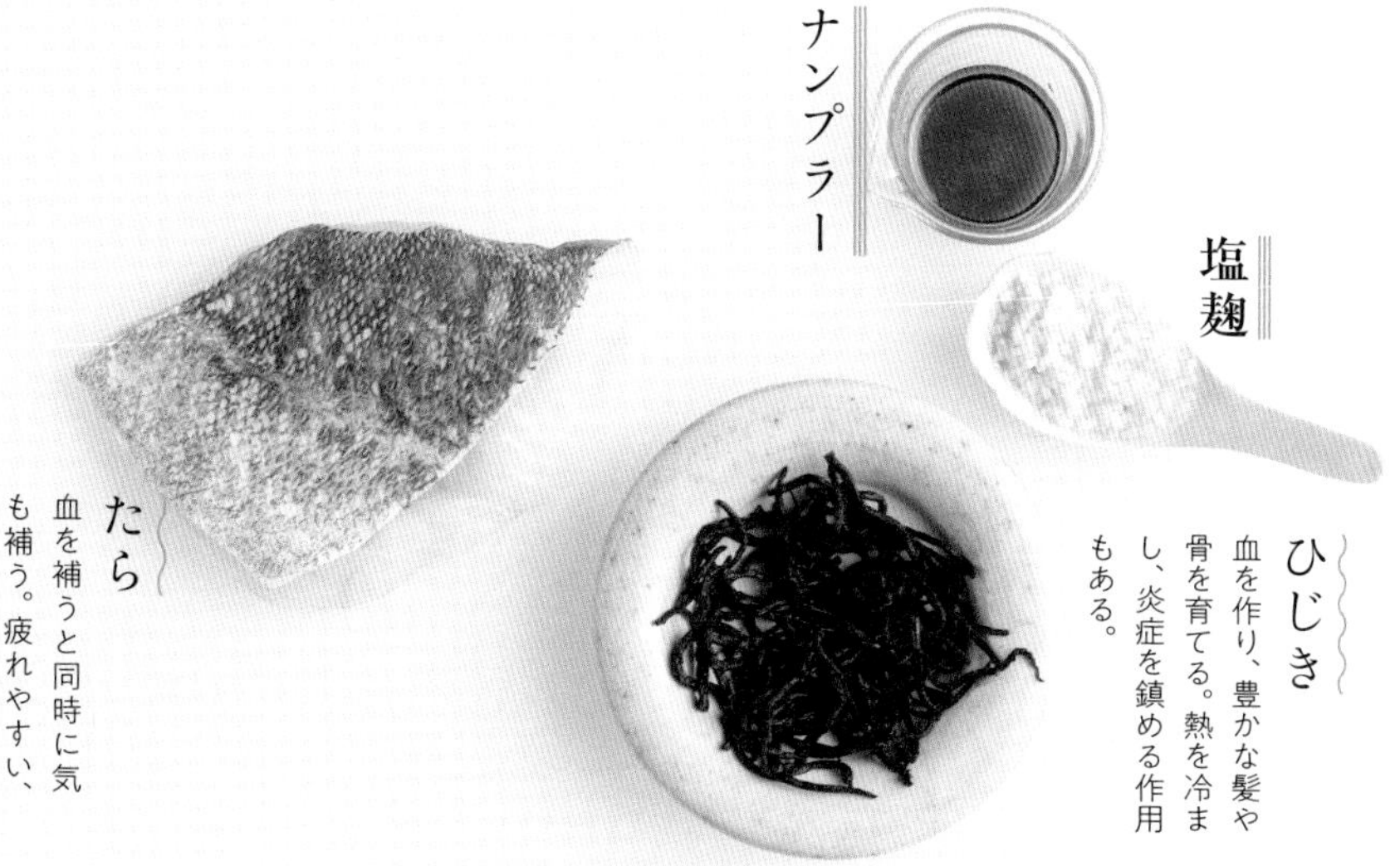

ひじき
血を作り、豊かな髪や骨を育てる。熱を冷まし、炎症を鎮める作用もある。

たら
血を補うと同時に気も補う。疲れやすい、めまい、立ちくらみ、顔色の青白い人に。

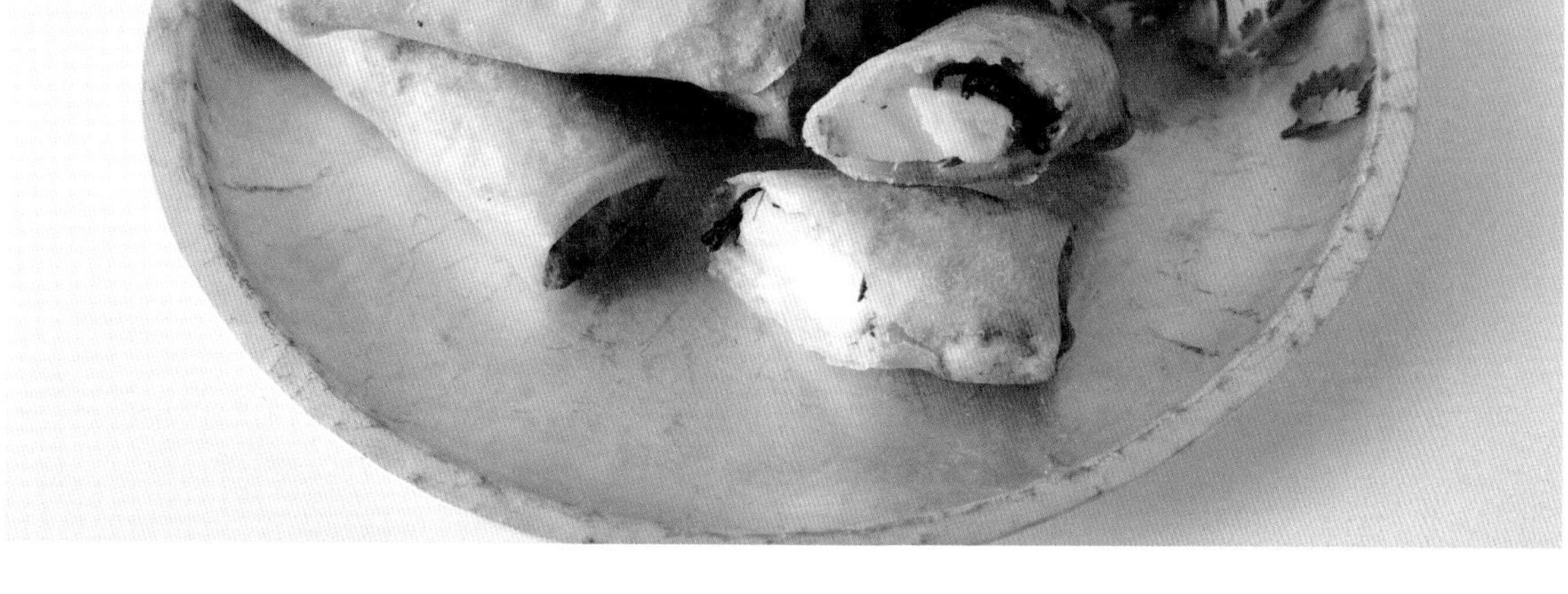

黒酢の作用で骨付き肉が
ほろほろジューシーに

鶏と卵の黒酢煮

材料　2人分

- 鶏手羽元……6本
- ゆで卵……2個
- 長ねぎ……10cm程度
- しょうが……1/2片
- にんにく……1片
- 塩……少々
- ごま油……大さじ1
- みりん……大さじ3
- A
  - 黒酢……大さじ2
  - 醤油……大さじ2
  - 水……50mℓ
- 溶き辛子……適量

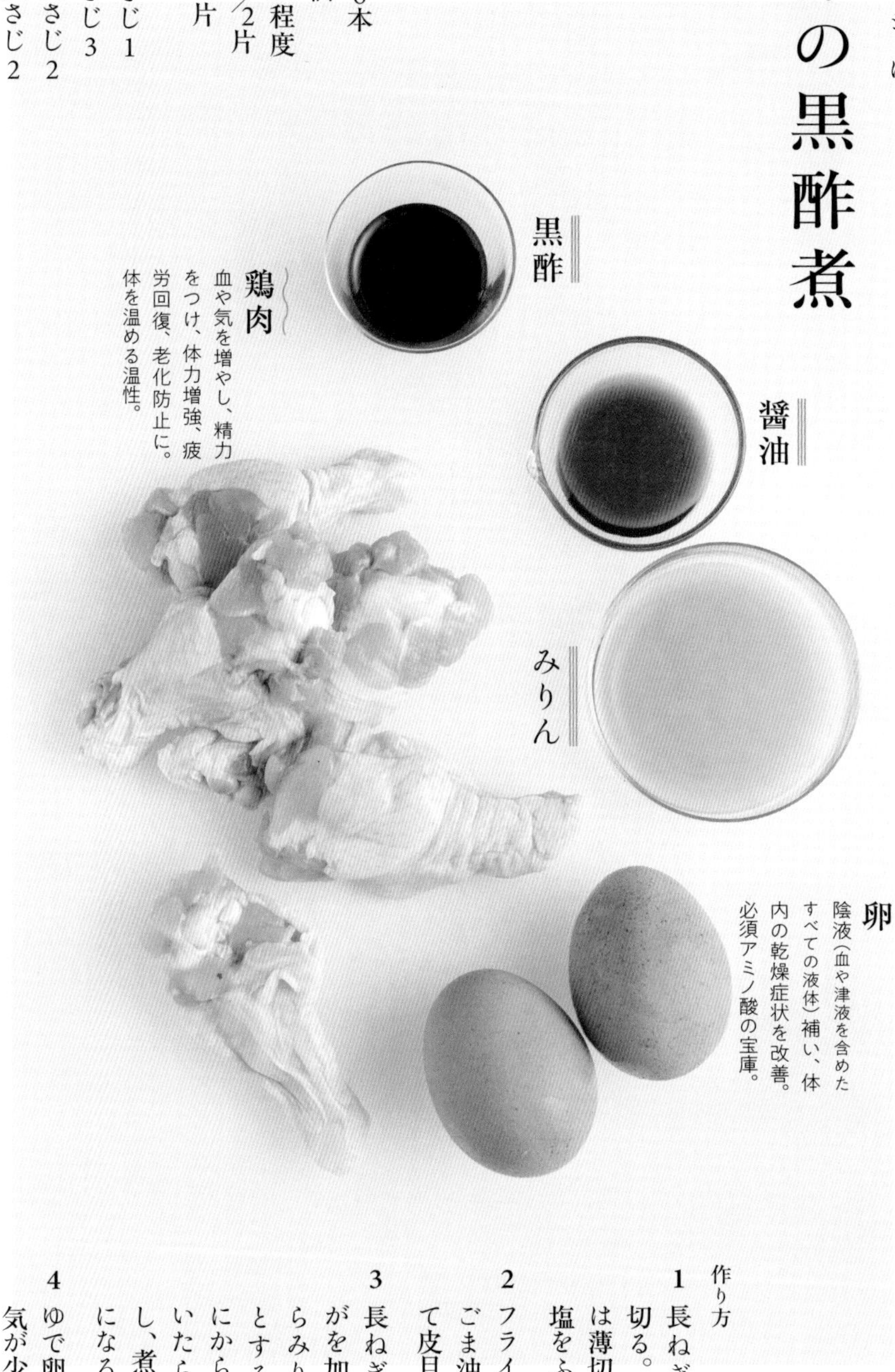
黒酢
醤油
みりん
鶏肉
血や気を増やし、精力をつけ、体力増強、疲労回復、老化防止に。体を温める温性。
卵
陰液（血や津液を含めたすべての液体）補い、体内の乾燥症状を改善。必須アミノ酸の宝庫。

作り方

1 長ねぎは3～4cm長さに切る。しょうが、にんにくは薄切りにする。鶏肉には塩をふる。

2 フライパンを中火にかけてごま油を入れ、鶏肉を入れて皮目を色よく焼く。

3 長ねぎ、にんにく、しょうがを加え、よい香りがしたらみりんを入れてとろりとするまで煮詰めて鶏肉にからめる。Aを加え、沸いたら弱火にしてふたをし、煮汁が1/2～1/3程度になるまで煮る。

4 ゆで卵を加えて煮詰め、汁気が少なくなってとろみがついたら全体にからめて器に盛る。溶き辛子を添える。

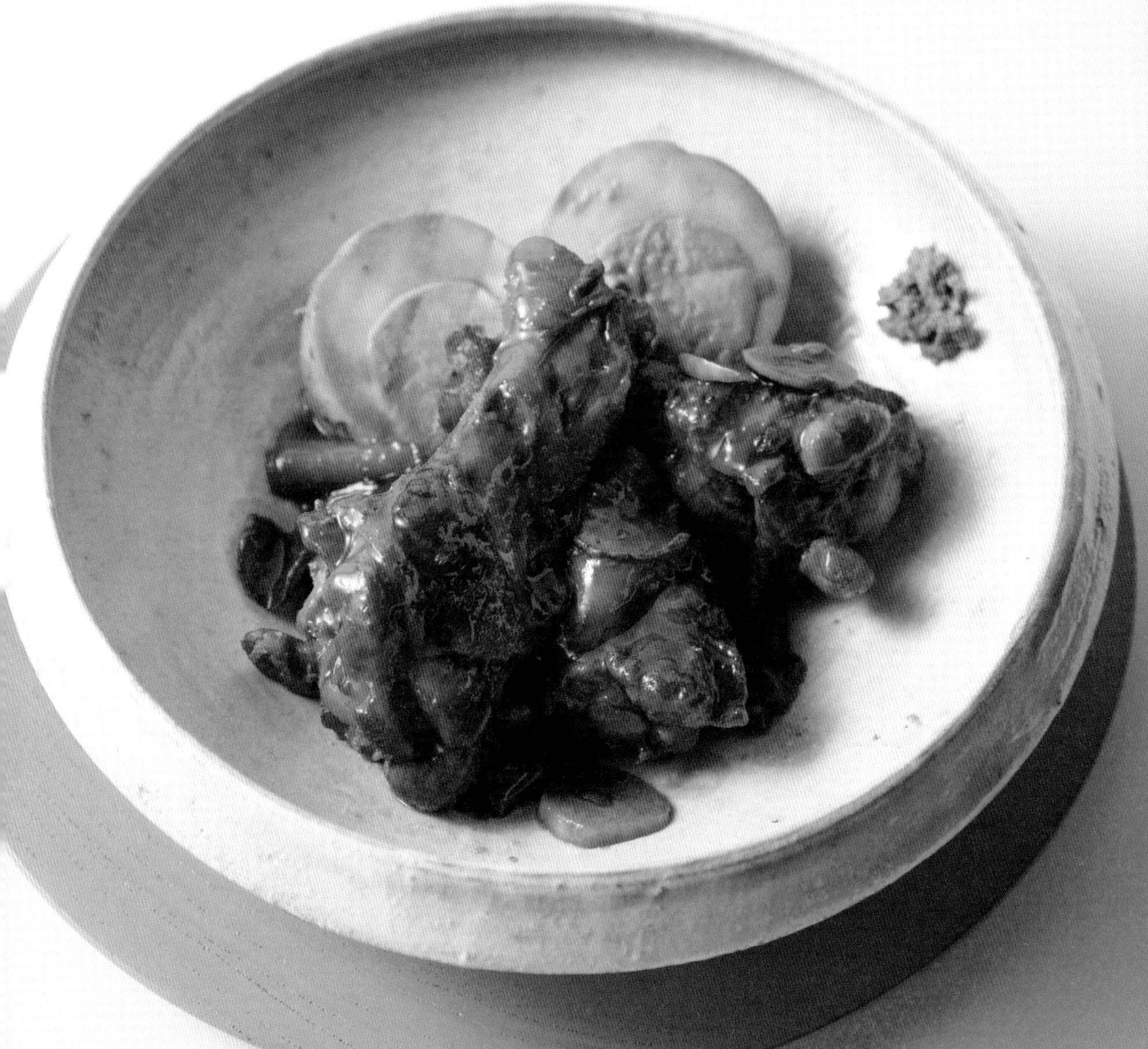

イカのさっと蒸し 緑のソース

イカは加熱しすぎずレアで、甘味と食感を引き立てて

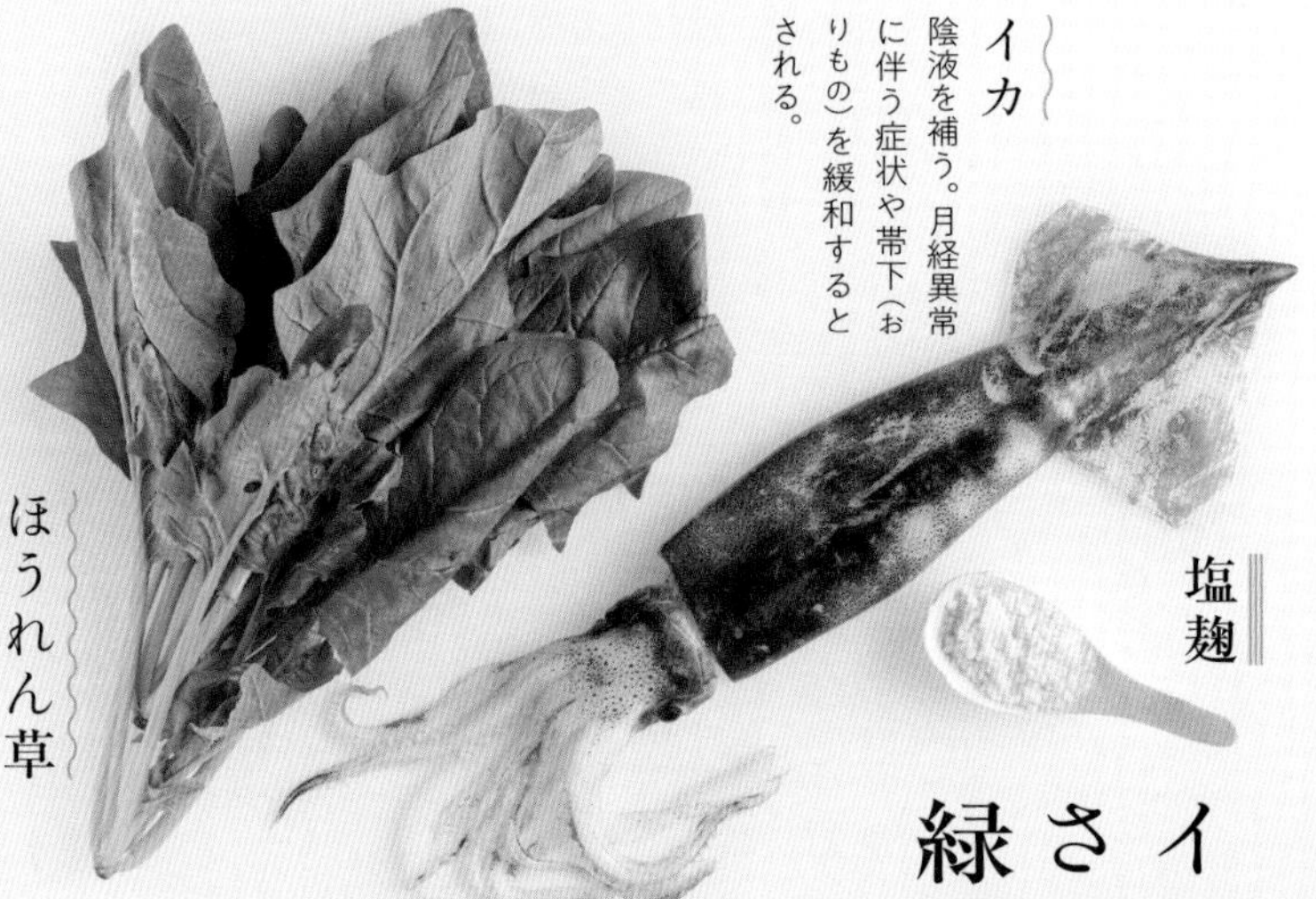

塩麹

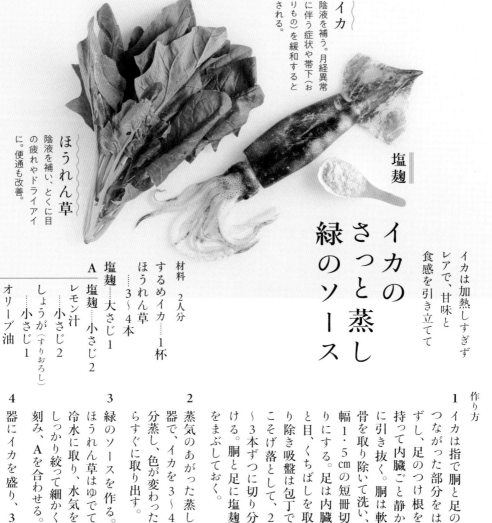

イカ
陰液を補う。月経異常に伴う症状や帯下（おりもの）を緩和するとされる。

ほうれん草
陰液を補い、とくに目の疲れやドライアイに。便通も改善。

材料　2人分
するめイカ……1杯
ほうれん草……3〜4本
塩麹……大さじ1
A 塩麹……小さじ2
レモン汁……小さじ2
しょうが（すりおろし）……小さじ1
オリーブ油……大さじ1

作り方

1 イカは指で胴と足のつながった部分をはずし、足のつけ根を持って内臓ごと静かに引き抜く。胴は軟骨を取り除いて洗い、幅1・5cmの短冊切りにする。足は内臓と目、くちばしを取り除き吸盤は包丁でこそげ落として、2〜3本ずつに切り分ける。胴と足に塩麹をまぶしておく。

2 蒸気のあがった蒸し器で、イカを3〜4分蒸し、色が変わったらすぐに取り出す。

3 緑のソースを作る。ほうれん草はゆでて冷水に取り、水気をしっかり絞って細かく刻み、Aを合わせる。

4 器にイカを盛り、3のソースをかける。

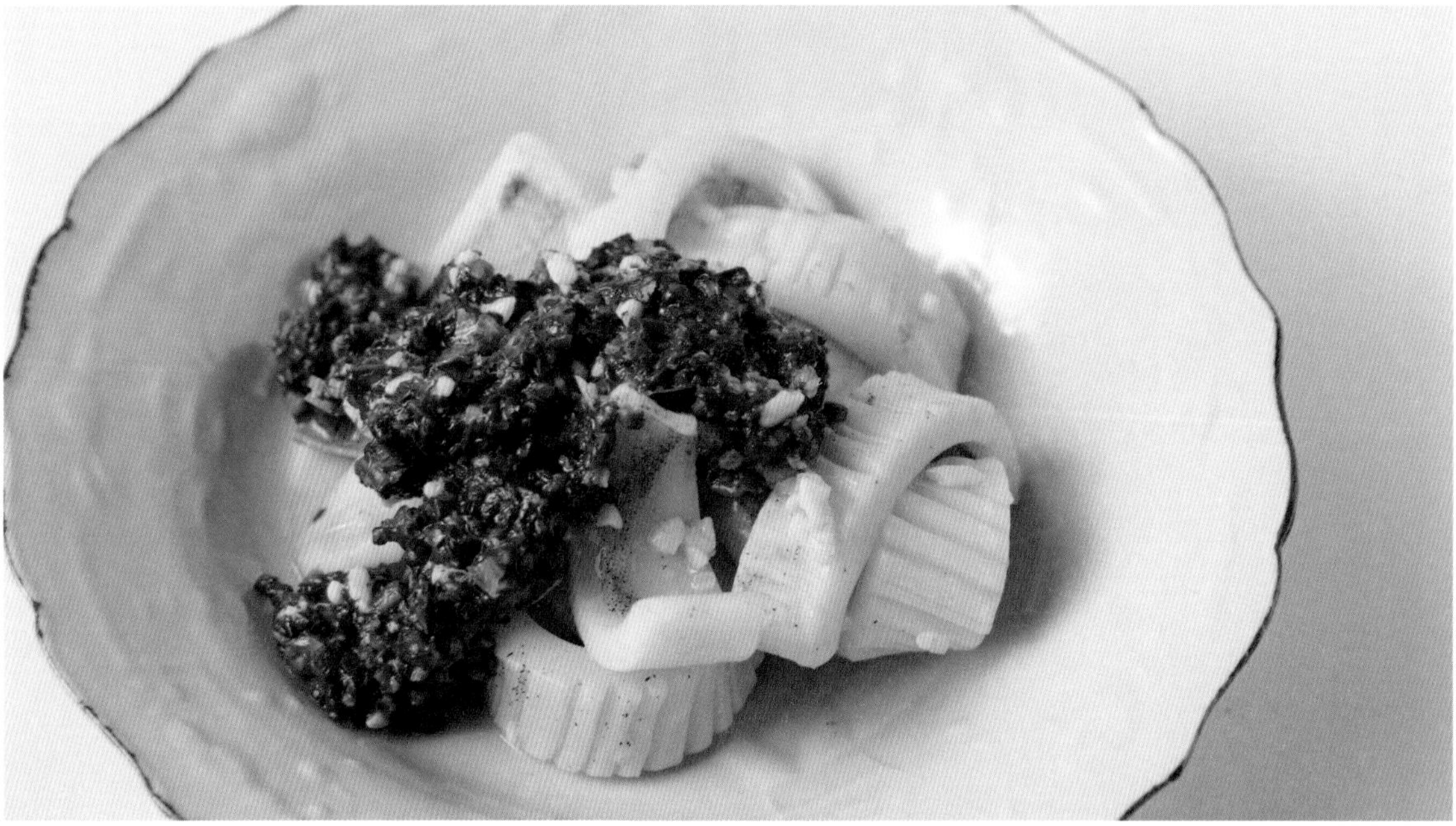

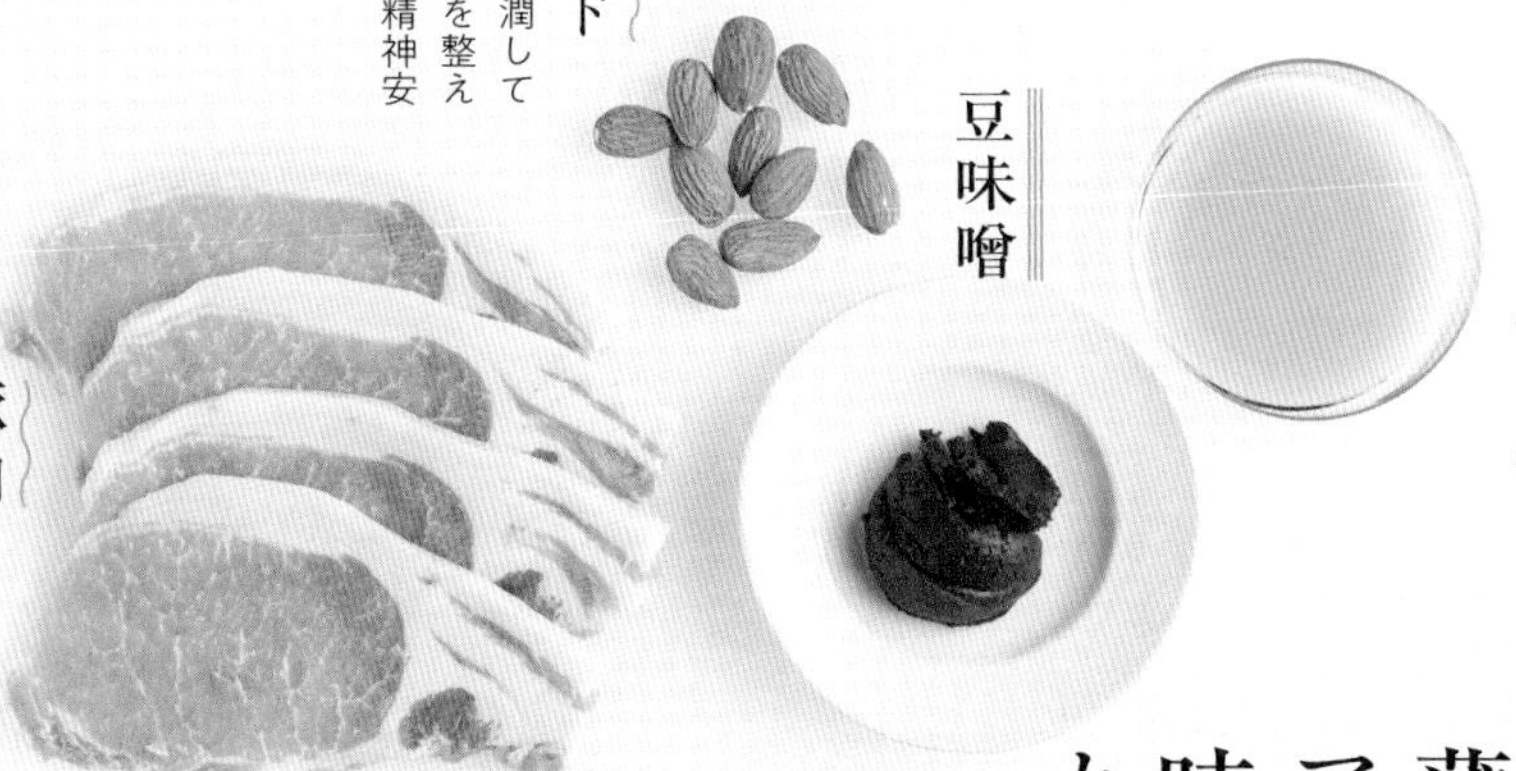
みりん
豆味噌
アーモンド
血を補い、肺を潤して咳を止め、胃腸を整えて便通を改善、精神安定作用もある。
豚肉
血と気、両方を補い元気をつける。体を潤す水分を補い、から咳や熱による便秘に。

ナッツと味噌で
濃厚リッチな味わいに

薄切り豚のアーモンド味噌カツレツ

材料　2人分

- 豚ロース薄切り肉……4枚
- アーモンド……大さじ1
- バジル……4枚
- A 豆味噌……大さじ1
- みりん……大さじ1と1/2
- にんにく(すりおろし)……1片分
- 薄力粉……大さじ1と1/2
- パン粉……適量
- 揚げ油……適量

作り方

1 Aを混ぜ合わせ、豚肉の片面に薄く塗る。バジルと粗めに刻んだアーモンドを挟んで、Aを塗っていない豚肉を重ねる。同じようにもう1セット作る。

2 薄力粉に同量の水を加え、1をくぐらせてからパン粉をつける。

3 フライパンに底から1〜2cm程度の油を入れて170℃に熱し、2を入れて上下を返しながら両面きつね色になるまで3〜4分揚げ焼きする。残ったAをソースとしてかける。

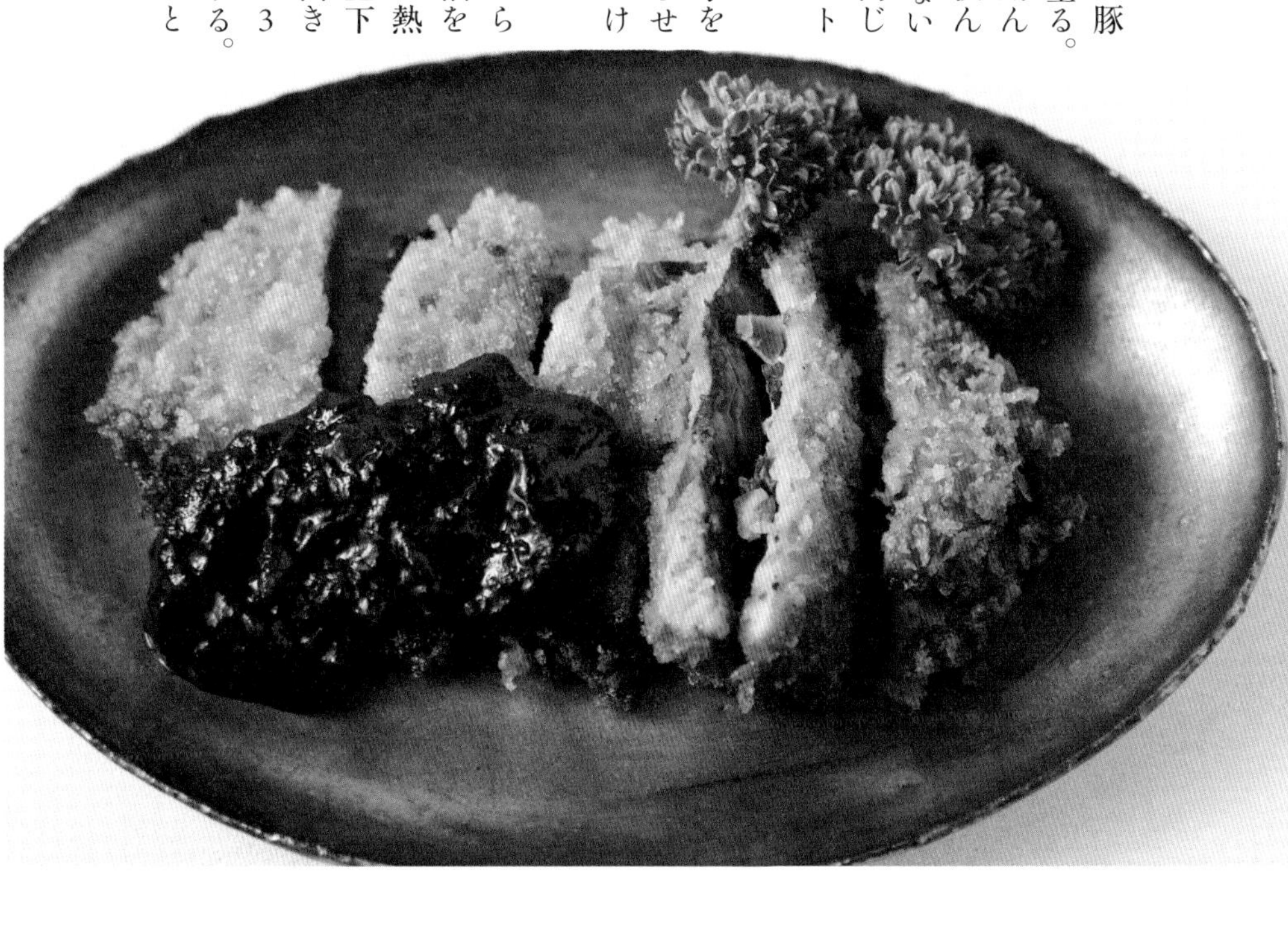

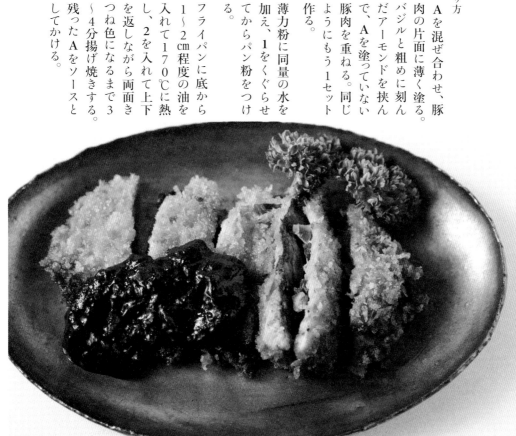

定番の和え物も
クミンの香りで新鮮！

しめじとにんじんの黒ごま和え クミン風味

材料　2人分

しめじ……1/2袋
にんじん（小）……1本
黒ごま……大さじ1
クミンシード……小さじ1/2
オリーブ油……大さじ1
みりん（煮切る）……小さじ1
塩麹……小さじ1
醤油……少々

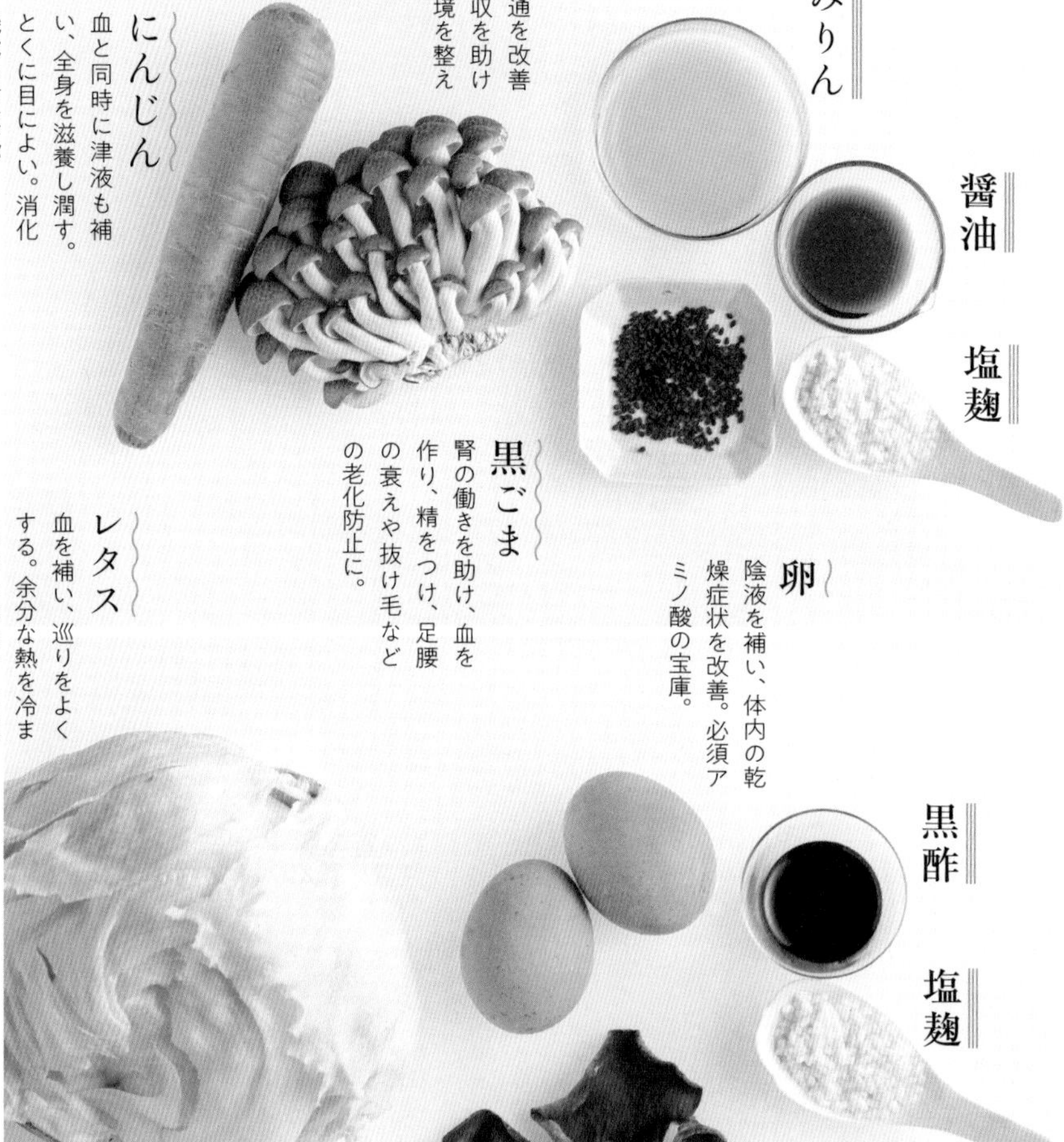

しめじ
血を補い、便通を改善する。消化吸収を助けたり、腸内環境を整える成分も。

にんじん
血と同時に津液も補い、全身を滋養し潤す。とくに目によい。消化機能も活性化。

黒ごま
腎の働きを助け、血を作り、精をつけ、足腰の衰えや抜け毛などの老化防止に。

卵
陰液を補い、体内の乾燥症状を改善。必須アミノ酸の宝庫。

レタス
血を補い、巡りをよくする。余分な熱を冷まし、水も排出する。便通改善にも。

黒きくらげ
血を含めた陰液を補う。余分な熱を取り、止血の働きも。不正出血や下血、鼻血に。

シンプルな卵炒めも
黒酢とごま油で中華風に

黒きくらげとレタス、卵の黒酢炒め

材料　2人分

黒きくらげ（生）……2枚
レタス……4枚
卵……2個
塩麹……小さじ2
ごま油……大さじ1
黒酢……小さじ1
塩、こしょう……各少々

しめじとにんじんの黒ごま和えクミン風味

作り方

1 にんじんは7㎜厚さの輪切りにする。しめじは石づきを取ってほぐし、できれば2～3時間干して余分な水分を抜いておく。

2 フライパンを中火に熱し、オリーブ油を入れてクミンシードを炒める。よい香りがしたら、にんじんを並べてふたをし、2～3分後にしめじを加えて、にんじんに串がすっと通るまで焼く。

3 黒ごまはすり鉢ですり、みりん、塩麹を加えて混ぜ合わせ、2を加えて和える。味を見て醤油をひと回しする。

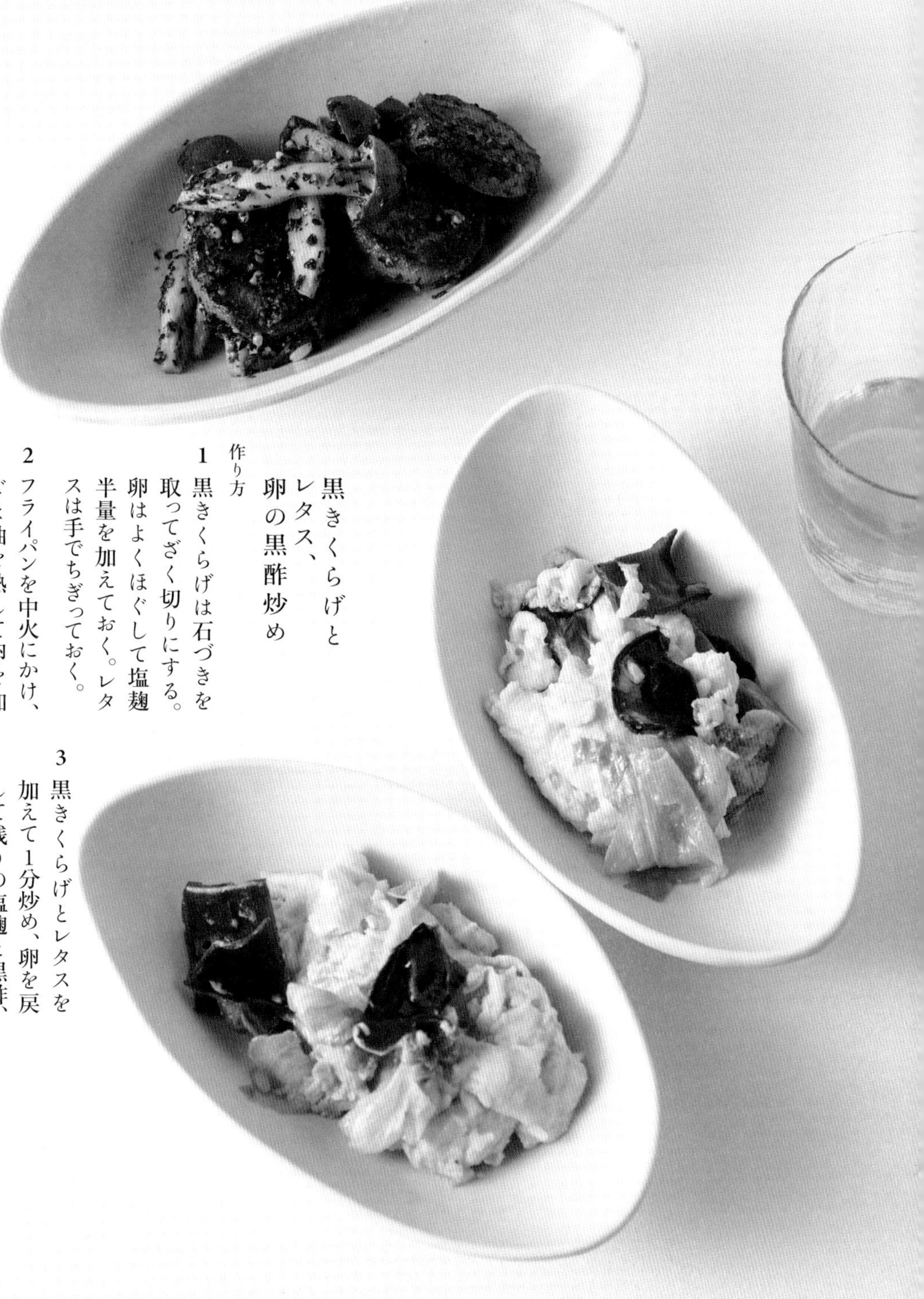

黒きくらげとレタス、卵の黒酢炒め

作り方

1 黒きくらげは石づきを取ってざく切りにする。卵はよくほぐして塩麹半量を加えておく。レタスは手でちぎっておく。

2 フライパンを中火にかけ、ごま油を熱して卵を加える。ひと呼吸おいて大きくかき混ぜて皿に取り出す。

3 黒きくらげとレタスを加えて1分炒め、卵を戻して残りの塩麹と黒酢、塩、こしょう、ごま油少々(分量外)を加え、さっくり炒め合わせる。

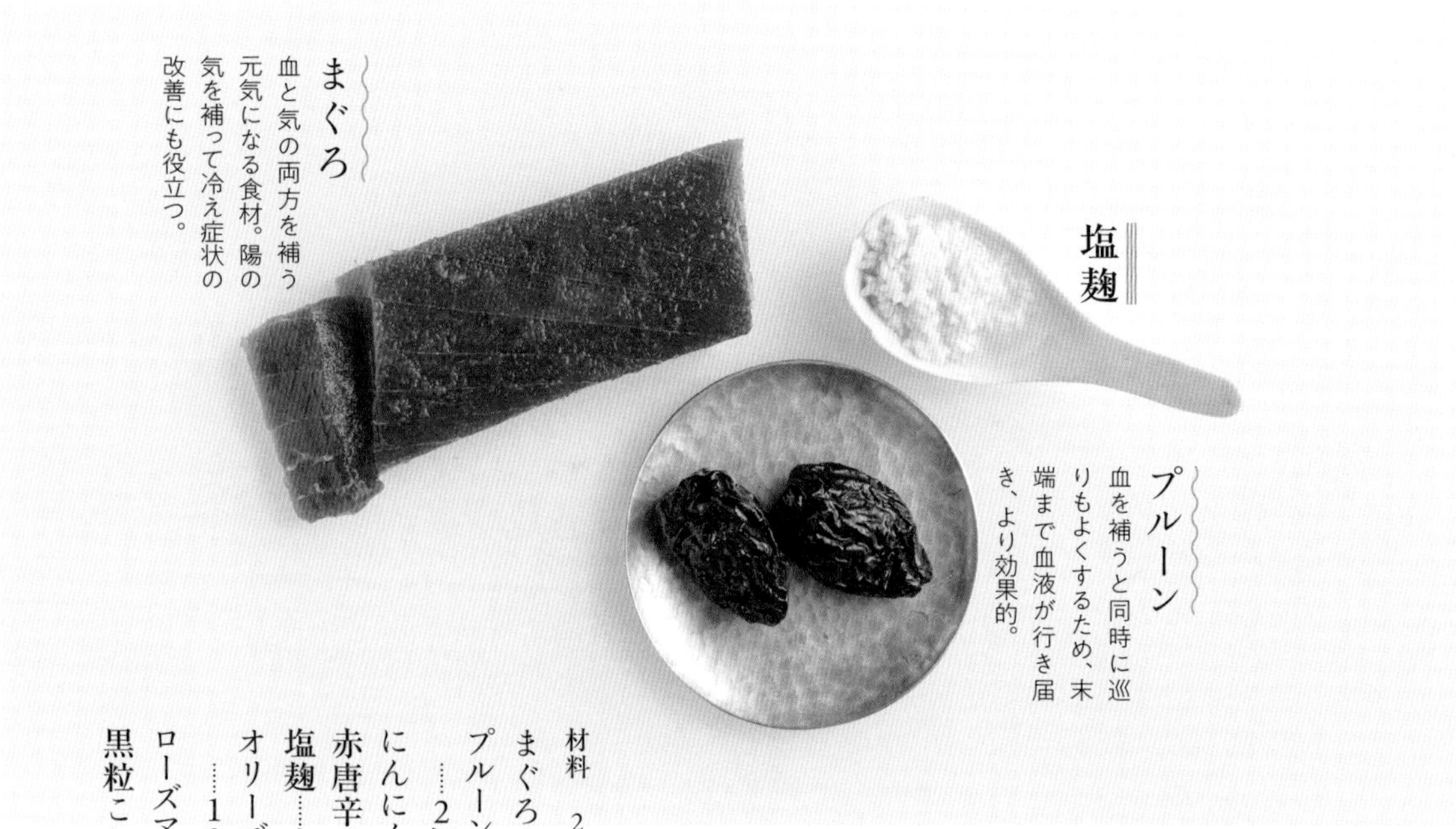

塩麹

プルーン
血を補うと同時に巡りもよくするため、末端まで血液が行き届き、より効果的。

まぐろ
血と気の両方を補う元気になる食材。陽の気を補って冷え症状の改善にも役立つ。

まぐろとプルーンのアヒージョ

甘酸っぱいプルーンで
ひと味違う味わいに

材料　2人分

まぐろ……100g
プルーン（ドライ）……2個
にんにく……1片
赤唐辛子……1/2本
塩麹……小さじ2
オリーブ油……120g程度
ローズマリー……1枝
黒粒こしょう……2粒

作り方

1 まぐろは食べやすく切り、塩麹をまぶして10分おく。にんにくはみじん切り、赤唐辛子は種を取る。

2 鍋にオリーブ油を入れ、まぐろ、プルーン、にんにく、赤唐辛子、ローズマリー、黒粒こしょうを加えて弱火にかける。

3 8〜10分ほど加熱し、まぐろに8割がた火が通ったら出来上がり。

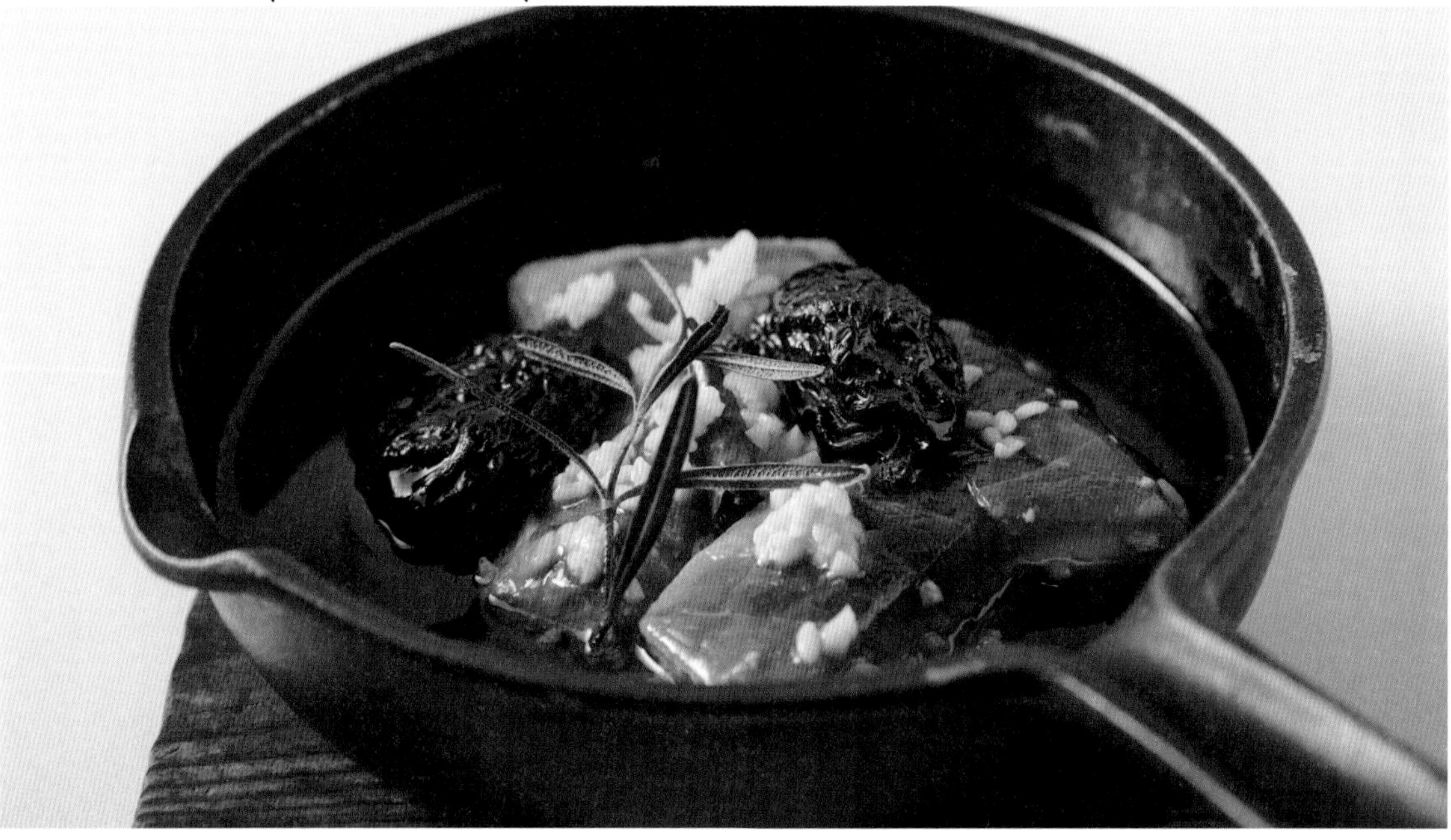

ツナとしじみの時雨煮

しょうがの効いた
ごはんのすすむ一品

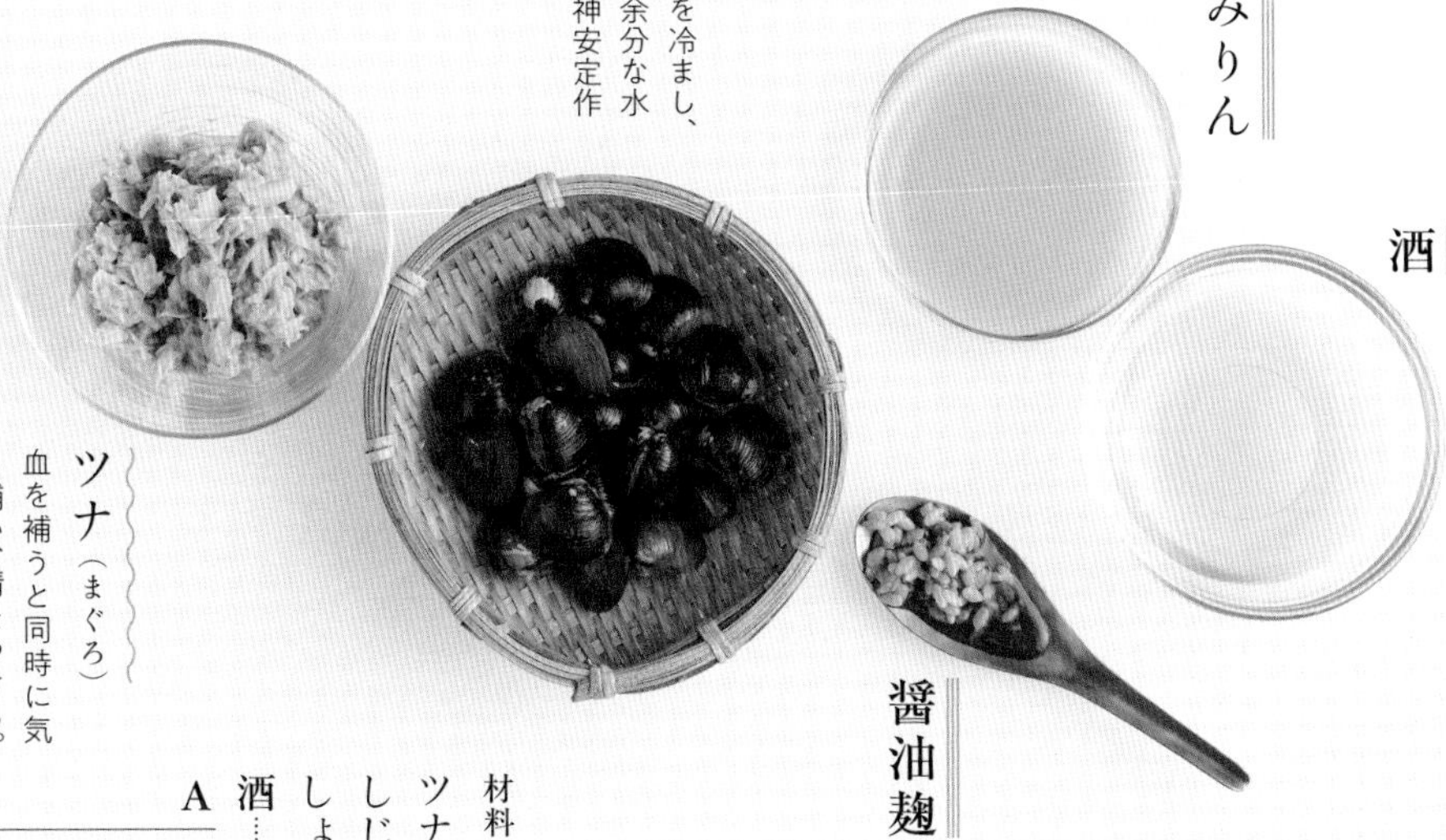

しじみ
血を作り、熱を冷まし、痛みを止め、余分な水分を出す。精神安定作用もある。

ツナ（まぐろ）
血を補うと同時に気も補い、精をつける。胃の働きを整えて消化もよくする。

材料　2人分

ツナ缶（水煮）……1缶
しじみ……200g
しょうが……1片
酒……大さじ2

A
みりん……大さじ2
醤油麹……大さじ2
だし汁……120㎖

作り方

1 ツナは水をしっかり切っておく。しじみは砂抜きして（49ページ参照）殻をこすり洗いする。しょうがはせん切りにする。

2 鍋にしじみと酒を入れてふたをし、中火にかけて、殻が開いたら取り出して身を出す。

3 2にAとしょうがを入れて中火にかけ、沸いたらツナとしじみの身を加えて汁気がなくなるまで煮詰める。

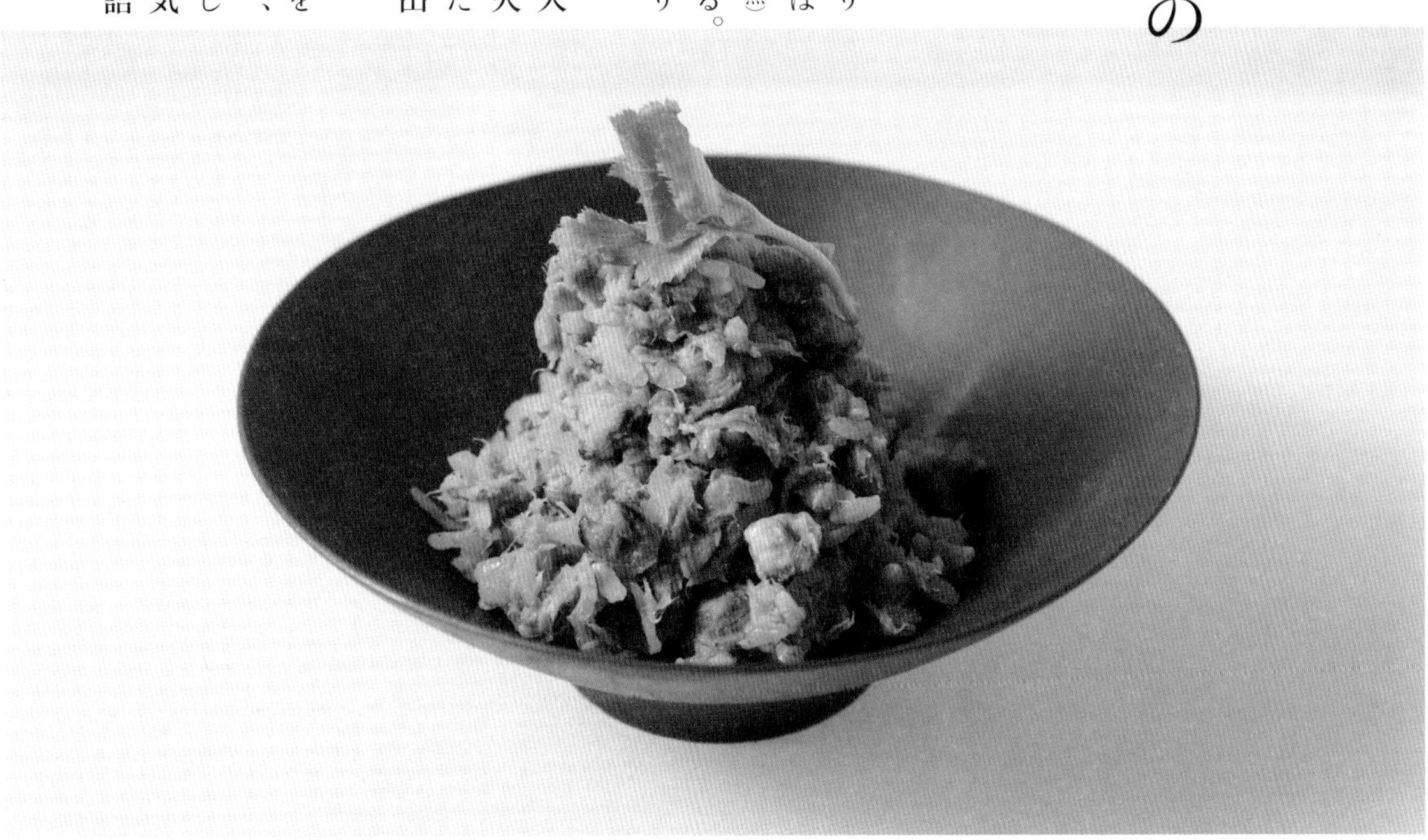

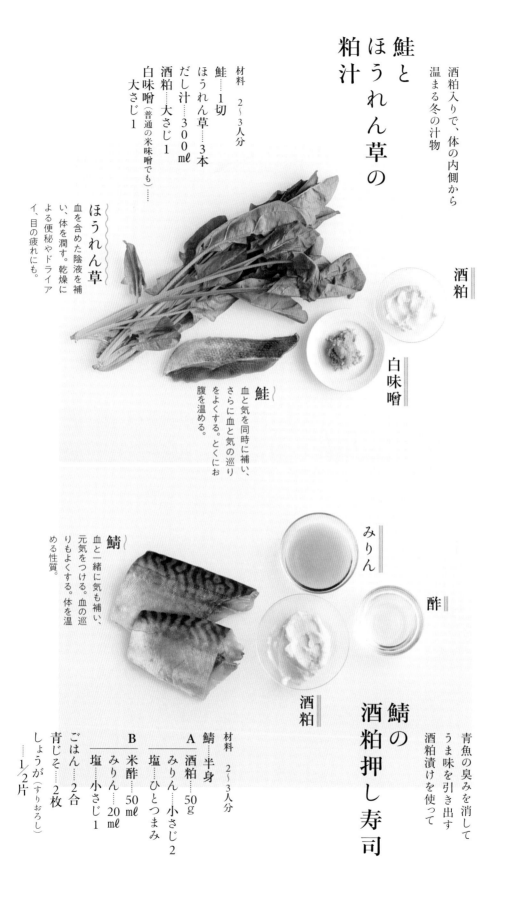

鮭とほうれん草の粕汁

酒粕入りで、体の内側から温まる冬の汁物

材料　2〜3人分

鮭……1切
ほうれん草……3本
だし汁……300ml
酒粕……大さじ1
白味噌（普通の米味噌でも）……大さじ1

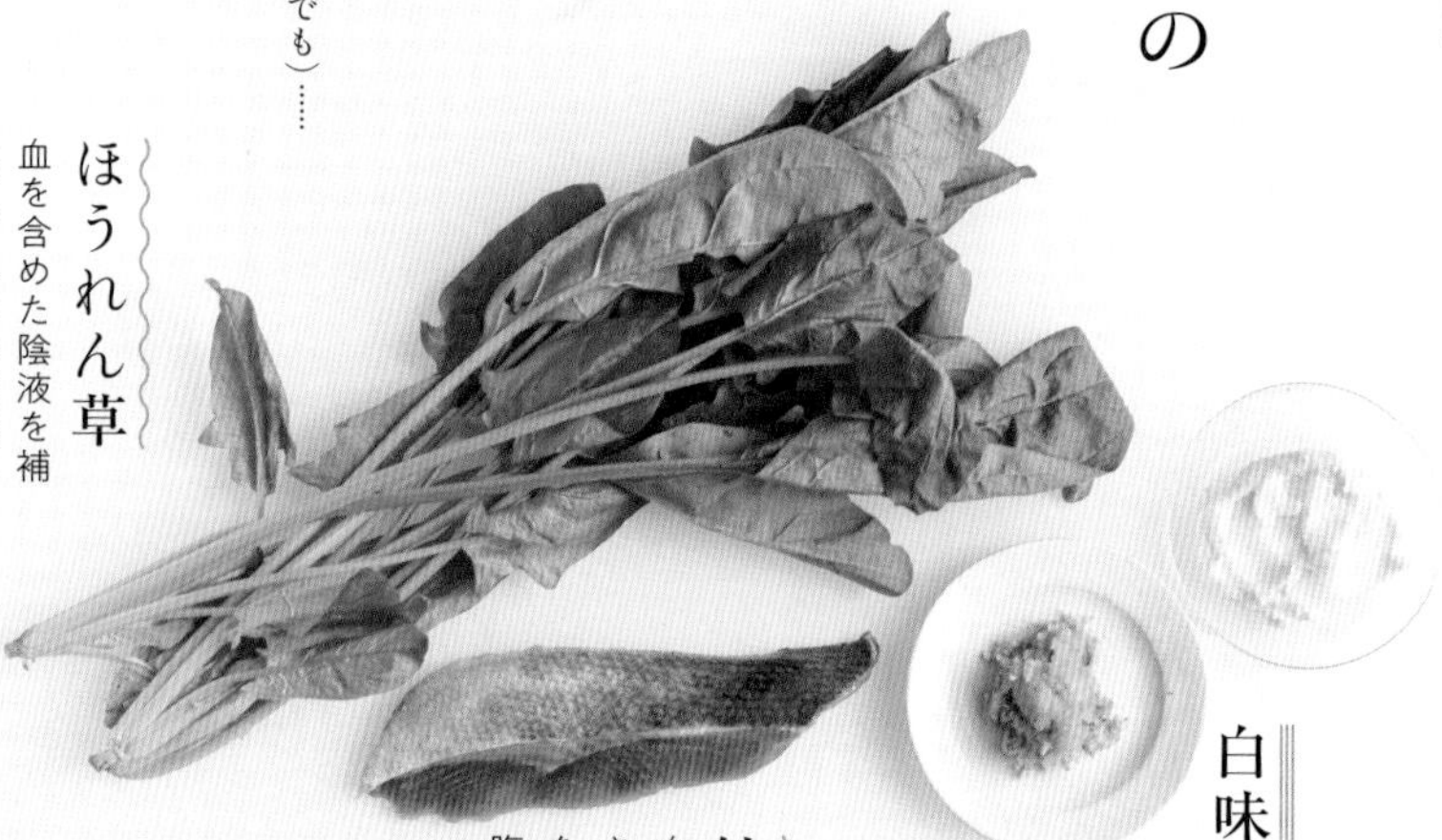

ほうれん草
血を含めた陰液を補い、体を潤す。乾燥による便秘やドライアイ、目の疲れにも。

鮭
血と気を同時に補い、さらに血と気の巡りをよくする。とくにお腹を温める。

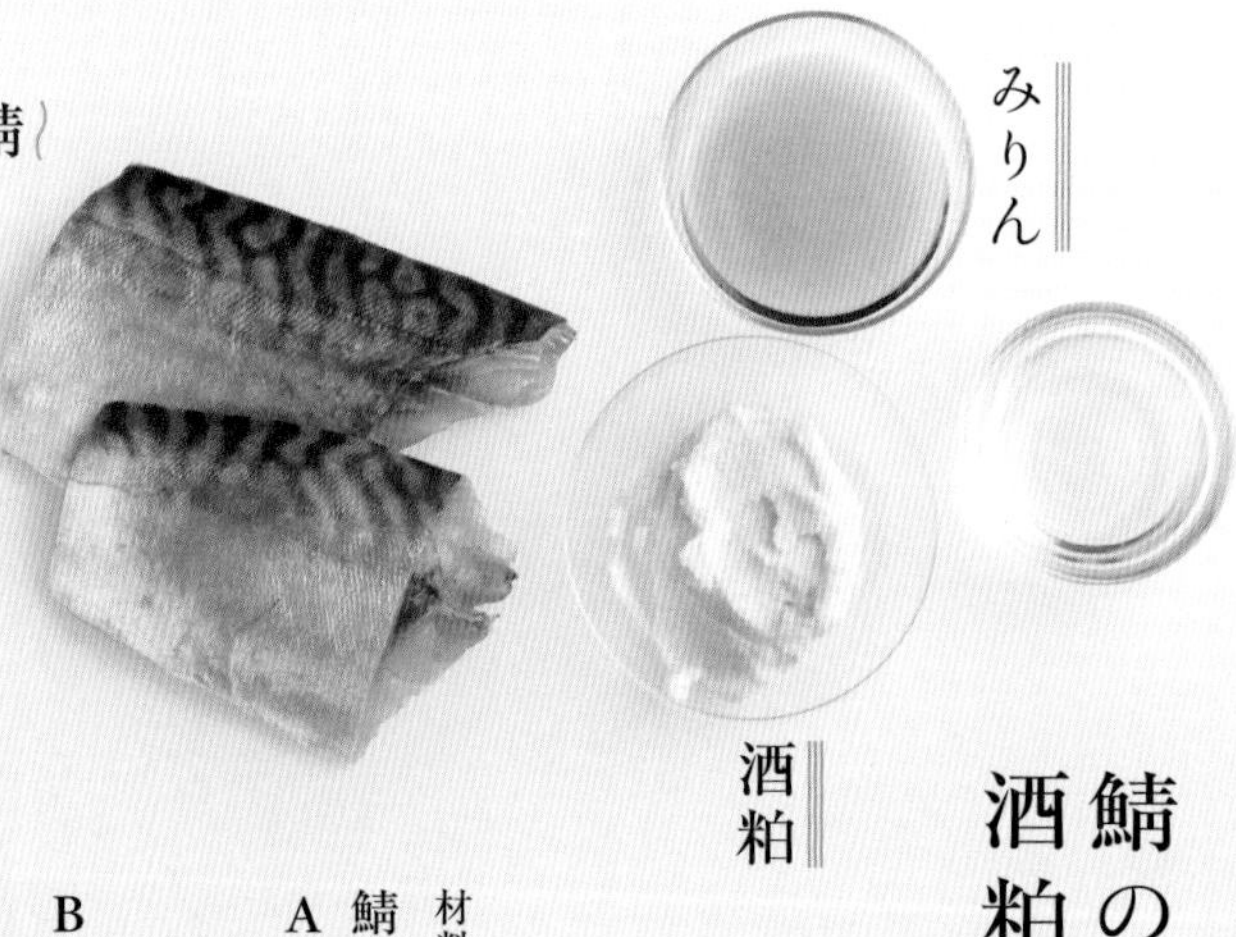

鯖
血と一緒に気も補い、元気をつける。血の巡りもよくする。体を温める性質。

鯖の酒粕押し寿司

青魚の臭みを消してうま味を引き出す酒粕漬けを使って

材料　2〜3人分

鯖……半身

A
酒粕……50g
みりん……小さじ2
塩……ひとつまみ

B
米酢……50ml
みりん……20ml
塩……小さじ1

ごはん……2合
青じそ……2枚
しょうが（すりおろし）……1/2片

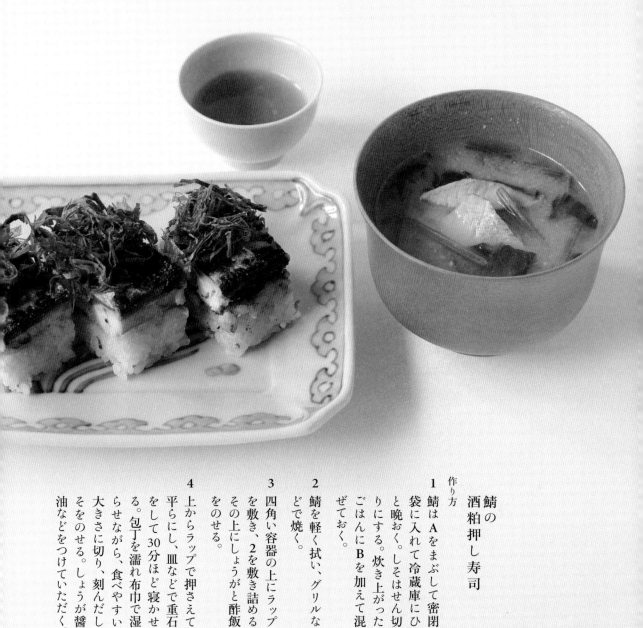

鮭とほうれん草の粕汁

作り方

1 鮭は塩ひとつまみ（分量外）をふってしばらくおき、水気を拭いて食べやすい大きさに切る。ほうれん草は4～5cm長さに切る。

2 鍋にだし汁と酒粕を入れてよく混ぜ、中弱火にかける。沸いてきたら鮭を加える。2～3分加熱したら味噌とほうれん草を加えて、ほうれん草にさっと火を通す。

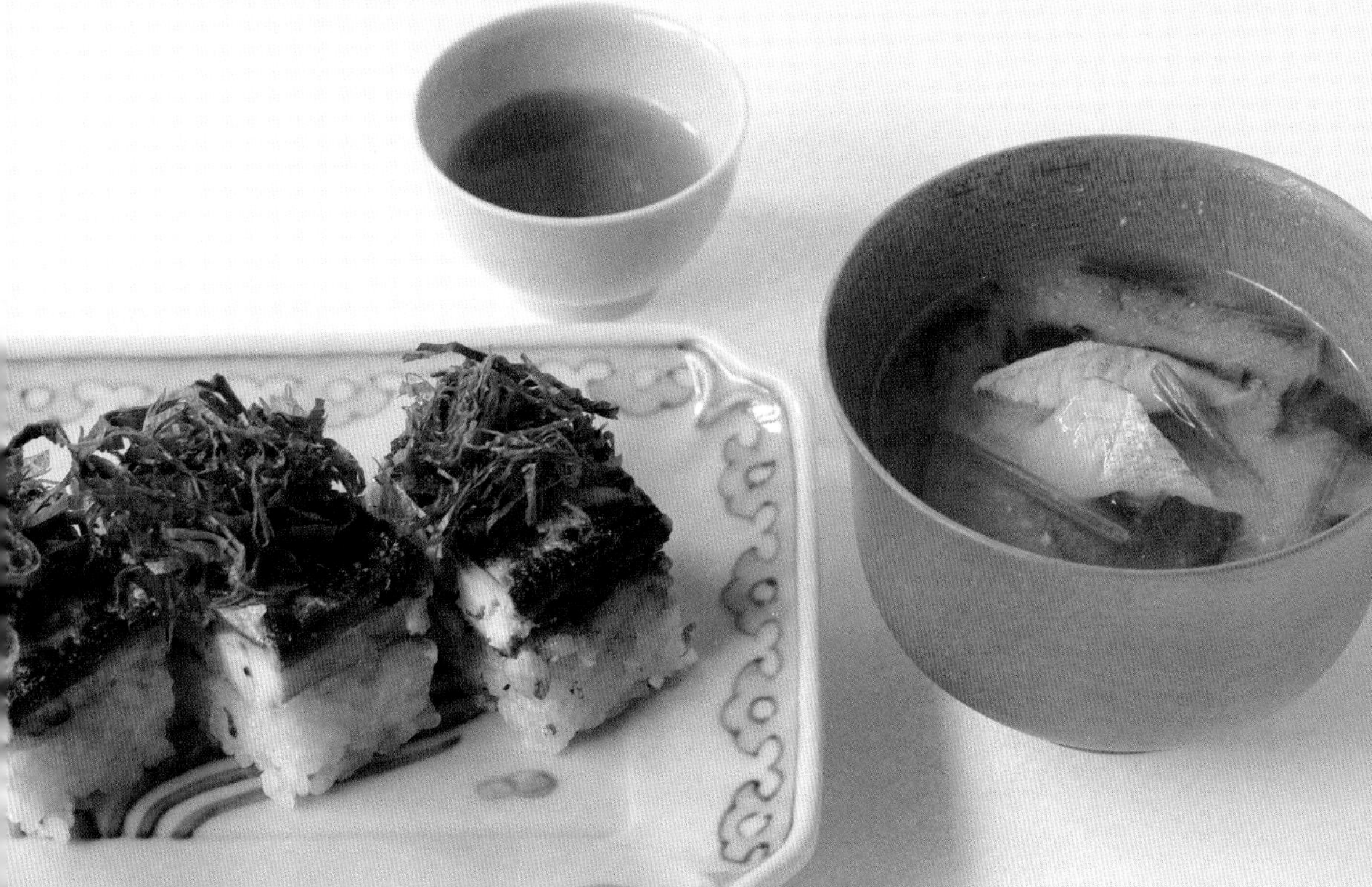

鯖の酒粕押し寿司

作り方

1 鯖はAをまぶして密閉袋に入れて冷蔵庫にひと晩おく。しそはせん切りにする。炊き上がったごはんにBを加えて混ぜておく。

2 鯖を軽く拭い、グリルなどで焼く。

3 四角い容器の上にラップを敷き、2を敷き詰める。その上にしょうがと酢飯をのせる。

4 上からラップで押さえて平らにし、皿などで重石をして30分ほど寝かせる。包丁を濡れ布巾で湿らせながら、食べやすい大きさに切り、刻んだしそをのせる。しょうが醤油などをつけていただく。

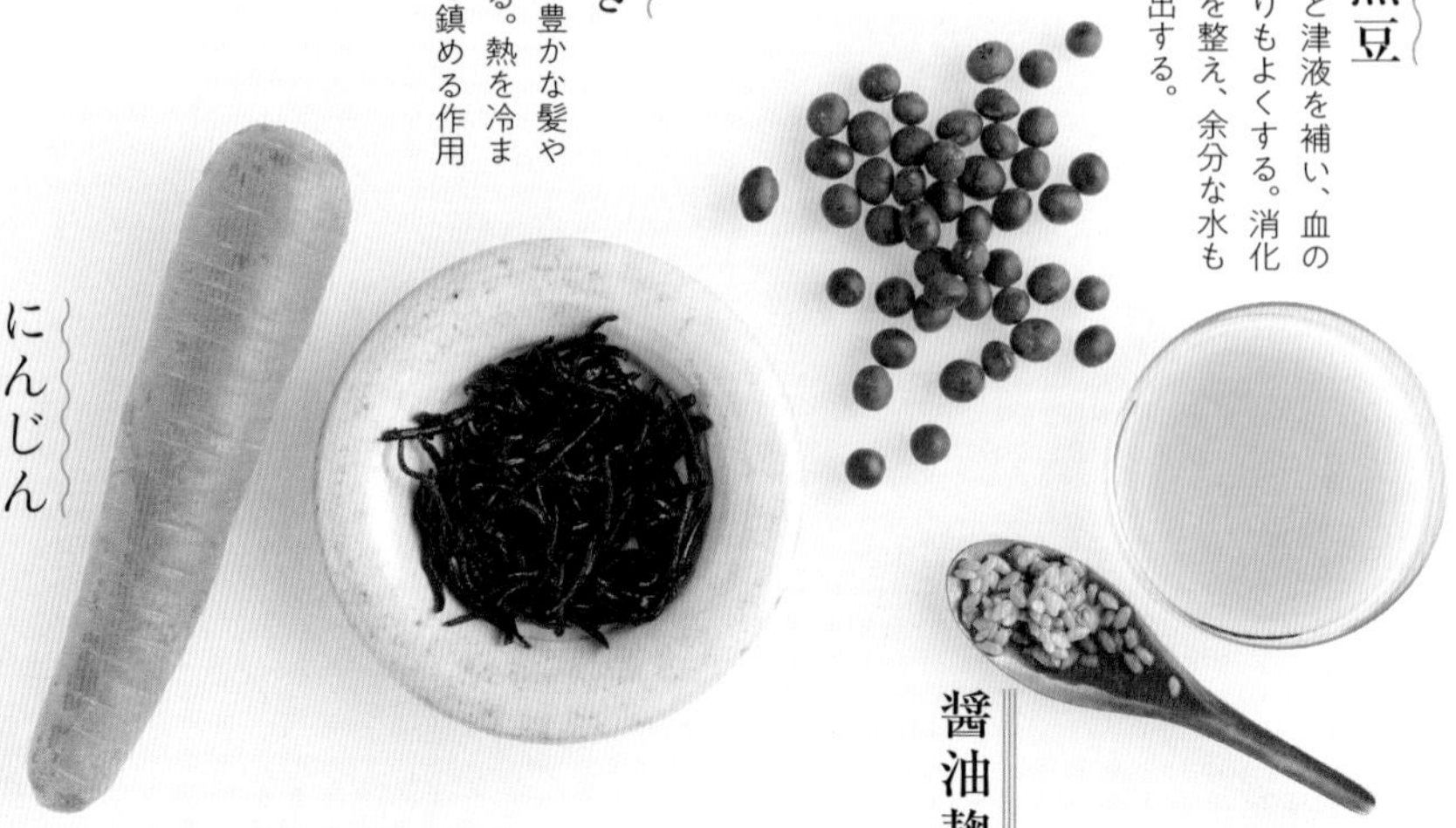
黒豆
血と津液を補い、血の巡りもよくする。消化器を整え、余分な水も排出する。
みりん
醤油麹
ひじき
血を作り、豊かな髪や骨を育てる。熱を冷まし、炎症を鎮める作用もある。
にんじん
血と同時に津液も補い、全身を潤す。とくに目によい。消化機能も活性化する。

炒り黒豆煮

黒豆は炒ることで短時間で煮上がる

材料　2〜3人分

- 黒豆……大さじ2
- ひじき（乾）……2g
- にんじん……3cm長さ程度
- しょうが……1/2片
- 油揚げ……3cm長さ程度
- れんこん……3cm長さ程度
- **A** だし汁……1カップ
  - 醤油麹……大さじ3
  - みりん……大さじ3

作り方

1 黒豆は30分ほどぬるま湯に浸しておく。ひじきは水で戻し、水気を切っておく。にんじん、しょうがはせん切り、油揚げは熱湯で油抜きして細切り、れんこんは半月切りにして水にさらす。

2 黒豆の水気を切ってフライパンで乾炒りする。皮が破れて香ばしい香りがしてきたら鍋に移し、**1**の野菜と油揚げ、**A**を加えて中火にかける。沸いたらアクを取って弱火にし、ふたをして40分ほど煮込む。

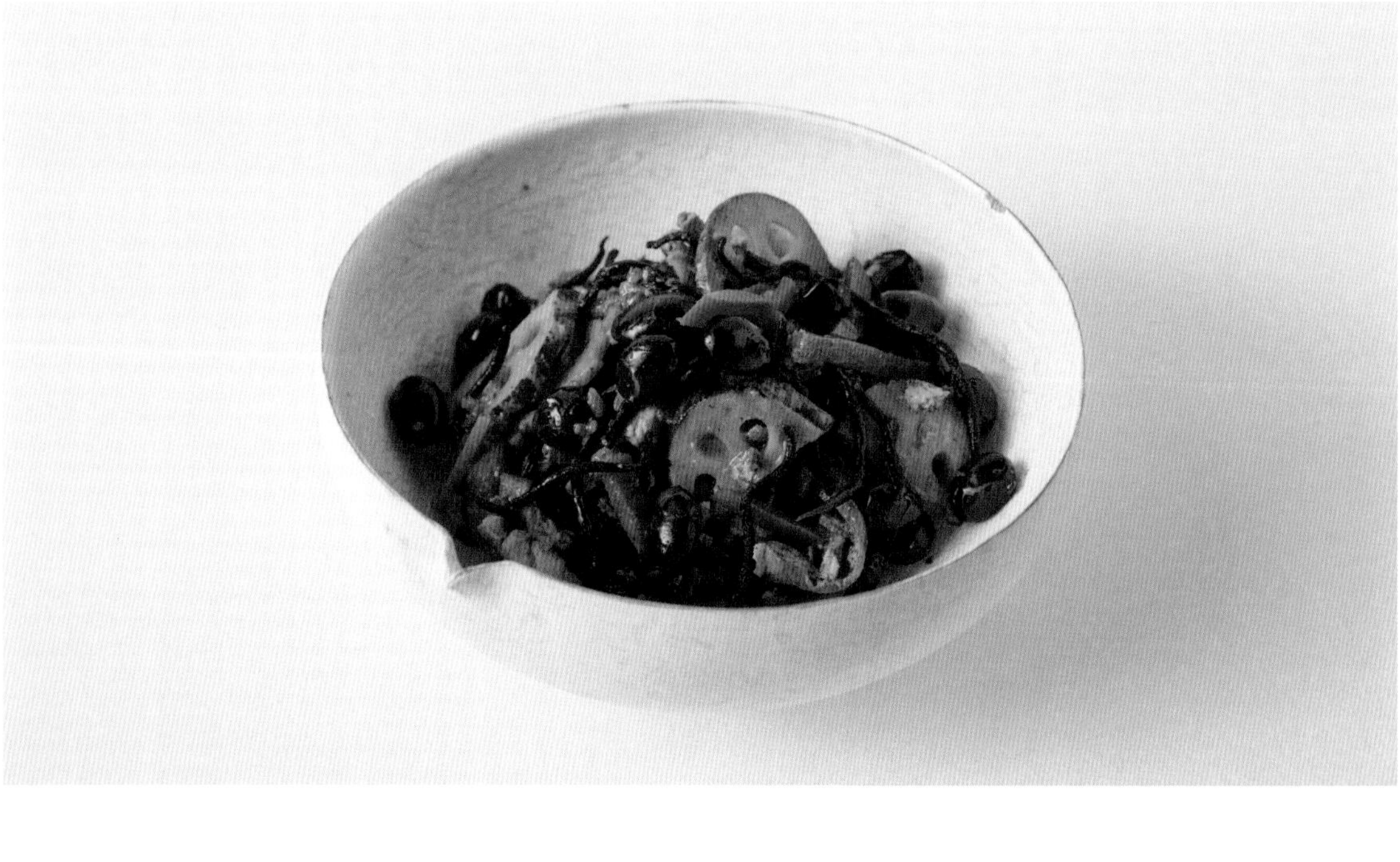

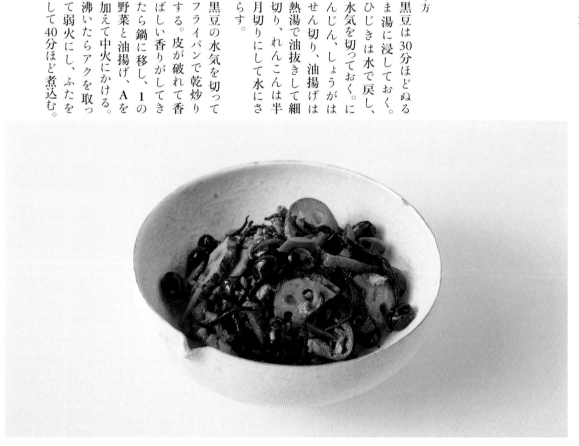

パスタはもちろん
焼いた肉や魚にも好相性

保存食［保存期間…1か月］

パセリジェノベーゼ

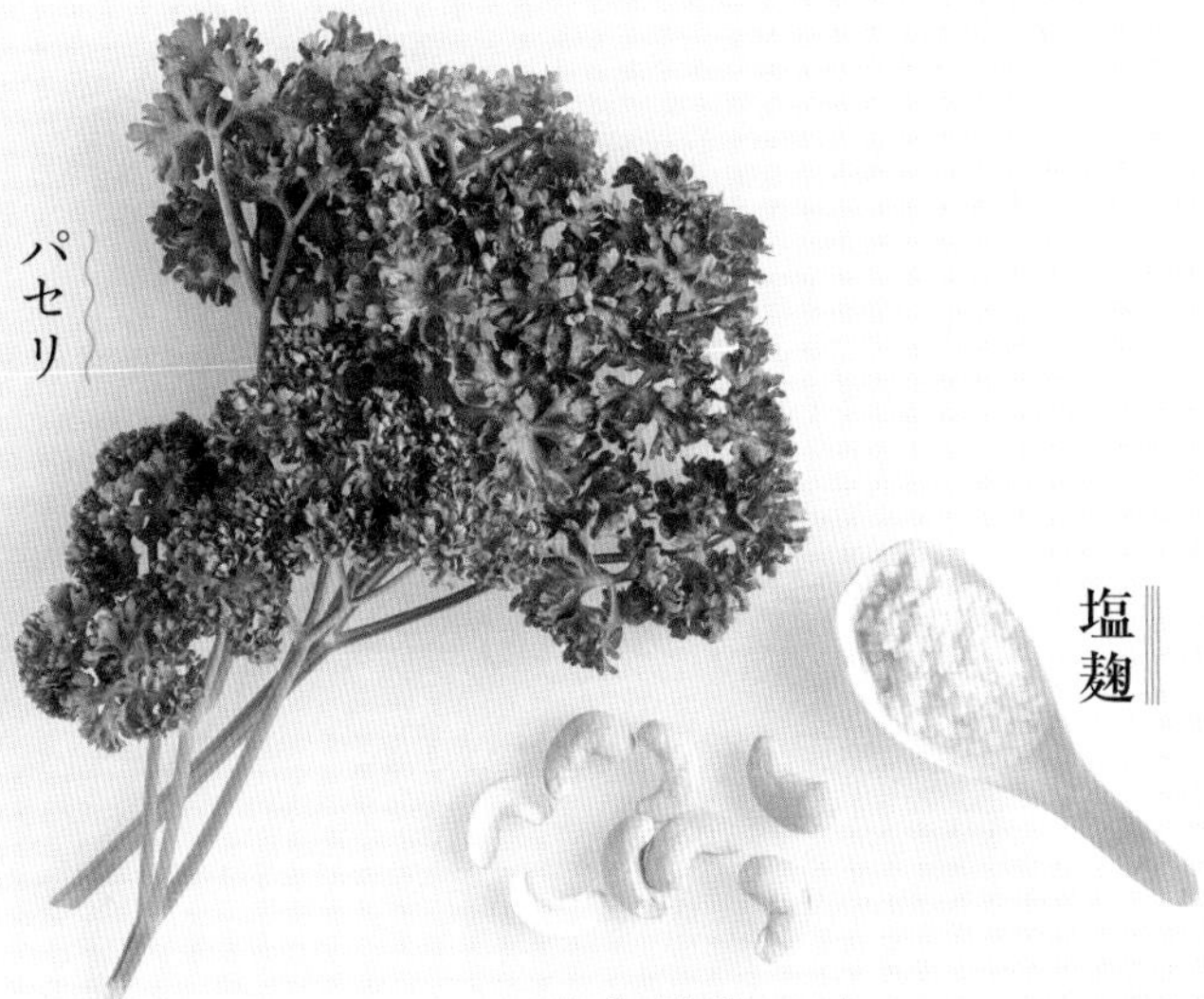

塩麹

カシューナッツ
生命活動の要である腎をサポートし、血を生み出す。疲労回復や老化防止にも。

パセリ
血を作ると同時に体を温め、巡りもよくする。消化を促し、食欲不振、胃もたれに。

材料　作りやすい分量

パセリ（よもぎでも）……50g
オリーブ油……100g
カシューナッツ（アーモンドや松の実でも）……10g
にんにく……1片
塩麹……小さじ2

作り方

1 パセリはよく洗い、水分をしっかりと拭き取り、葉の部分のみ取り分ける。

2 ミキサーに材料をすべて入れて攪拌する。なめらかになれば完成。煮沸消毒した保存容器に移す。

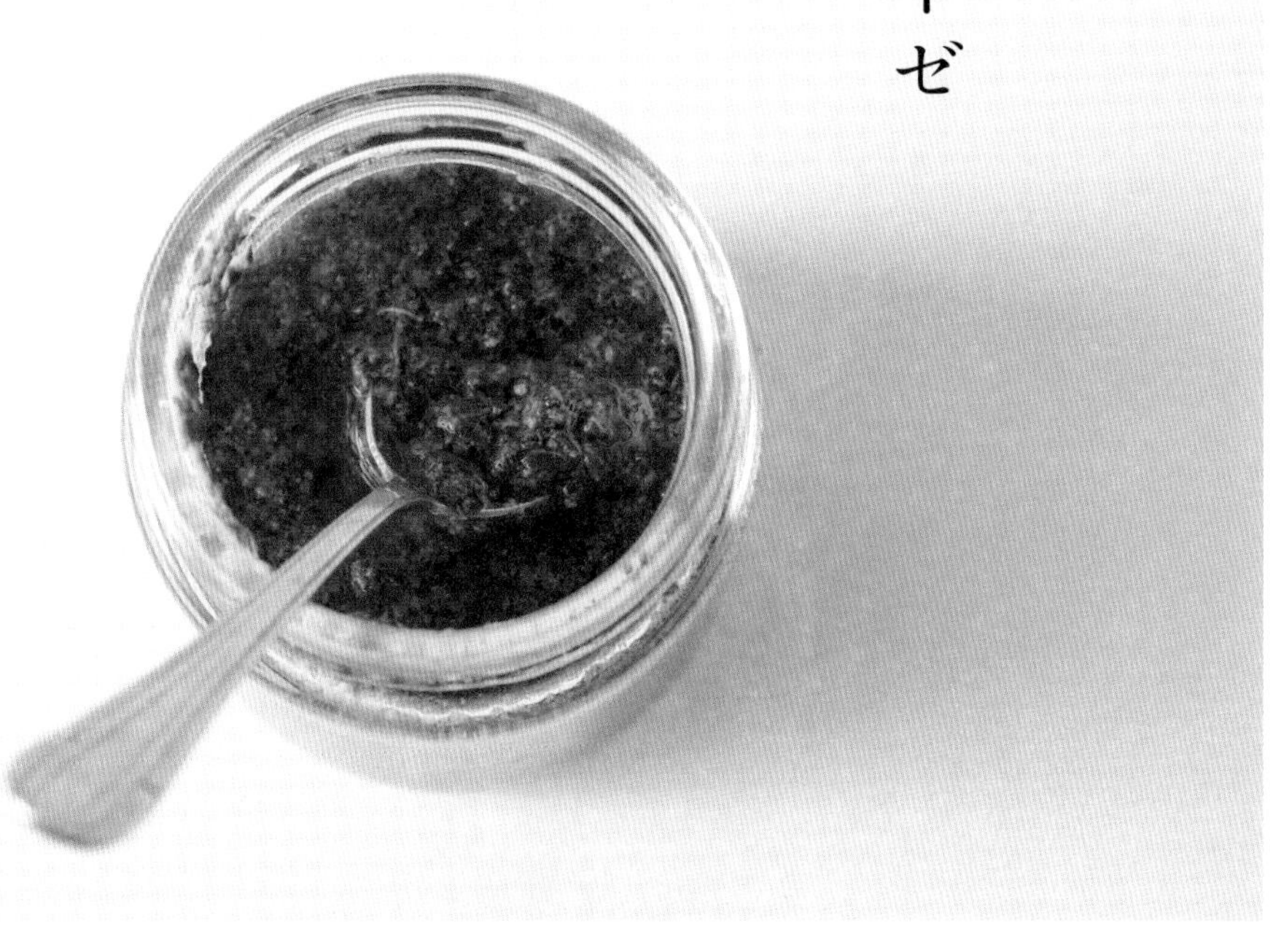

若さを保つ

いつまでも若々しい心と体を維持するには、腎がカギを握っています。腎は、成長・発育・生殖・老化をコントロールする役目を担う生命力の要。そのため、腎が弱ると、足腰が弱る、耳が遠くなる、老眼、白髪、脱毛、頻尿などいわゆる老化現象が現れます。腎を補うものは、色の黒いものや海産物などが中心です。

　また、年齢を重ねるとともにしだいに体の水分が失われると、熱を冷ますことができないために体の内側に熱を生じ、のぼせやほてり、乾燥症状などが現れます。山芋、黒豆、かぶ、にんじん、トマトなど津液を生み出し、体を潤す食材も意識してとりたいものです。ごまやくるみ、落花生、きのこなど便通をよくする食材や、大豆製品やいちじく、あじ、いわしなど、女性ホルモンを整えるために役立つ成分を含むものもおすすめです。また、乳製品もアンチエイジングにいいでしょう。

代表的な食材

黒米
小麦
玄米
黒ごま
枝豆
黒豆
大豆
カシューナッツ
くるみ
落花生
栗
里芋
カリフラワー
キャベツ
ごぼう
ブロッコリー
オクラ
かぶ
にんじん
トマト
ほうれん草
オクラ
小松菜
たけのこ
椎茸
マッシュルーム
エリンギ
白きくらげ
えのきだけ
しめじ

白菜
ふきのとう
レタス
山芋（長芋）
アボカド
梨
プルーン
ぶどう
バナナ
いちじく
えび
ししゃも
すずき
鯛
イカ
牡蠣
ぶり
あじ
いわし
鯖
まぐろ
豚肉
卵
牛乳
チーズ
ヨーグルト
豆乳
蜂蜜
など

パスタの代わりに
キャベツでヘルシー

キャベツのラザニア風

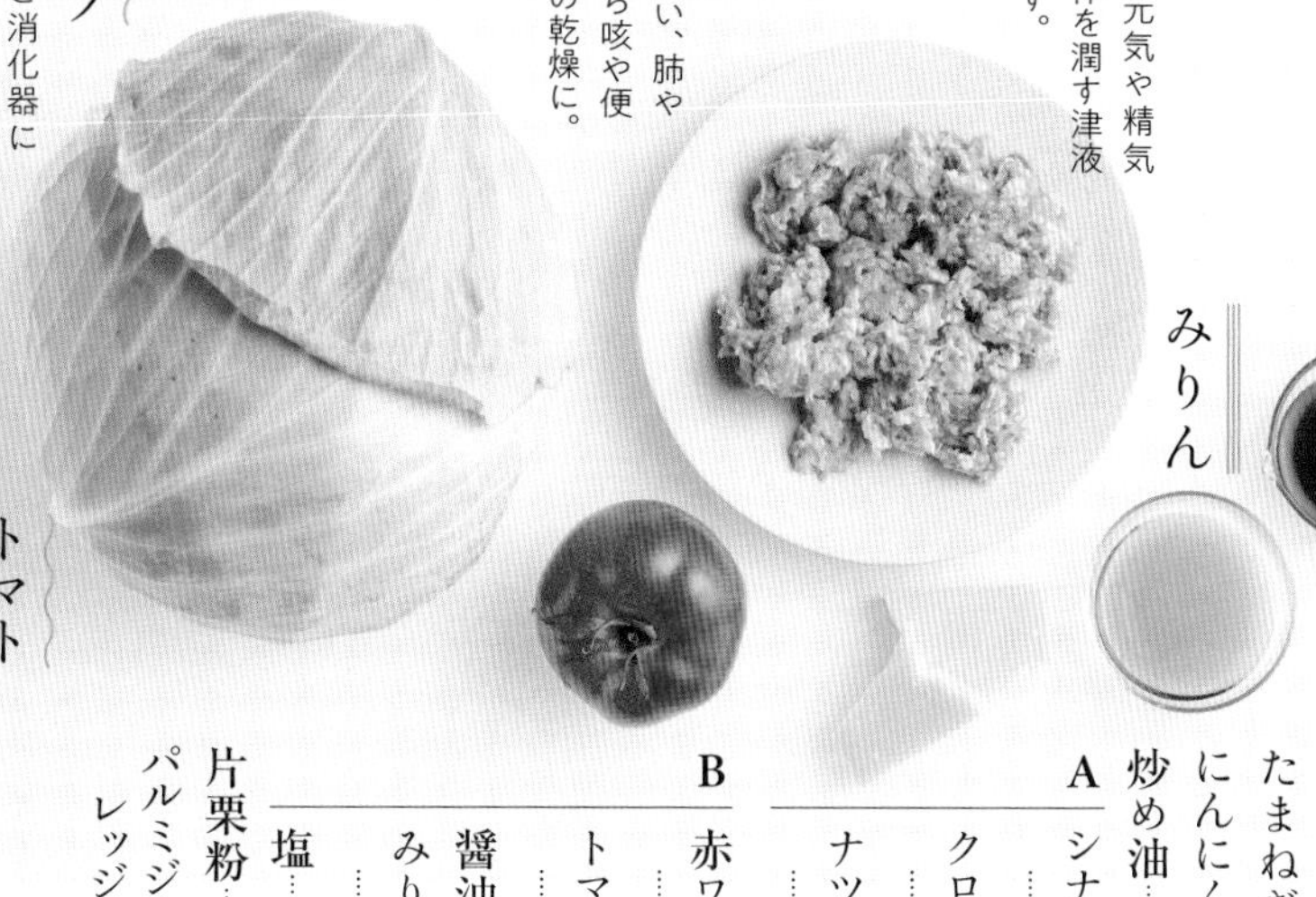

豚肉
腎を補い元気や精気を養う。体を潤す津液も生み出す。

チーズ
血や津液を補い、肺や腸を潤す。から咳や便秘、皮膚粘膜の乾燥に。

キャベツ
とくに腎と消化器に働きかけ、老化防止、胃腸虚弱に。

トマト
体を潤す津液を生み出し、乾燥症状を緩和。消化や血行もよくする。

材料　2人分

キャベツ……10枚程度
豚ひき肉……200g
たまねぎ……1/2個
にんにく……1片
炒め油……適量
A
シナモンパウダー……小さじ1/2
クローブパウダー……少々
ナツメグパウダー……少々
B
赤ワイン……大さじ3
トマト水煮缶……100g
醤油……大さじ1
みりん……大さじ1
塩……ひとつまみ
片栗粉……適量
パルミジャーノレッジャーノ……適量

作り方

1 キャベツは熱湯で1～2分ゆでてざるにあげる。たまねぎ、にんにくはみじん切りにする。

2 フライパンを中火にかけて油を入れ、ひき肉を炒める。たまねぎ、にんにくを加えてさらに炒め、**A**を加えて合わせたら、**B**を加えて汁気がなくなるまで煮込む。

3 耐熱容器に**1**のキャベツの1/3量を敷いてその上に**2**の1/3量をのせて平らにならし、片栗粉を薄くふる。これをくり返し、一番上にチーズをふってトースターなどで焼く。

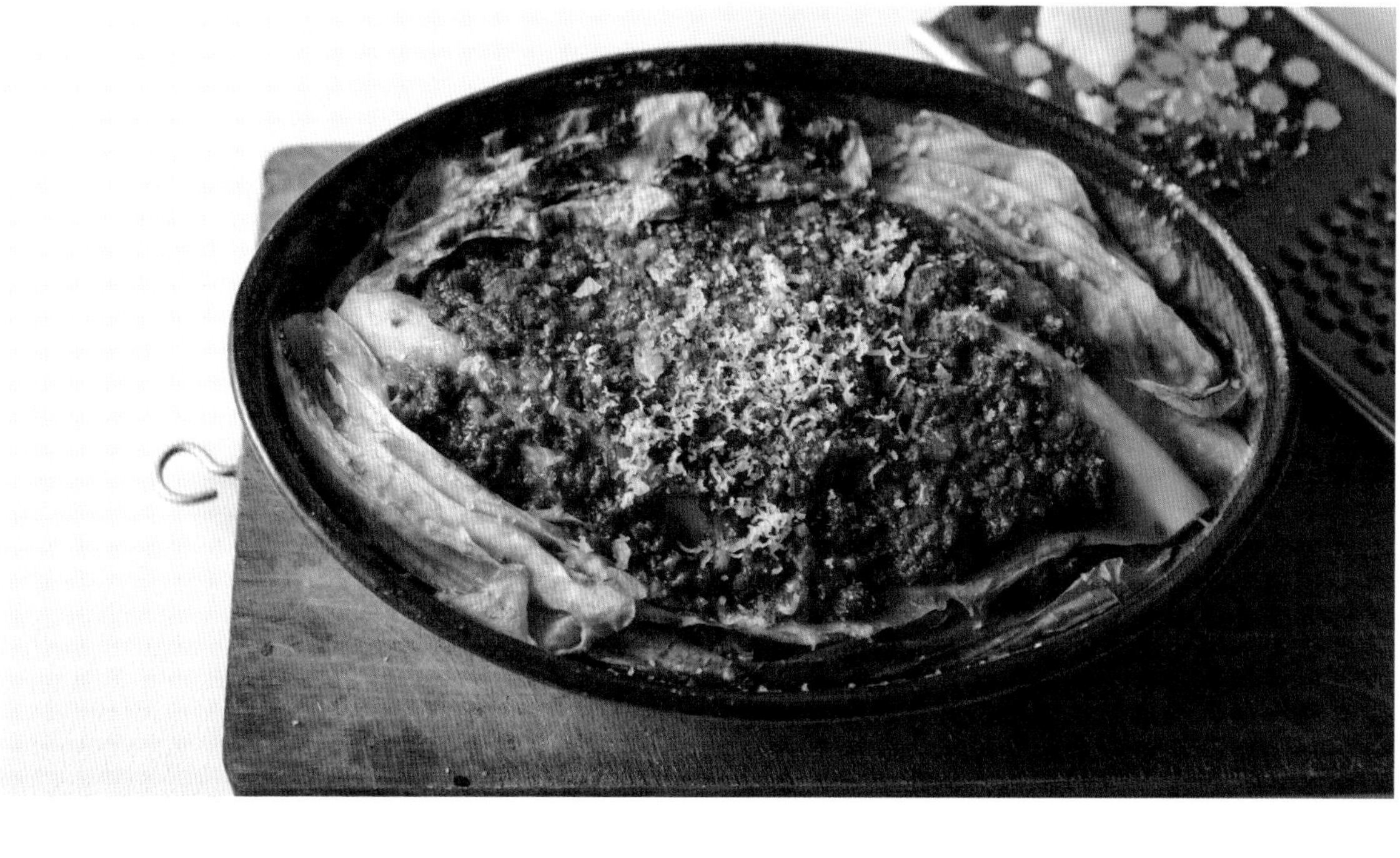

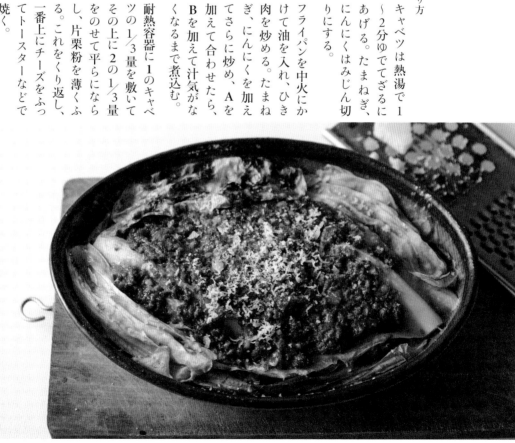

ナッツを加えることで
ボリュームも食感もアップ

豚、きのこ、ナッツの中華おこわ

材料　2合分

豚ばらブロック……100g
干ししいたけ……2枚
カシューナッツ……6〜8個
にんじん……4cm長さ程度
にんにく……1片
米……1合
もち米……1合

A
醤油……大さじ4
みりん……大さじ2と1/2
酒……大さじ2と1/2
塩……少々
八角……1個
しょうが（すりおろし）……小さじ1

片栗粉……適量
ごま油……適量

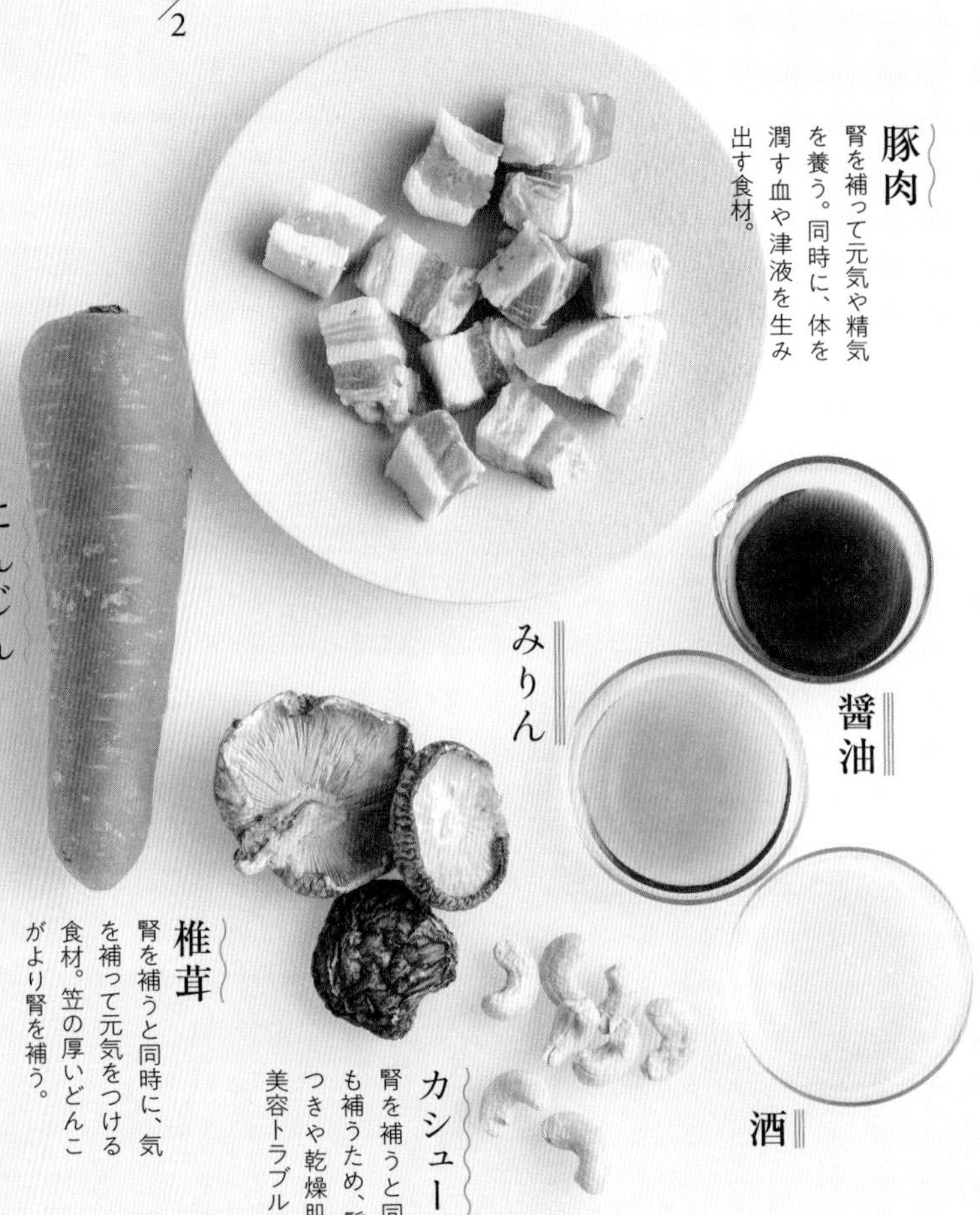
豚肉
腎を補って元気や精気を養う。同時に、体を潤す血や津液を生み出す食材。
醤油
みりん
酒
にんじん
体を潤す津液や血を補充し、髪や肌の乾燥、ドライアイなどの予防改善に。
椎茸
腎を補うと同時に、気を補って元気をつける食材。笠の厚いどんこがより腎を補う。
カシューナッツ
腎を補うと同時に血も補うため、髪のパサつきや乾燥肌などの美容トラブルにも。

作り方

1 干ししいたけは水で戻して石づきを取り（戻し汁はとっておく）、にんじんとともに1cm程度の角切りにする。豚肉は1cm角に切って、Aに30分ほど漬けて下味をつけ、片栗粉をまぶす。にんにくはみじん切りにする。米、もち米は洗ってざるにあげ、30分ほど浸水する。

2 フライパンを中火にかけてごま油を入れ、米以外の1とナッツを炒める。残ったAを加えて汁気が半分ぐらいになるまで煮詰める。

3 鍋に米、2、干ししいたけの戻し汁と2の煮汁を足して2合分にして強めの中火で炊く。沸いたら弱火にして7〜8分で火を止める（炊飯器でも）。10分ほど蒸らしてさっくり混ぜ合わせる。

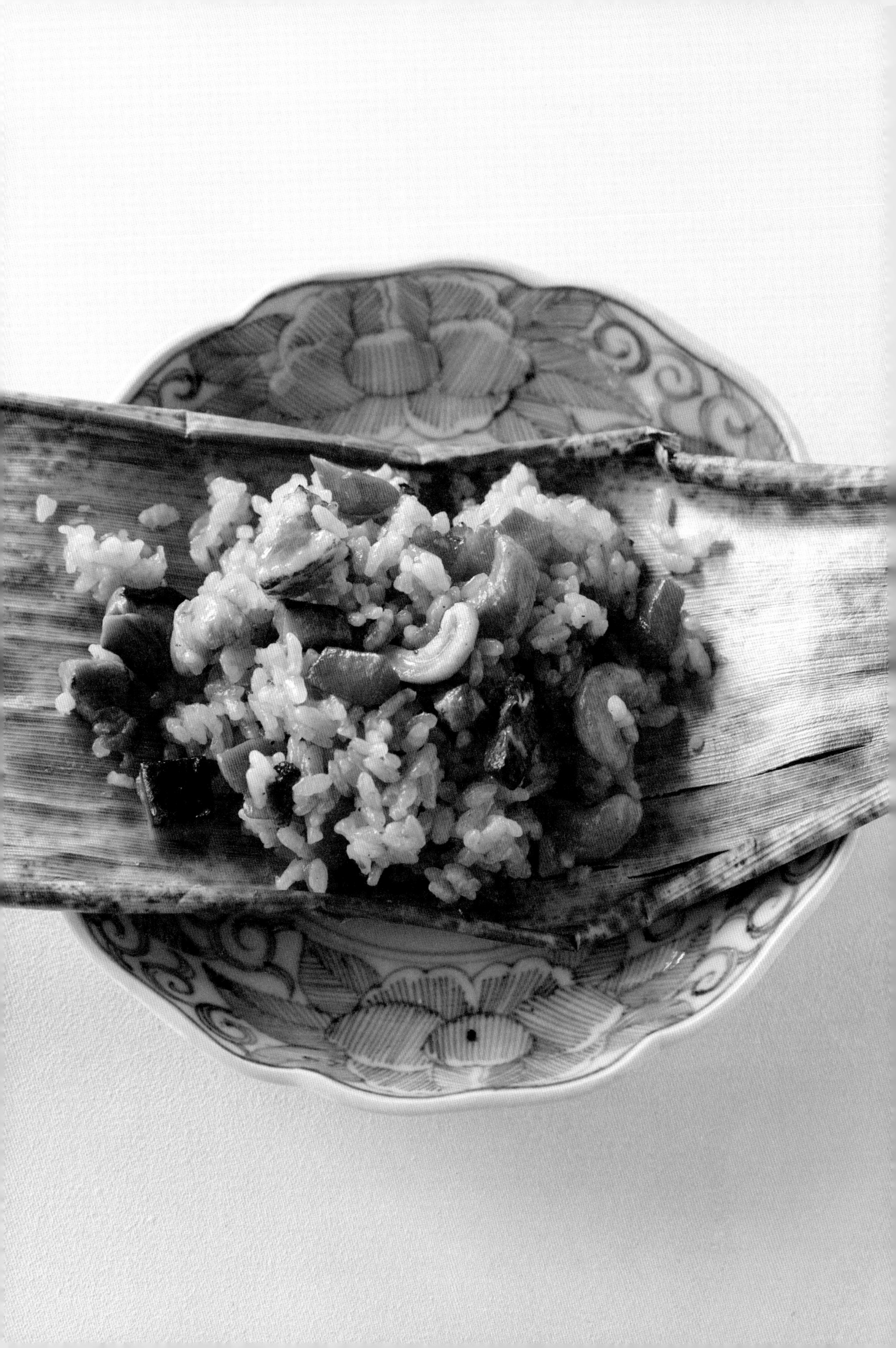

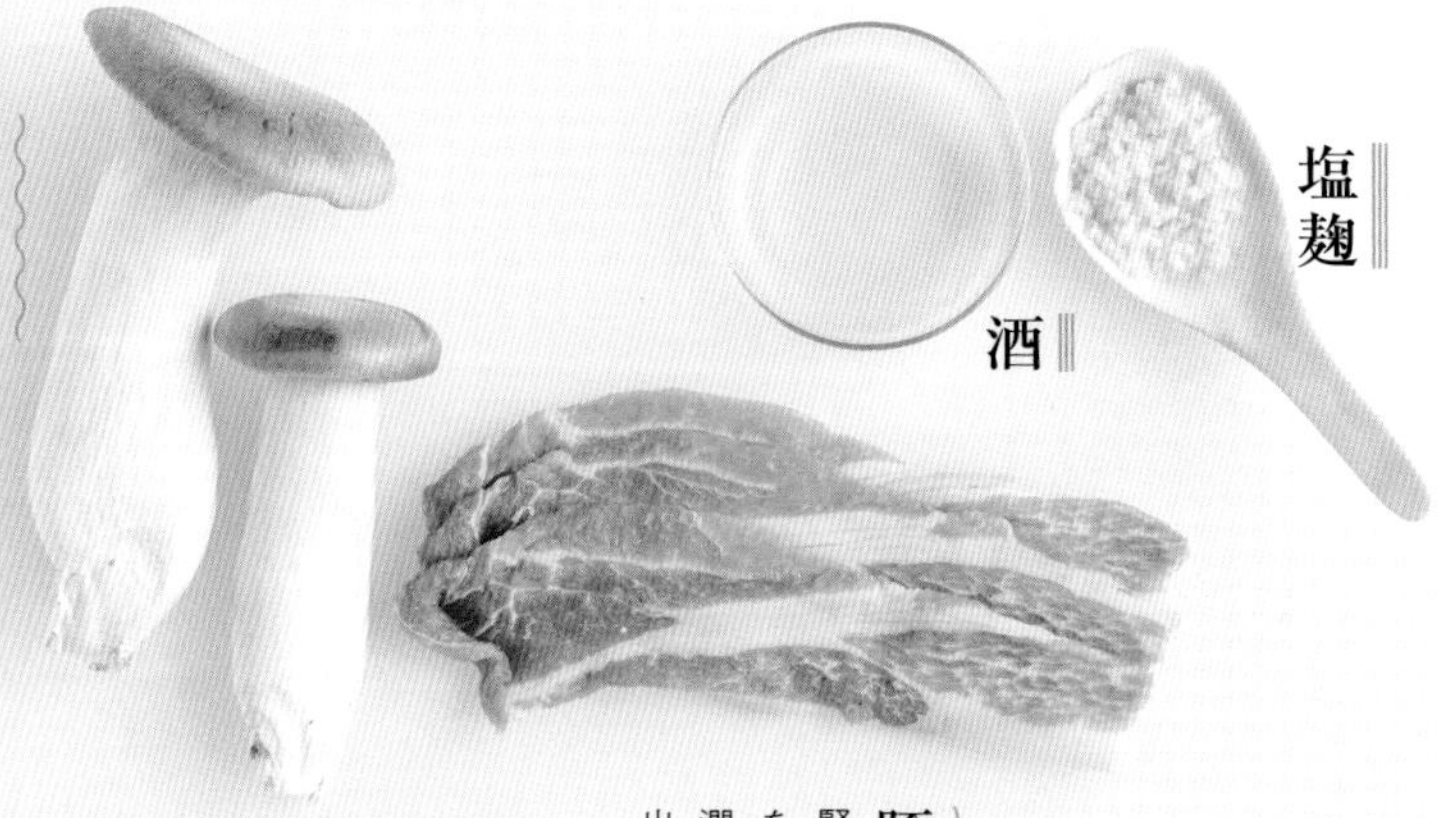

エリンギ
腎に働きかけ、体を潤す陰液を生み出す食材。乾いた咳や手足のほてり、寝汗に。

豚肉
腎を補って元気や精気を養う。同時に、体を潤す血や津液を生み出す食材。

輪切りのエリンギが食感よく味もよくしみ込む

豚肉とエリンギの塩麹炒め

材料　2人分
豚ばら薄切り肉……80g
エリンギ……2本
スナップエンドウ……10さや程度
にんにく……1片
ごま油……大さじ1
酒……大さじ1
塩麹……小さじ1
塩……少々

作り方

1 豚肉は食べやすい長さに切る。スナップエンドウは筋を取って固めにゆで、斜め2等分にする。エリンギは厚さ1cm程度に輪切りにする。にんにくはみじん切りにする。

2 フライパンを中火にかけ、ごま油を入れて豚肉を炒める。

3 豚肉に火が通ったらエリンギを並べ入れ、少し置いて裏返す。にんにくとスナップエンドウを加えて炒め、酒と塩麹、塩を入れて味を調える。

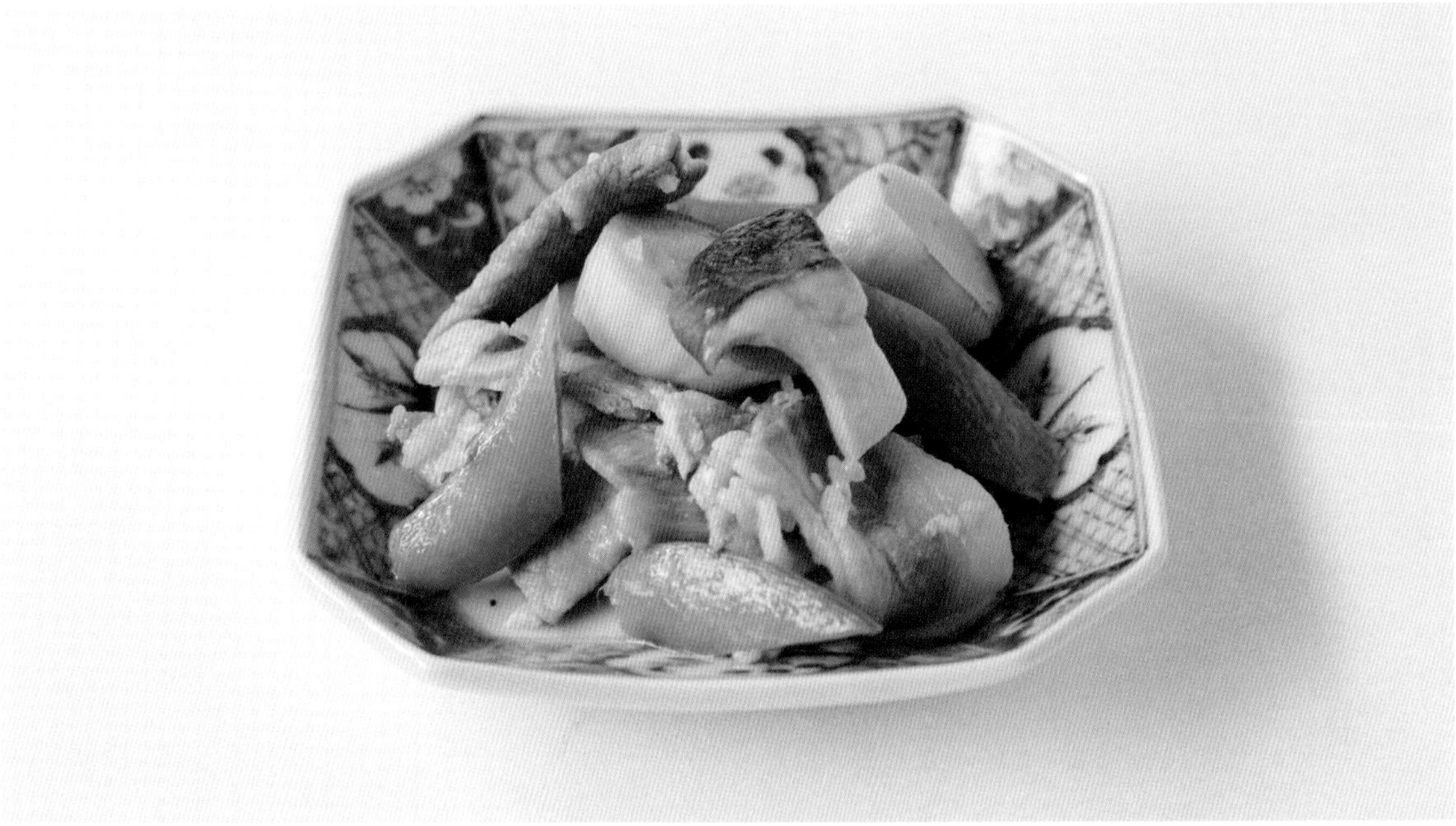

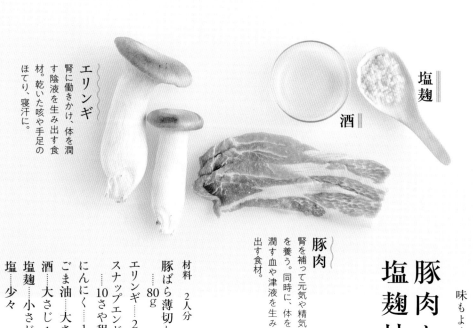

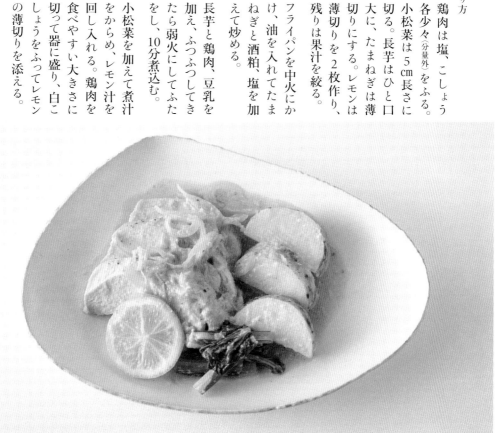

小松菜と長芋、鶏肉の酒粕レモンクリーム

酒粕入りのクリームで淡白なむね肉も濃厚に

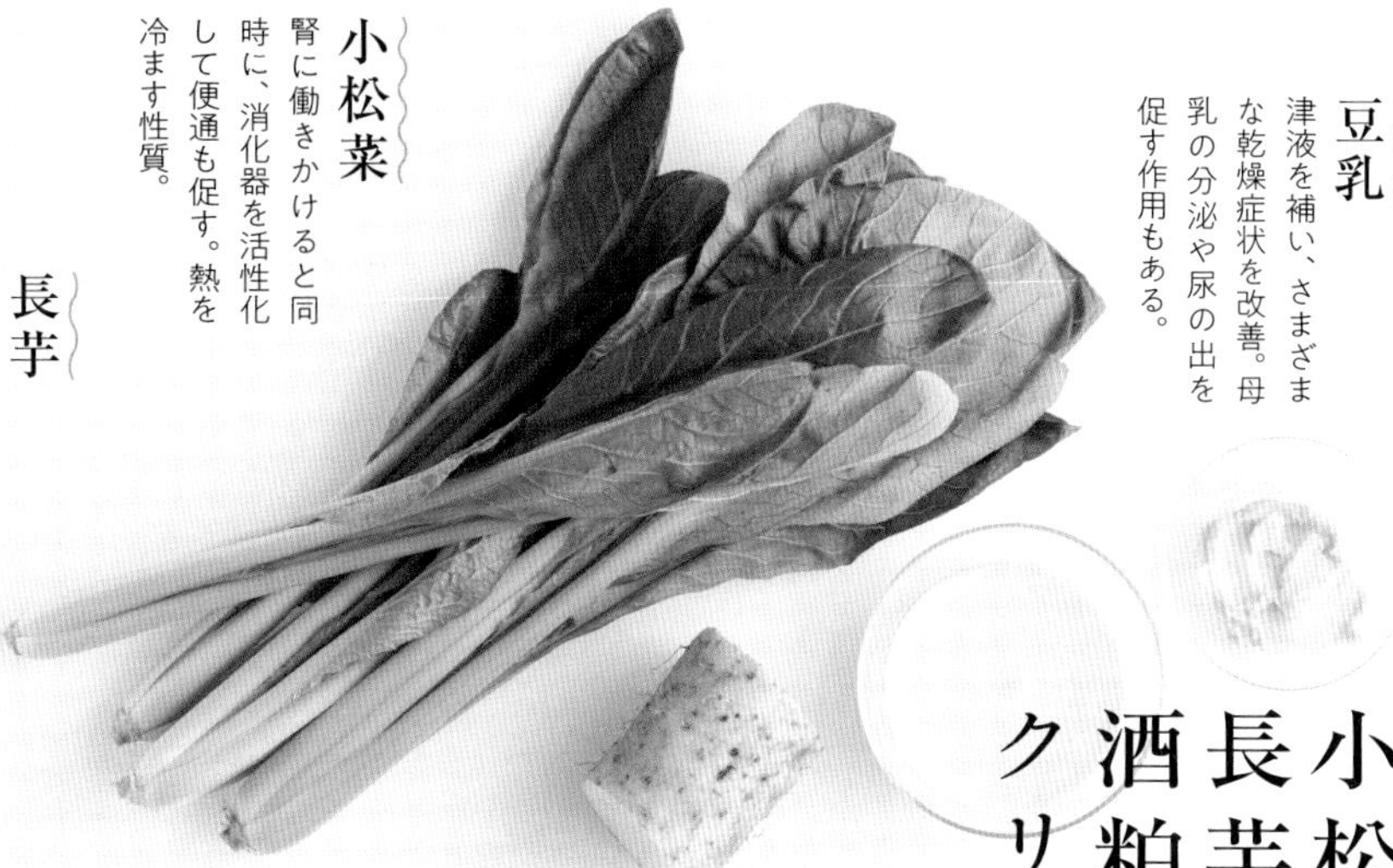

豆乳
津液を補い、さまざまな乾燥症状を改善。母乳の分泌や尿の出を促す作用もある。

小松菜
腎に働きかけると同時に、消化器を活性化して便通も促す。熱を冷ます性質。

長芋
腎を助け、気を補い、精をつけ、陰液を生み出すアンチエイジングの代表的食材。

材料　2人分

- 小松菜……5〜6本
- 長芋……5cm長さ程度
- 鶏むね肉……1枚
- たまねぎ……1/2個
- レモン……1/2個
- 炒め油……大さじ1
- 酒粕……大さじ1
- 塩……ひとつまみ
- 豆乳……100mℓ
- 白こしょう……適量

作り方

1 鶏肉は塩、こしょう各少々（分量外）をふる。小松菜は5cm長さに切る。長芋はひと口大に、たまねぎは薄切りにする。レモンは薄切りを2枚作り、残りは果汁を絞る。

2 フライパンを中火にかけ、油を入れてたまねぎと酒粕、塩を加えて炒める。

3 長芋と鶏肉、豆乳を加え、ふつふつしてきたら弱火にしてふたをし、10分煮込む。

4 小松菜を加えて煮汁をからめ、レモン汁を回し入れる。鶏肉を食べやすい大きさに切って器に盛り、白こしょうをふってレモンの薄切りを添える。

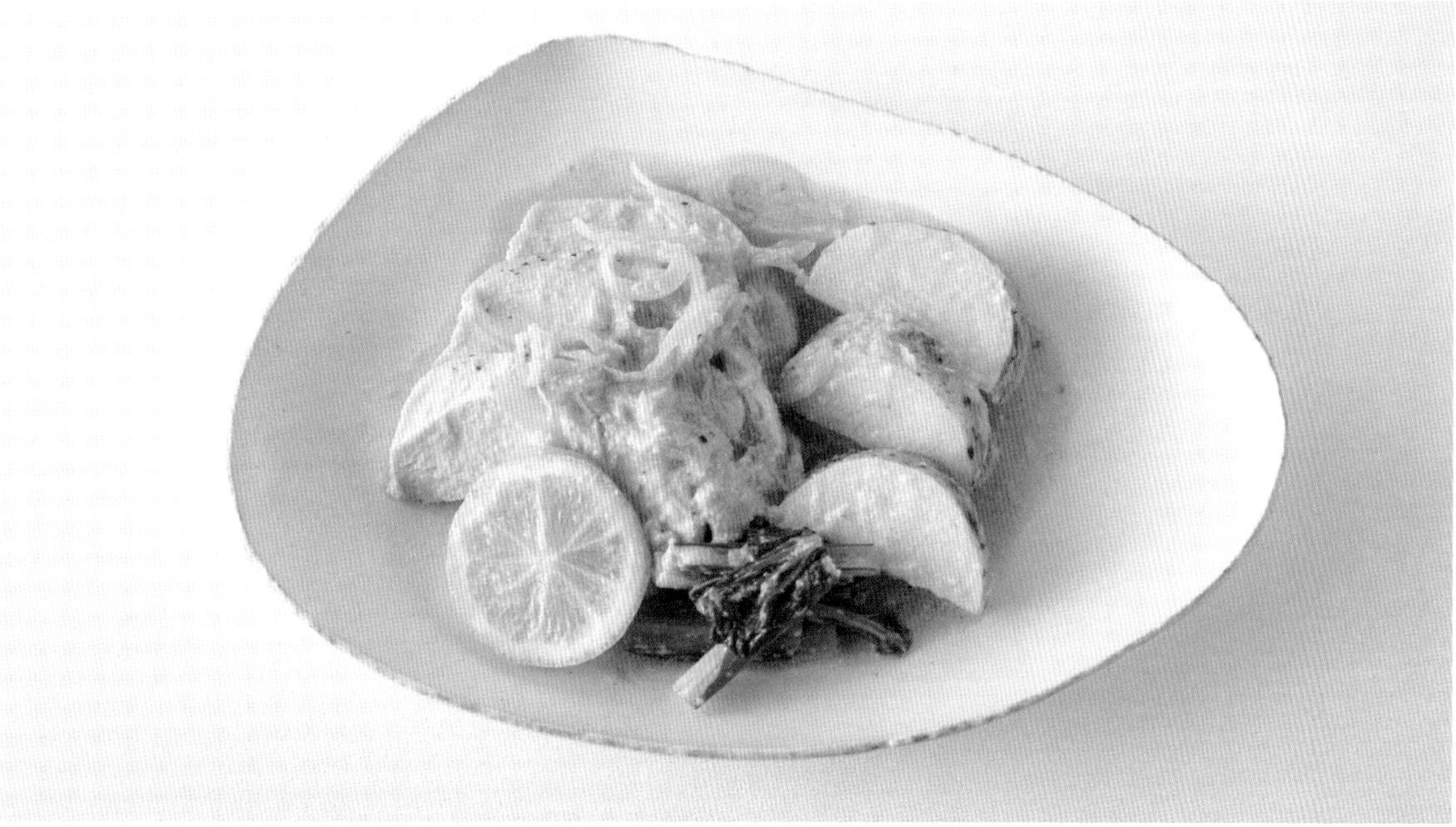

揚げた野菜にだしがしみ込む
うま味が際立つ一品

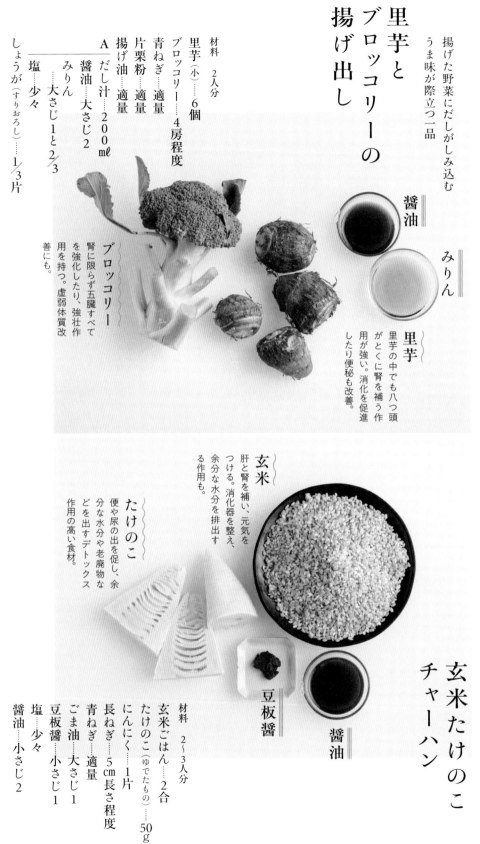

里芋とブロッコリーの揚げ出し

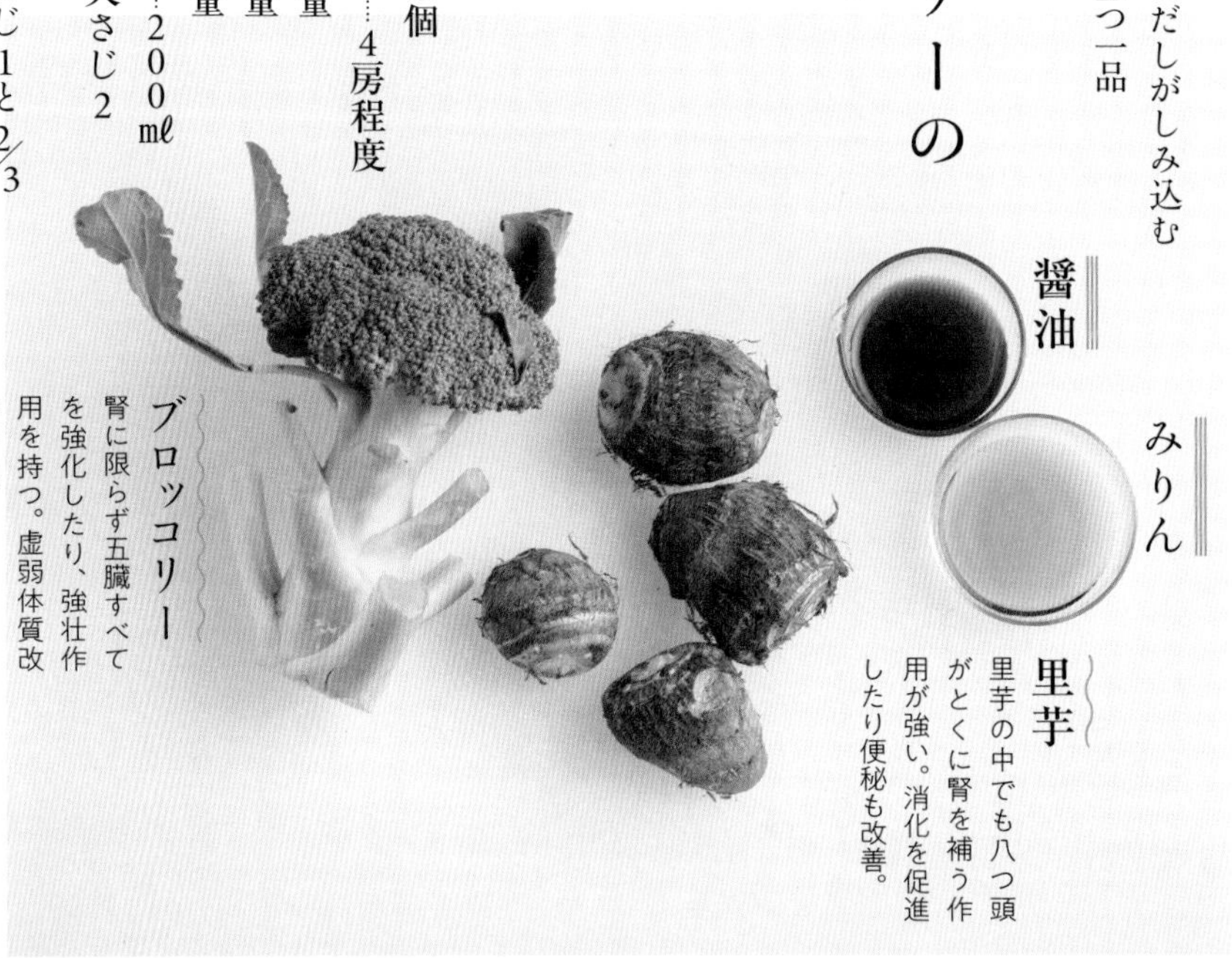
醤油
みりん
里芋
里芋の中でも八つ頭がとくに腎を補う作用が強い。消化を促進したり便秘も改善。
ブロッコリー
腎に限らず五臓すべてを強化したり、強壮作用を持つ。虚弱体質改善にも。

材料　2人分

里芋（小）……6個
ブロッコリー……4房程度
青ねぎ……適量
片栗粉……適量
揚げ油……適量
A だし汁……200㎖
醤油……大さじ2
みりん……大さじ1と2/3
塩……少々
しょうが（すりおろし）……1/3片

体を冷やすたけのこは
豆板醤でバランスをとる

玄米たけのこチャーハン

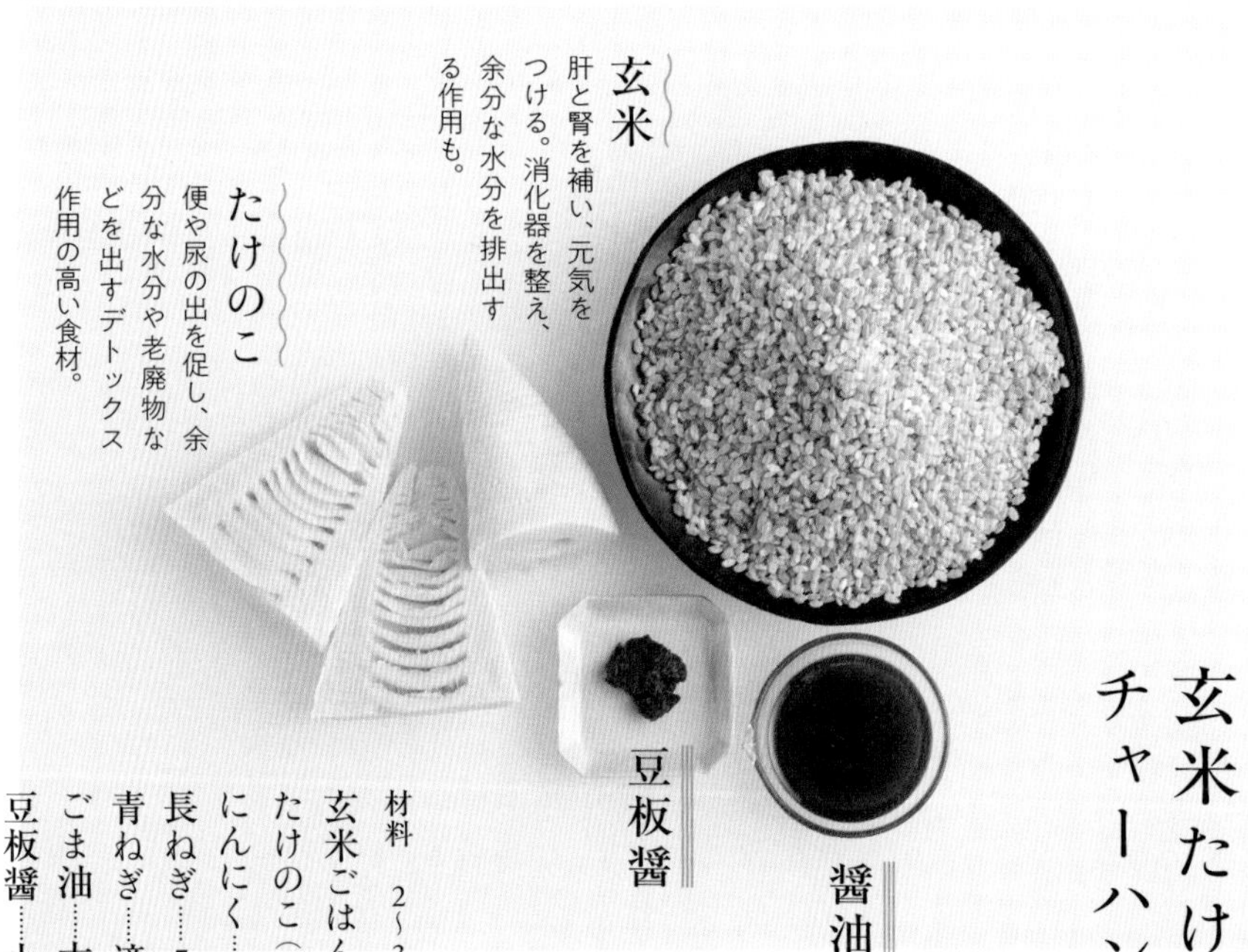
玄米
肝と腎を補い、元気をつける。消化器を整え、余分な水分を排出する作用も。
たけのこ
便や尿の出を促し、余分な水分や老廃物などを出すデトックス作用の高い食材。
豆板醤
醤油

材料　2〜3人分

玄米ごはん……2合
たけのこ（ゆでたもの）……50g
にんにく……1片
長ねぎ……5㎝長さ程度
青ねぎ……適量
ごま油……大さじ1
豆板醤……小さじ1
塩……少々
醤油……小さじ2

里芋とブロッコリーの揚げ出し

作り方

1 里芋とブロッコリーは固めに蒸して、里芋は皮をむく。青ねぎは小口切りにする。

2 里芋とブロッコリーに片栗粉をまぶし、170℃の油で揚げる。

3 小鍋にAを入れてひと煮立ちしたら、しょうがを加えて器にはり、2を盛って青ねぎを散らす。

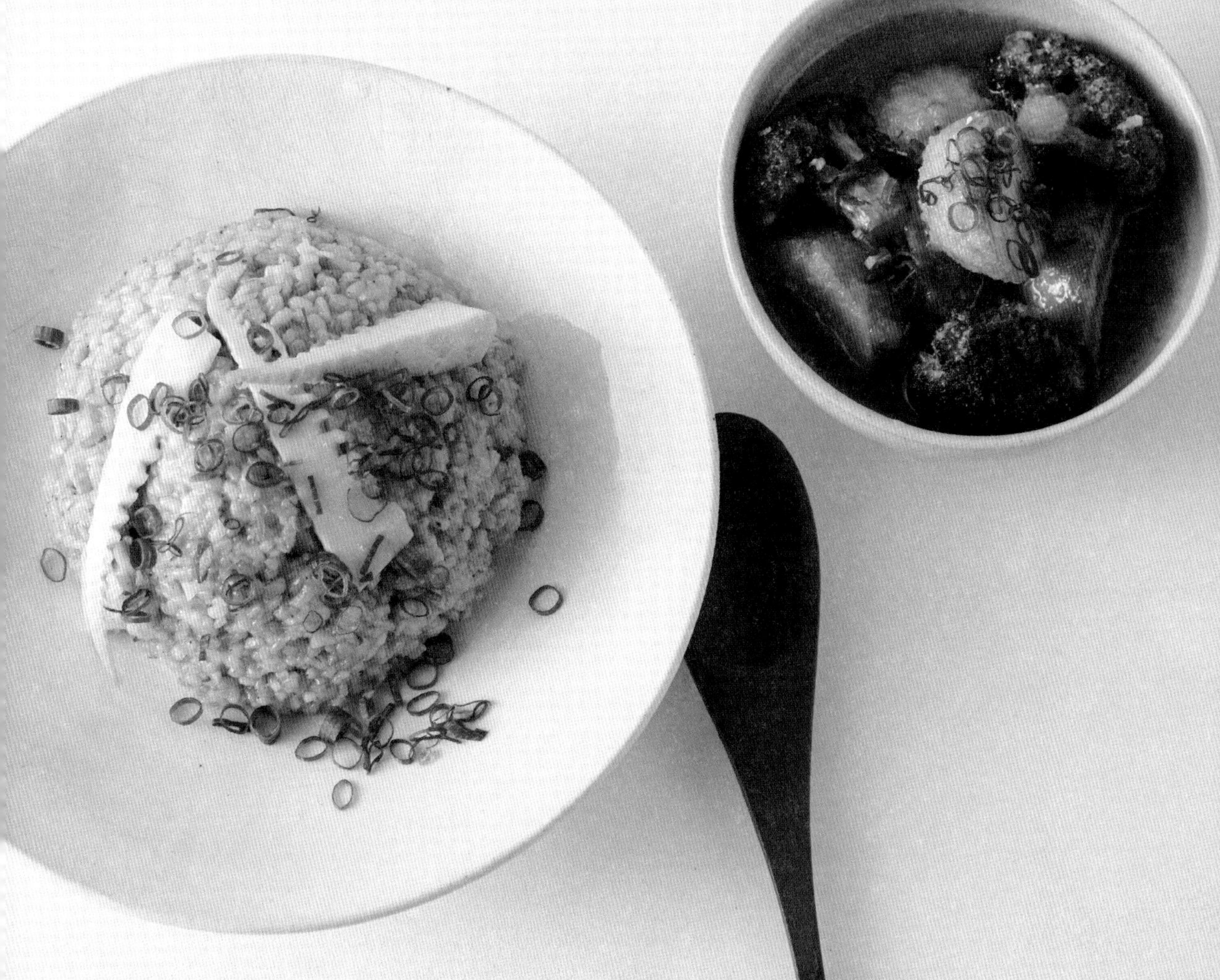

玄米たけのこチャーハン

作り方

1 たけのこは食べやすい大きさに切る。にんにく、長ねぎはみじん切りにする。青ねぎは小口切りにする。

2 フライパンを中火にかけ、ごま油を入れてにんにく、長ねぎ、豆板醤、たけのこを炒める。

3 玄米ごはんを加えて、パラパラになるように炒め合わせ、塩と醤油を回し入れる。器に盛り、青ねぎを散らす。

シンプルな調味料でも
うま味たっぷり

あじの梅トマト煮

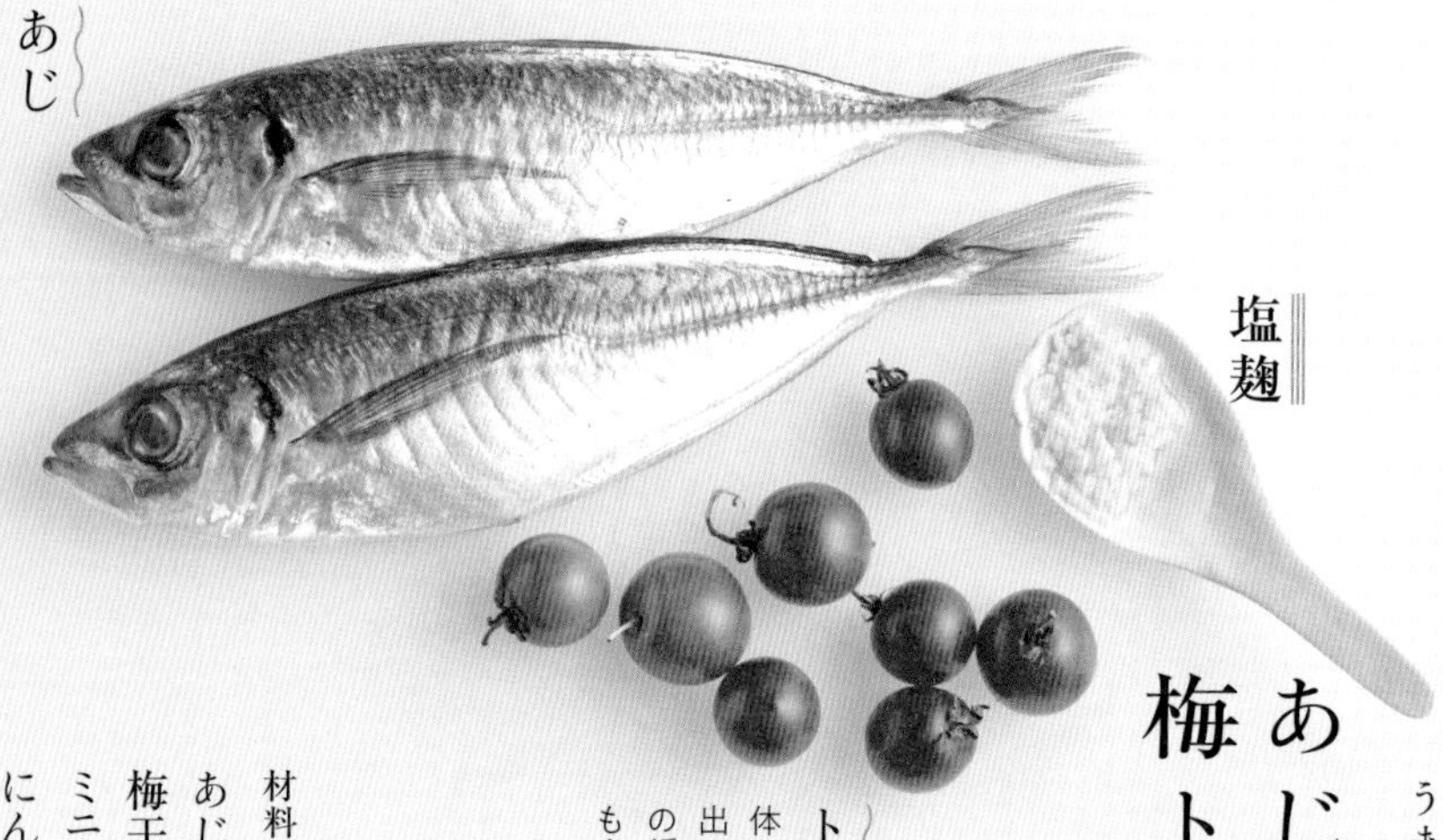

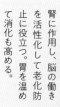

塩麹

あじ
腎に作用し、脳の働きを活性化して老化防止に役立つ。胃を温めて消化も高める。

トマト
体を潤す津液を生み出す食材で乾燥症状の緩和に。消化や血行もよくする。

材料　2人分

あじ……2尾
梅干し……1個
ミニトマト……8個
にんにく……1片
オリーブ油……適量
塩麹……小さじ1
水……50㎖

作り方

1 ミニトマトは半分に切る。にんにくはみじん切りにする。梅干は種を取り(種はとっておく)、軽くほぐす。

2 あじはうろこや内臓を取って洗い、塩少々(分量外)をふって5分おき、水気を拭き取る。

3 中火で熱したフライパンにオリーブ油を入れ、にんにくを加えて香りが立つまで炒める。あじを並べ、両面に焼き色がつくまで焼く。

4 ミニトマト、梅干しと種、塩麹、水を加えてふたをし、沸いたら火を弱めて8～10分ほど蒸し煮にする。器に盛り、あればイタリアンパセリを飾る。

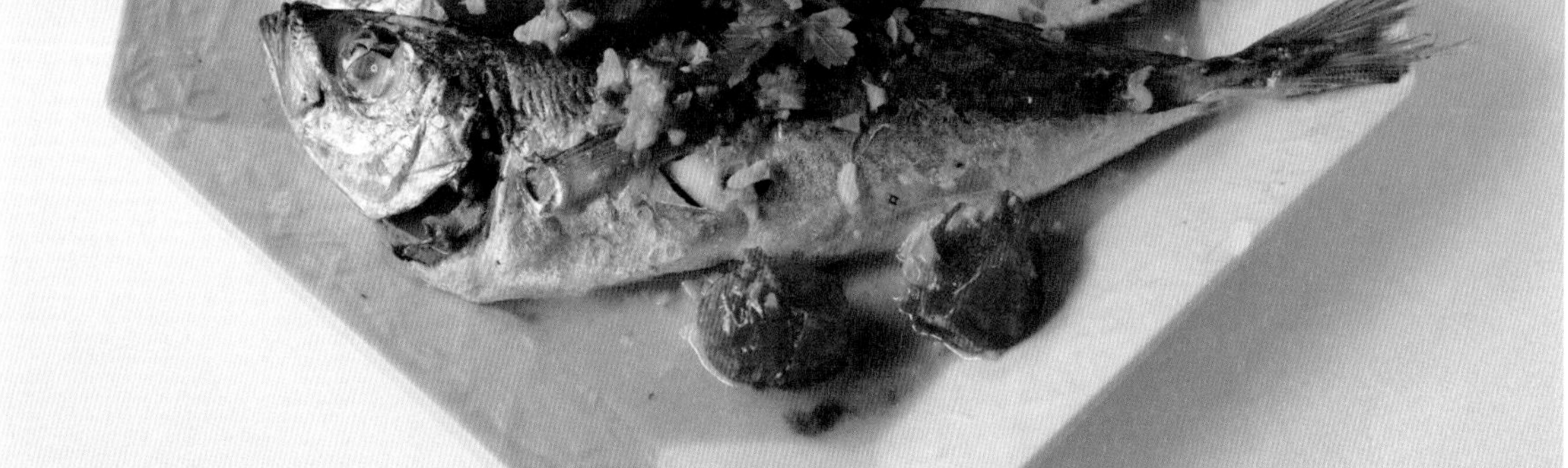

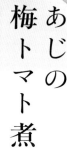

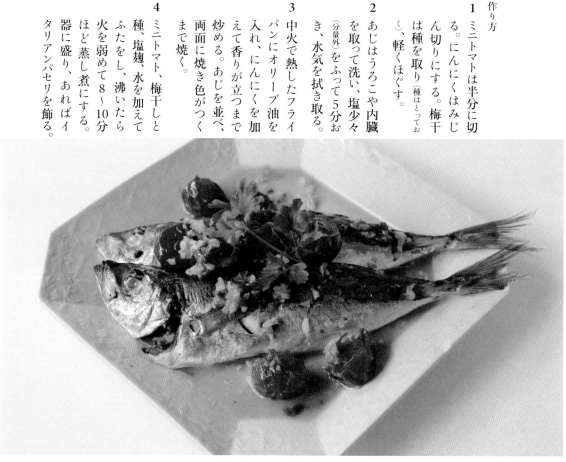

揚げたてほくほくに
かぶりつきたい!

ごぼうと枝豆のがんもどき

材料　2人分

ごぼう……6㎝長さ程度
枝豆……15さや
木綿豆腐……1丁
しょうが……1/3片
A 塩麹……小さじ1
　ナンプラー……小さじ1
　片栗粉……大さじ1
　山芋（すりおろし）……大さじ1
揚げ油……適量

作り方

1 ごぼうはささがきにして酢水にさらす。枝豆はさやから出す。豆腐は水切りする。しょうがはみじん切りにする。

2 ボウルに1とAを入れてよく混ぜ合わせる。

3 手に油をまぶしながら小判型に丸め、170℃の油で揚げる。

※好みで酢醤油に唐辛子、みりん、ナンプラーを加えたたれをつけても。

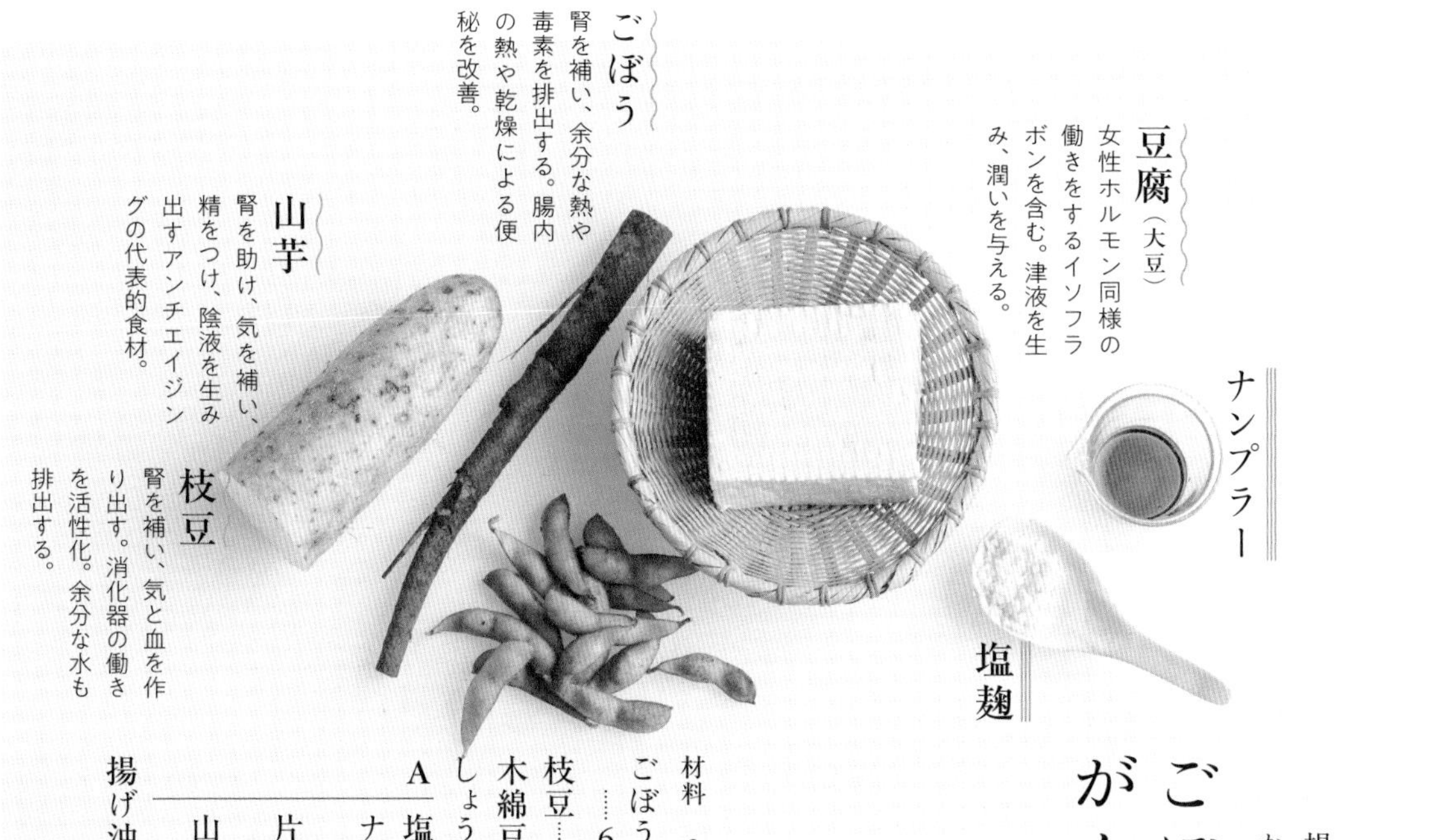

豆腐（大豆）
女性ホルモン同様の働きをするイソフラボンを含む。津液を生み、潤いを与える。
ナンプラー
塩麹
ごぼう
腎を補い、余分な熱や毒素を排出する。腸内の熱や乾燥による便秘を改善。
山芋
腎を助け、気を補い、精をつけ、陰液を生み出すアンチエイジングの代表的食材。
枝豆
腎を補い、気と血を作り出す。消化器の働きを活性化。余分な水も排出する。

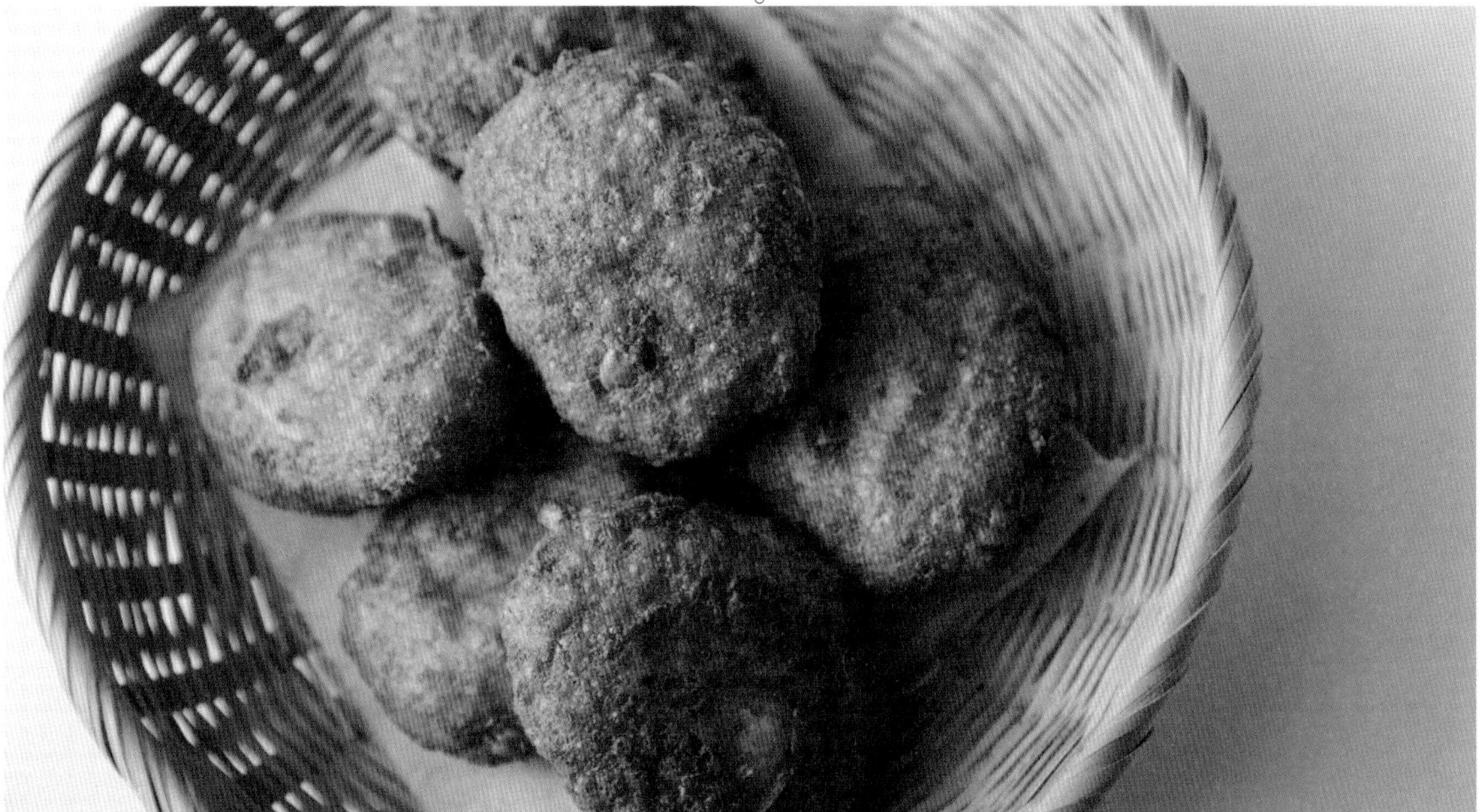

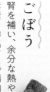

黒ごまたっぷりで
補腎・補血にも

焼きかぶの黒ごままぶし

黒ごま
腎によく働き、足腰の衰え、耳鳴り、脱毛などの老化予防に。体を潤し、便通も改善。

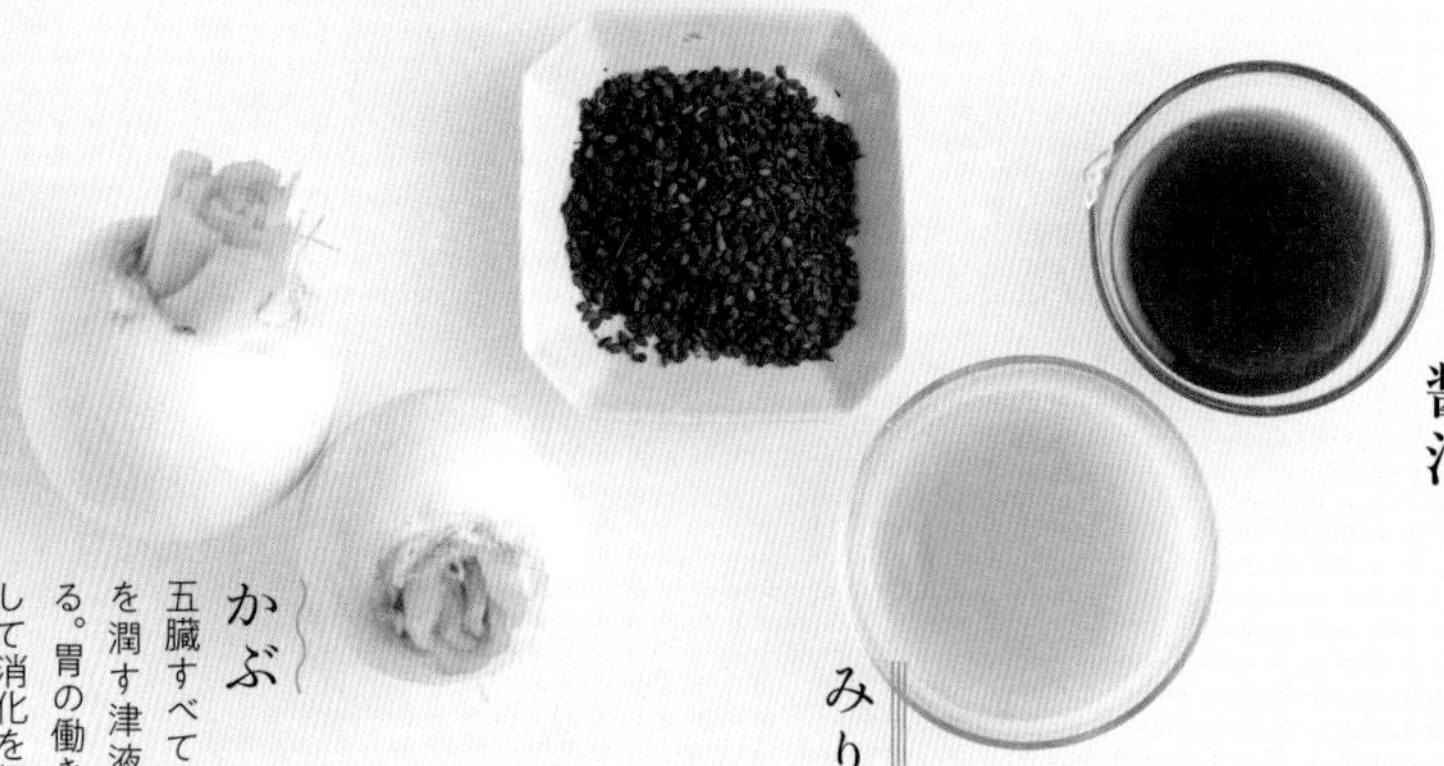

かぶ
五臓すべてを補い、体を潤す津液を補充する。胃の働きも活性化して消化を促進。

材料　2人分

かぶ……2個
炒め油……大さじ1
塩……少々
レモン汁……小さじ2
A
すり黒ごま……大さじ2
みりん（煮切る）……小さじ2
醤油……小さじ2

なたね油……小さじ1

いちじくとごまが
からみつく
まったり甘美な味わい

いちじくとマッシュルームの白味噌和え

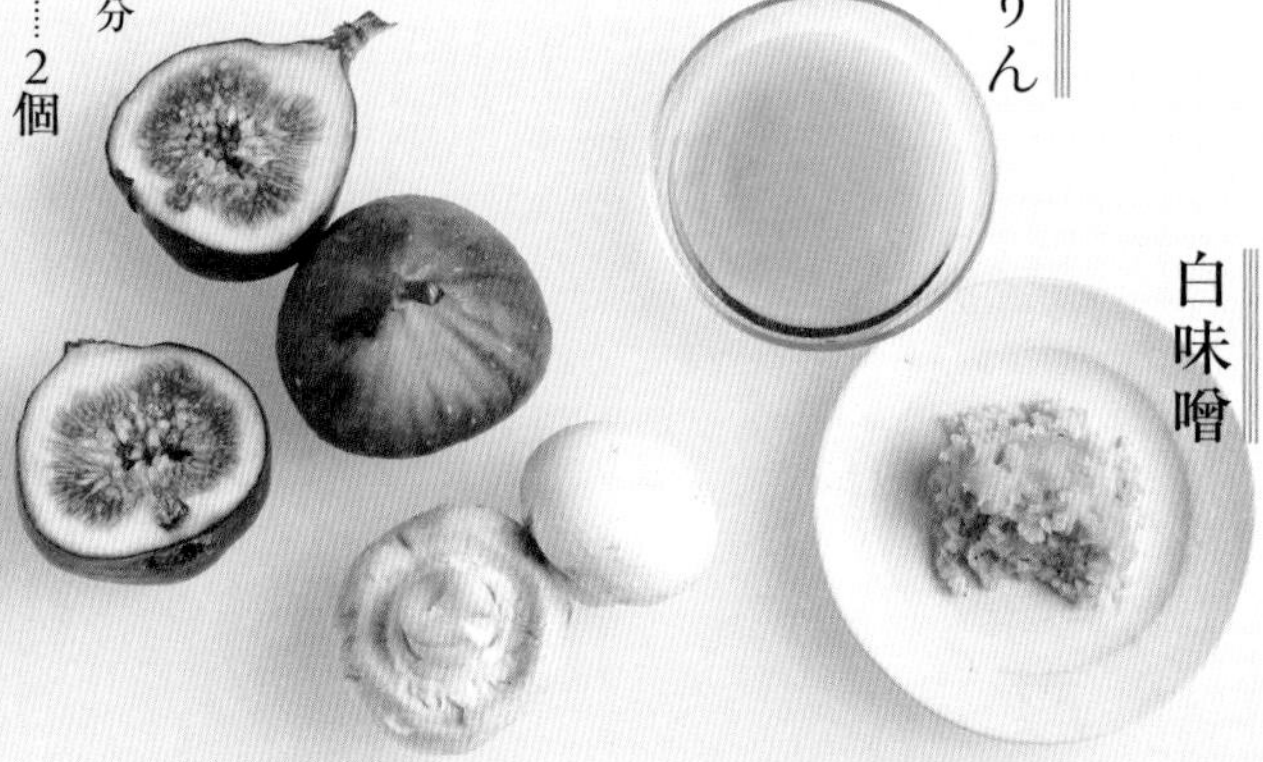

マッシュルーム
腎を補う。消化器を元気にして食欲を増進したり、便通をよくする。

いちじく
不老長寿の果物といわれ、女性ホルモン同様の成分を含む。体を潤す働きもある。

材料　2人分

いちじく……2個
マッシュルーム……2個
すだち……1個
A
みりん（煮切る）……大さじ2
白味噌……大さじ2
ねりごま……小さじ4

いちじくとマッシュルームの白味噌和え

作り方

1 いちじくは乱切り、マッシュルームは薄切りにする。すだちは果汁を絞り、皮の一部をごく細いせん切りにする。

2 いちじくとマッシュルームにすだちの絞り汁をまぶしておく。

3 Aを混ぜ合わせ、食べる直前に2を和える。

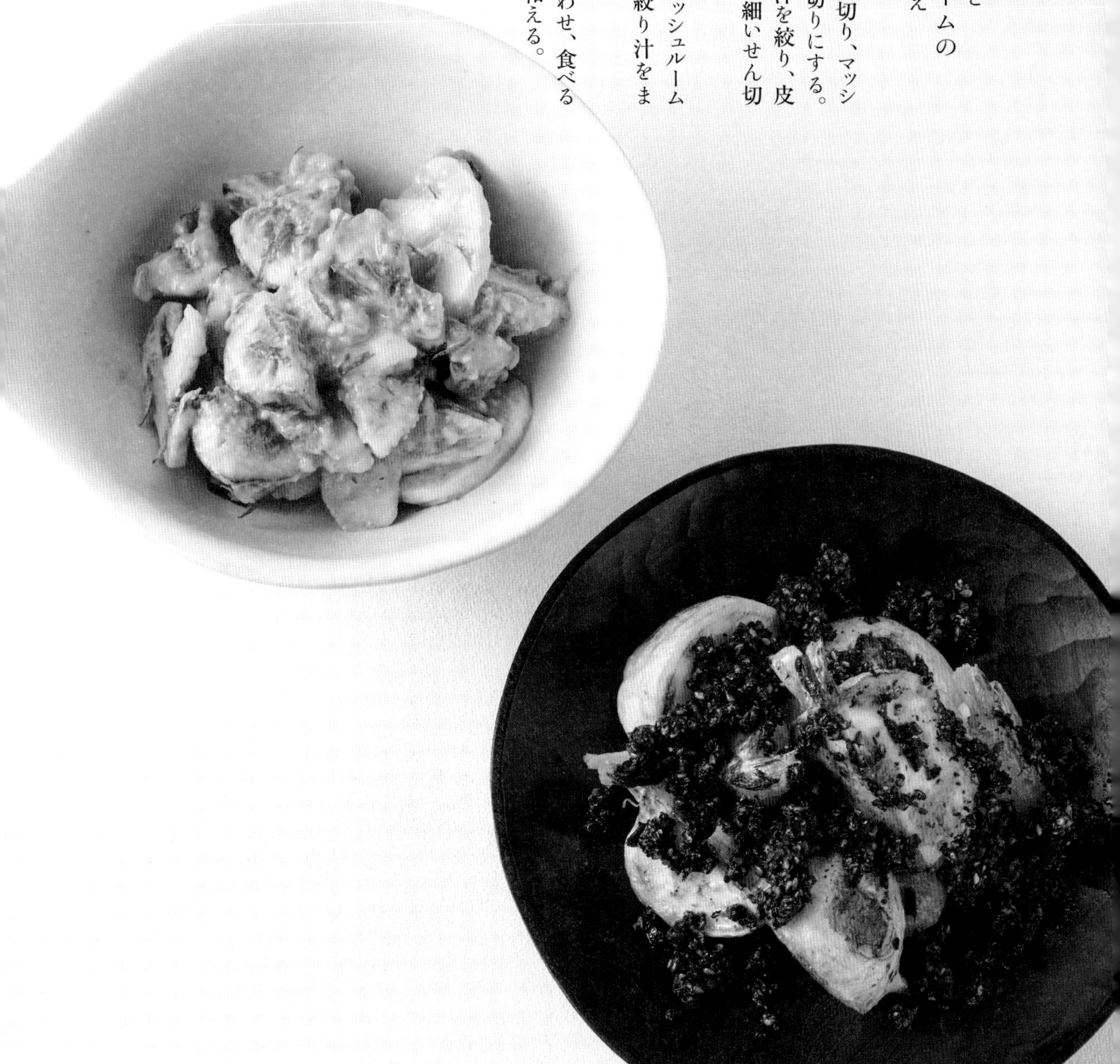

焼きかぶの黒ごままぶし

作り方

1 かぶは葉を切り落とし、4〜6等分にする。

2 フライパンを中火にかけ、油を入れてかぶを並べ、塩をふってふたをする。

3 かぶの表面に焼き色がついたら弱火にし、レモン汁を回し入れ、ふたをしたまま串がすっと通るまで蒸し焼きにする。器に盛り、よく混ぜたAをかける。

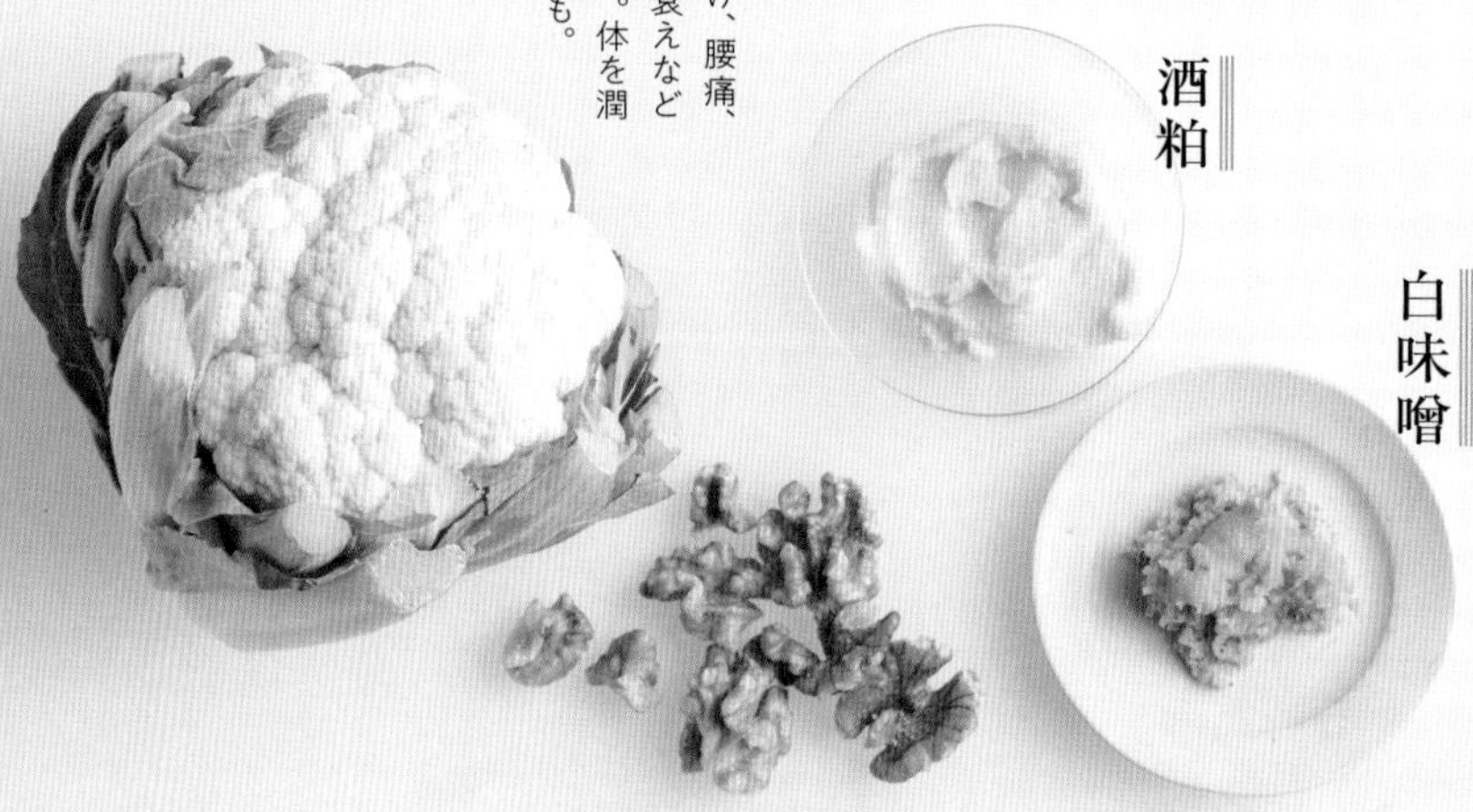

くるみ
腎に働きかけ、腰痛、頻尿、足腰の衰えなどの老化を予防。体を潤し咳や便秘にも。

カリフラワー
腎を補い、消化器を活性化し、筋骨を強化する元気をつける食材。

カリフラワーとくるみのスープ

隠し味のアンチョビが
うま味やコクをプラス

材料　2人分

- カリフラワー……150g
- くるみ……15g
- たまねぎ……1/4個
- 炒め油……大さじ1
- アンチョビ……1本
- **A** 酒粕……10g
  - 塩……少々
  - 米（洗う）……小さじ1
- **B** 白ワイン……大さじ2
  - 水……300mℓ
- 塩……少々
- 白味噌……小さじ2
- 黒こしょう……少々

作り方

1. カリフラワーはざく切りに、たまねぎは薄切りにする。くるみは粗めに刻む。
2. 鍋を中火にかけ、油を入れてたまねぎとアンチョビを炒める。
3. カリフラワーとA、くるみを加えて炒め、Bを加えてふたをする。沸いたら弱火にして10分ほど煮る。
4. カリフラワーをヘラで軽くつぶし、塩と白味噌で味を調える。器に盛り、黒こしょうをふる。

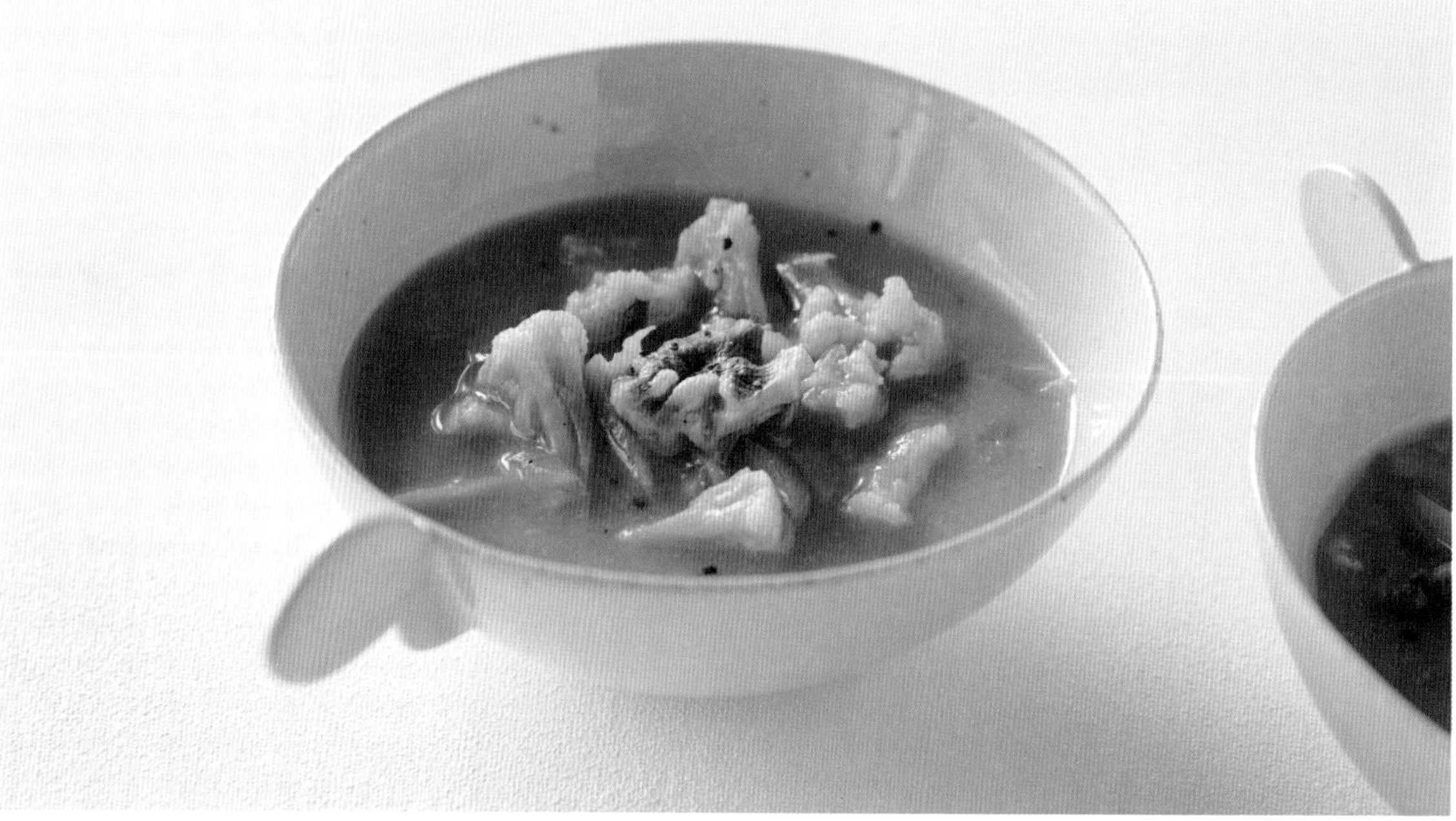

醤油とみりんで味付けすれば
ザーサイ風の漬物に

保存食［保存期間…冷蔵で2週間］

ブロッコリーの茎の塩麹漬け

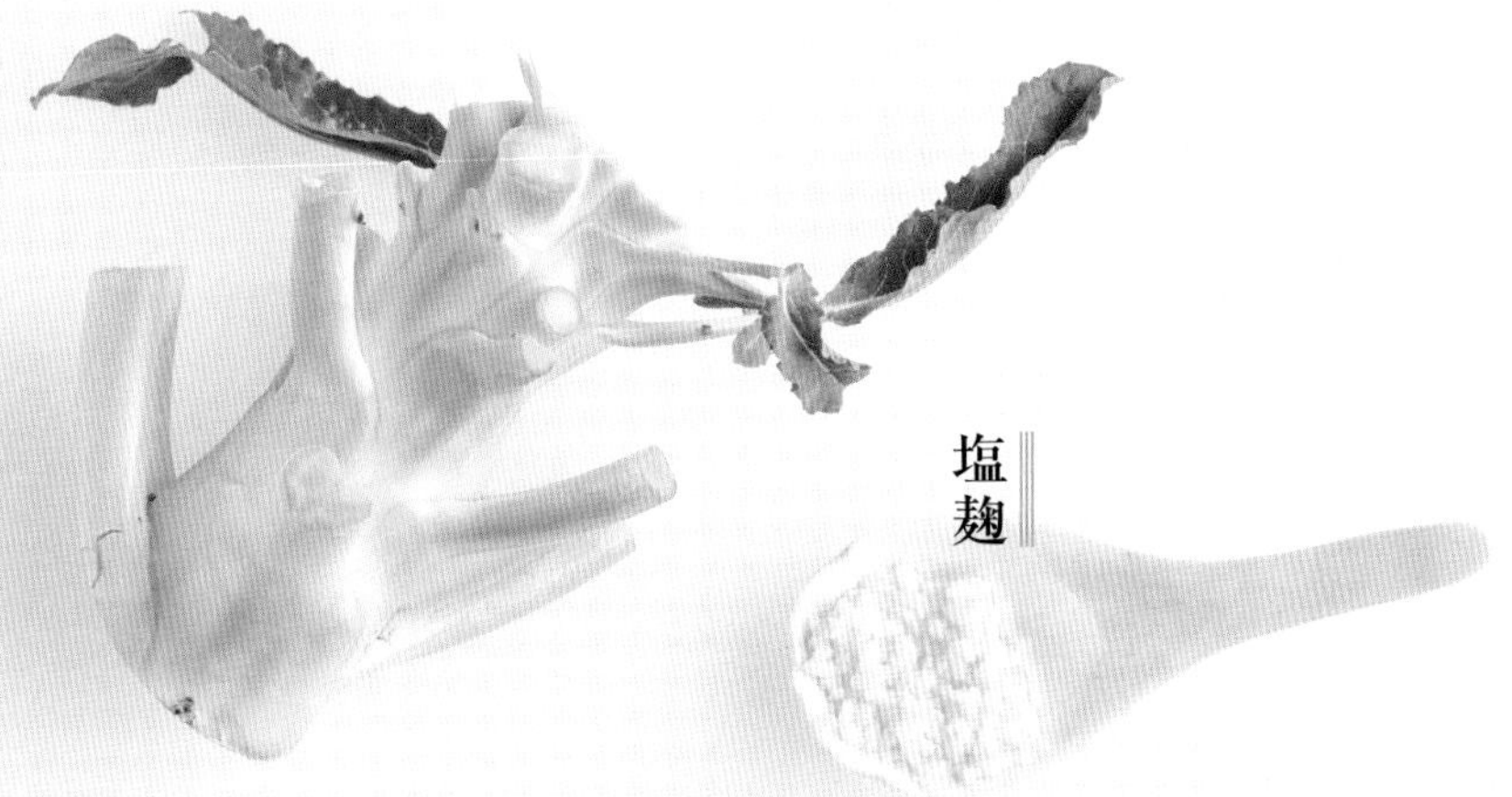

ブロッコリー
腎に限らず五臓すべてを強化したり、強壮作用を持つ。虚弱体質改善にも。

材料　2人分
ブロッコリーの茎……約100g
塩麹……大さじ1
水……100㎖
唐辛子……1/2本

作り方

1 ブロッコリーの茎を薄い輪切りにし、熱湯で1分ほどゆでる。

2 煮沸消毒した保存容器に1を入れ、塩麹と水、種を取った唐辛子を加えてぷくぷくしてくるまで常温で4～5日漬け込む。

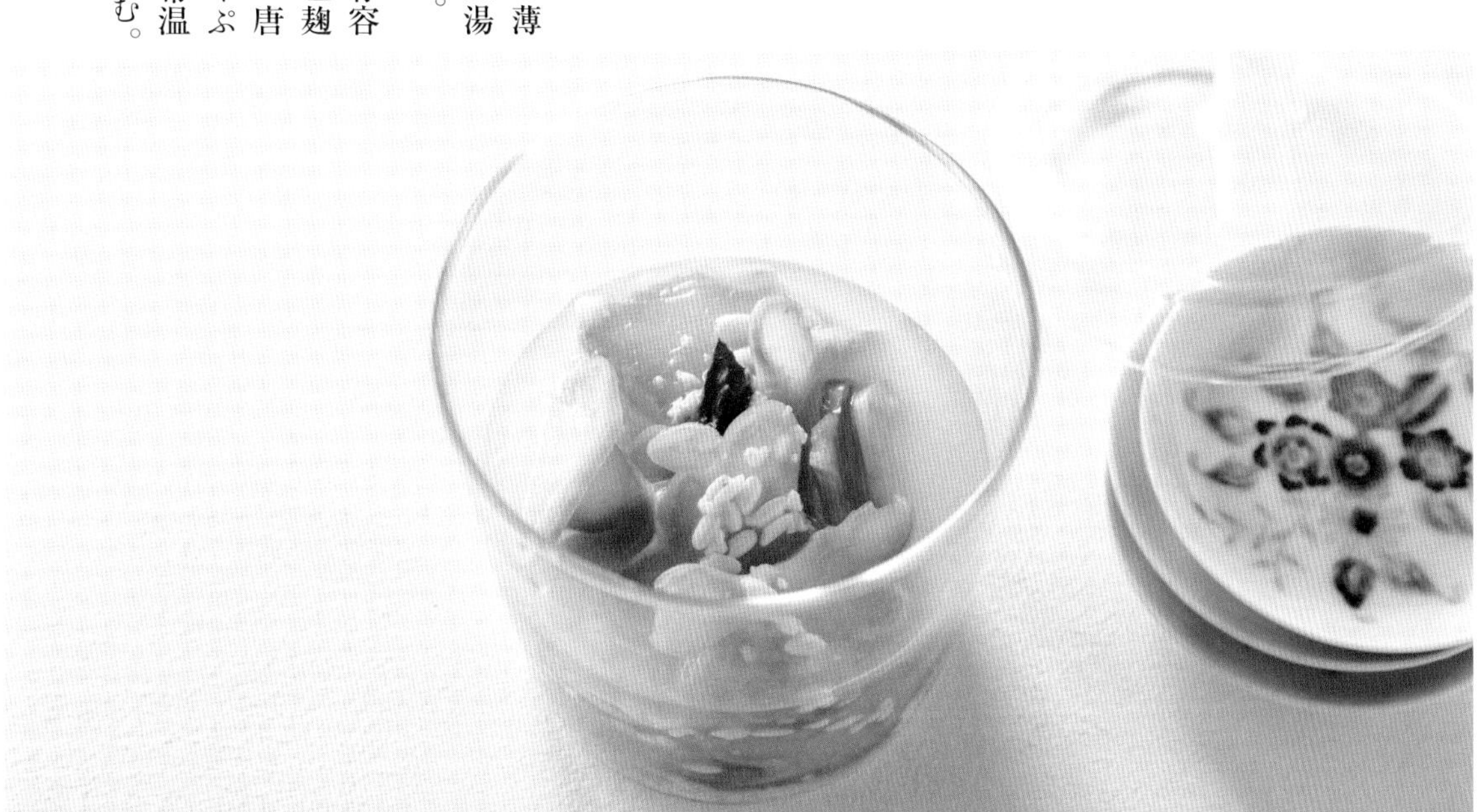

おわりに

今から十数年前、数人の友人にむけて初めて開催した薬膳や発酵の教室。それが、友人の友人へ、そのまた知人へと口コミで広がり、葉山という少しアクセスしにくい場所にある、少人数制の小さな教室にも関わらず、毎月１００人近くの生徒さんが、遠くから通ってくださる教室に成長しました。葉山で教室を始めた当初から10年以上通い続けてくださっている方たちもいます。ここまで続けてこられたのも、マイペースで頼りない、およそ先生らしくない私を支えてくださっている、生徒のみなさん、オンラインや本の読者の方々も含めた応援してくださるみなさまのおかげだと思っています。

　みなさんに支えられながら、これまで培ってきた薬膳と発酵を組み合わせた本を作ることは、ここ数年の願いでしたから、それが実現したことはとてもうれしく思います。

　薬膳の理論や発酵食のメリットなど、いろいろお伝えしたいことはありますが、何より大切にしたのは、シンプルにおいしいこと。おいしくなければどんなに体によいものでも体は受けつけないでしょうし、効果も半減してしまうでしょう。体と心が喜ぶ料理。それを目指しました。多くの方がこの本を手に料理を楽しみ、日々のごはんで体を整えていく手助けになれば幸せです。

　最後に、本書を発刊する機会を

与えてくださったナツメ社の齋藤友里さん、編集の時政美由紀さんにはこの場を借りてお礼申し上げます。また、美しく清らかな写真を撮ってくださったカメラマンの福井裕子さん、器の好みがぴったりだったスタイリングの木村遥さん、いつも私の好きなイメージを十分に理解してデザインしてくださる文京図案室の三木俊一さん、とっても気の利く心強いアシスタントの岡村恵ちゃん、そしていつも全面的にバックアップしてくれる家族にも心から感謝したいと思います。

山田奈美

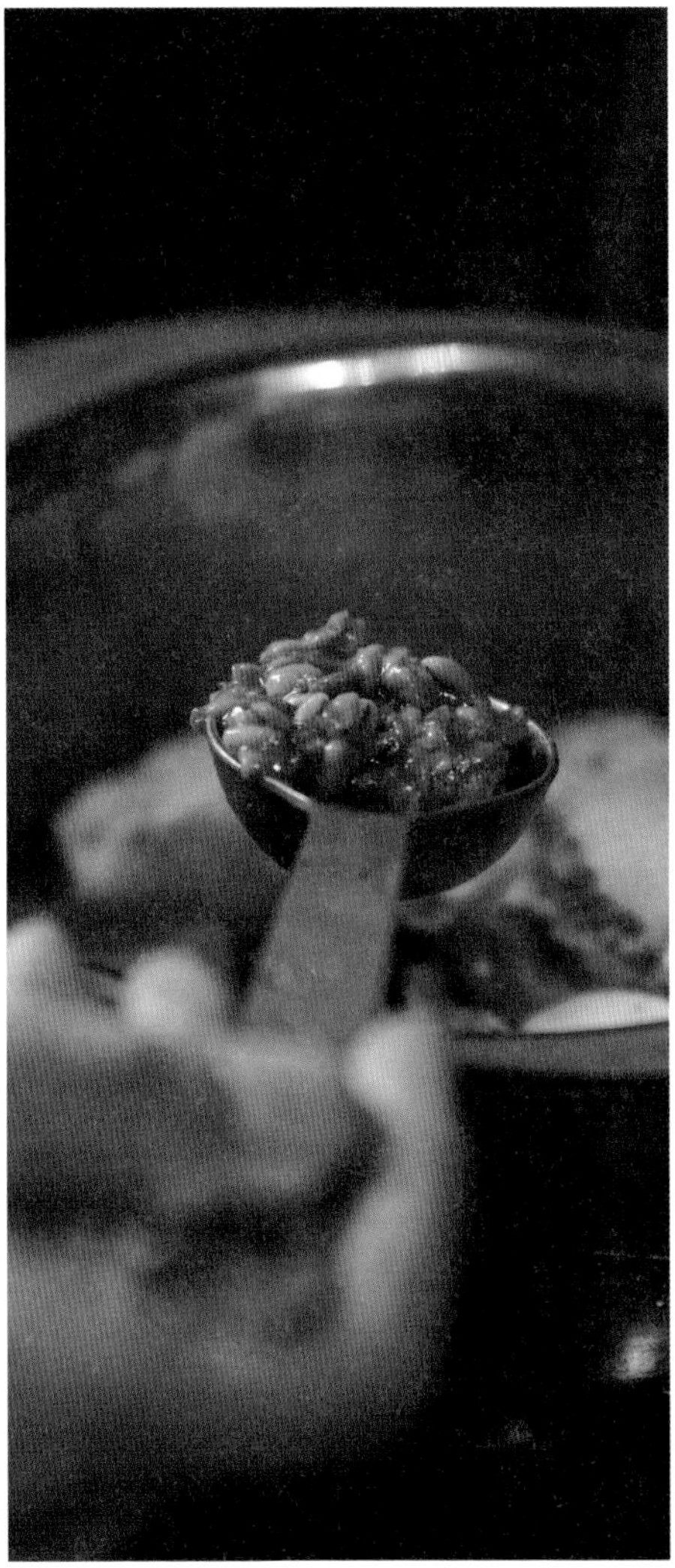

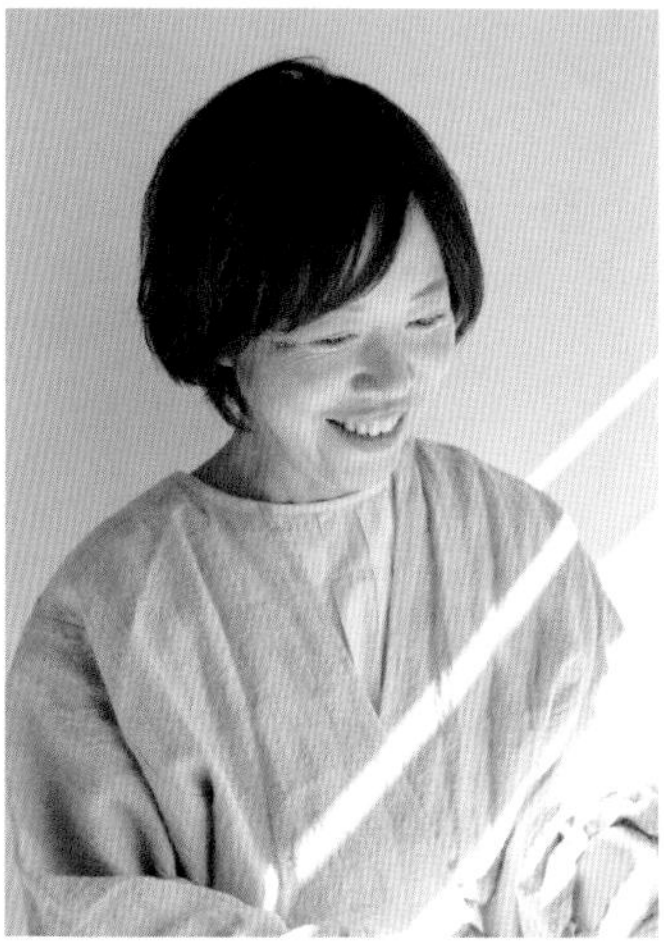

山田奈美《やまだ・なみ》

薬膳・発酵料理研究家。「食べごと研究所」主宰。「東京薬膳研究所」の武鈴子氏に師事。東洋医学や薬膳理論、食養生について学ぶ。雑誌やｗｅｂなどで発酵食や薬膳レシピの提案や解説を行うほか、神奈川県葉山町のアトリエ「古家１６８１」にて、「和食薬膳教室」「季節の仕込みもの教室」「発酵教室」「離乳食教室」などを開催。日本の食文化や手しごとを継承したり、体にやさしい季節の食養生を伝える活動を行い、幅広い世代の支持を集めている。著書に『昔ながらの知恵で暮らしを楽しむ家しごと』（エクスナレッジ）、『ぬか漬けの基本 はじめる、続ける。』（グラフィック社）、『菌とともに生きる 発酵暮らし』（家の光協会）、『二十四節気のお味噌汁』（ＷＡＶＥ出版）など多数。

Instagram

HP

デザイン 三木俊一（文京図案室）
撮影 福井裕子
スタイリング 木村遥
料理アシスタント 岡村恵
校正 国仲明子
撮影協力 春日泰宣
編集協力 時政美由紀（マッチボックス）
編集担当 齋藤友里（ナツメ出版企画株式会社）

いつもの食材《しょくざい》と調味料《ちょうみりょう》で 体《からだ》が整《ととの》うごはん

２０２３年５月８日　初版発行

著者 山田奈美《やまだなみ》 ©Yamada Nami, 2023
発行者 田村正隆
発行所 株式会社ナツメ社
東京都千代田区神田神保町１-52
ナツメ社ビル１Ｆ（〒１０１-００５１）
電話 ０３-３２９１-１２５７（代表）
ＦＡＸ ０３-３２９１-５７６１
振替 ００１３０-１-５８６６１
制作 ナツメ出版企画株式会社
東京都千代田区神田神保町１-52
ナツメ社ビル３Ｆ（〒１０１-００５１）
電話 ０３-３２９５-３９２１（代表）
印刷所 広研印刷株式会社

ISBN978-4-8163-7363-3
Printed in Japan